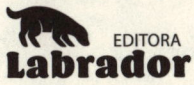

RICARDO ZALCBERG ANGULO

Copyright © 2022 de Ricardo Zalcberg Angulo
Todos os direitos desta edição reservados à Editora Labrador.

Coordenação editorial
Pamela Oliveira

Preparação de texto
Larissa Robbi Ribeiro

Assistência editorial
Leticia Oliveira

Revisão
Maurício Katayama

Projeto gráfico, diagramação e capa
Amanda Chagas

Imagem da capa
Júlia Morais Peredo

Dados Internacionais de Catalogação na Publicação (CIP)
Jéssica de Oliveira Molinari - CRB-8/9852

Angulo, Ricardo Zalcberg
    O fardo da lucidez / Ricardo Zalcberg Angulo. — São Paulo : Labrador, 2022.
    288 p.

ISBN 978-65-5625-246-9

1. Ficção brasileira I. Título

22-2371   CDD B869.3

Índice para catálogo sistemático:
1. Ficção brasileira

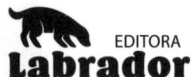

Editora Labrador
Diretor editorial: Daniel Pinsky
Rua Dr. José Elias, 520 — Alto da Lapa
São Paulo/SP — 05083-030
Telefone: +55 (11) 3641-7446
contato@editoralabrador.com.br
www.editoralabrador.com.br
facebook.com/editoralabrador
instagram.com/editoralabrador

A reprodução de qualquer parte desta obra é ilegal e configura uma apropriação indevida dos direitos intelectuais e patrimoniais do autor. A Editora não é responsável pelo conteúdo deste livro. Esta é uma obra de ficção. Qualquer semelhança com nomes, pessoas, fatos ou situações da vida real será mera coincidência.

Für Gabriela Yumi Nakamura.
Que este livro a alegre da mais insana
maneira, como um maduro silêncio.

"Definir é limitar."
Oscar Wilde, em *O retrato de Dorian Gray*

Sumário

Prefácio 7

1ª ANOTAÇÃO
A vida como descrita por Malda 9

2ª ANOTAÇÃO
Aos enxeridos 21

3ª ANOTAÇÃO
A reunião dos "loucos" 23

4ª ANOTAÇÃO
A internação 33

5ª ANOTAÇÃO
Autoconhecimento 45

6ª ANOTAÇÃO
Sobre a preparação para a sessão 51

7ª ANOTAÇÃO
Um ensaio para a Morte 61

8ª ANOTAÇÃO
Minha humanização e o fracasso 67

9ª ANOTAÇÃO
Perguntas pela humanização 79

10ª ANOTAÇÃO
As borboletas e a pergunta que resta 93

11ª ANOTAÇÃO
A reunião 103

12ª ANOTAÇÃO
As cegas ambições 121

13ª ANOTAÇÃO
O velho amigo do cego 131

14ª ANOTAÇÃO
O jantar 145

15ª ANOTAÇÃO
O despertar dos objetos 173

16ª ANOTAÇÃO
Discurso de um *pavão* 181

17ª ANOTAÇÃO
O primeiro ato do *espetáculo* 195

18ª ANOTAÇÃO
Intervalo 207

19ª ANOTAÇÃO
Sobre os fatos da reabilitação 215

20ª ANOTAÇÃO
O último ato do *espetáculo* 227

21ª ANOTAÇÃO
A constância do quarto 247

22ª ANOTAÇÃO
O pranto egoísta 253

23ª ANOTAÇÃO
A reparação 259

24ª ANOTAÇÃO
Carta para minha amiga 269

Dedicatórias 285

Prefácio

Este é o primeiro livro de Ricardo Zalcberg Angulo, um autor prestes a completar 18 anos. Escrito em menos de quatro meses, *O fardo da lucidez* nasce em um momento delicado na vida do autor — a escolha profissional — e trágico na história da Humanidade — a pandemia de covid-19. Trata-se de uma obra sobre a natureza humana, seja em sua face mais bela e admirável, seja em sua essência mais nefasta e deplorável.

Organizado em 24 anotações do narrador-personagem Dante Portofino, um psiquiatra insubordinado que é contra os rigorosos protocolos do Instituto Weingarten, o livro questiona a fronteira entre o normal e o patológico, bem como a conduta dos profissionais de saúde mental para com os pacientes internados no local. Um deles merece atenção especial ao longo da trama: a ex-professora de Educação Infantil Malda, diagnosticada com esquizofrenia e vítima de um ostracismo precoce do ofício e do convívio social embasado unicamente na aplicação da nomenclatura da sua patologia.

Avesso à excessiva medicalização da subjetividade — retratada no calvário da violinista Estela — e à insensível objetificação dos enfermos — personificada na ortodoxia do psiquiatra Giuseppe Karou —, Portofino defende uma relação horizontal tanto na prática clínica quanto na pesquisa científica. Para o protagonista, cabe ao profissional de saúde mental não apenas ensinar algo ao paciente, mas também, e principalmente, aprender com ele. Não por acaso, Malda o inspira a desenvolver e a aplicar um novo modelo terapêutico no Instituto.

À medida que a narrativa avança, o método de Portofino é apresentado ao leitor por meio da elaboração de hipóteses e interpretações sobre o comportamento da ex-professora, registradas no diário privado do médico.

"Quando alguém imaginaria que a vida pelos olhos de uma paciente institucionalizada poderia ser mais bela?", indaga ele, carinhosamente apelidado de *pequeno pardal* por Malda.

No entanto, a inovação proposta pelo psiquiatra enfrenta a resistência de médicos consagrados na comunidade científica, mais preocupados em publicar artigos e colecionar títulos que em promover bem-estar e qualidade de vida aos indivíduos assistidos.

Um personagem fundamental na transformação do *modus operandi* do Instituto é o psiquiatra Aldous, ex-diretor e atual paciente do local. Ao perder a visão (fisicamente), ele começou a enxergar melhor (metaforicamente). Nessa linda passagem construída pelo autor, o leitor é convidado a rever equívocos do passado e a atualizar sua conduta no presente. Afinal, nunca é tarde para evoluir quando se tem humildade. Ao mesmo tempo, o autor encoraja o autoconhecimento. Eis um processo árduo, doloroso e irremediavelmente singular. Eis, sobretudo, o fardo da lucidez.

Embora denuncie a vaidade, a ganância e a avareza, este livro também traz uma mensagem de esperança, solidariedade, compaixão e tolerância. Entre as maiores premissas, sobressaem a abertura à diferença e o crescimento com a alteridade. A ética interpessoal subjacente à obra é cristalina: simpática à democracia, oposta à tirania; a favor da parceria, contrária à hierarquia. Isso não significa, porém, uma defesa ingênua e simplista do altruísmo e da benevolência, pois essa postura também não contribui ao progresso individual.

Em suma, ao invés da exclusão ou da marginalização de qualquer característica humana vista como anormal ou desviante, *O fardo da lucidez* advoga pela integração social — uma medida política e terapêutica, em prol de uma cultura empática, acolhedora e igualitária. De forma poética e engajada, Ricardo Zalcberg Angulo convoca o leitor a transformar a realidade imediata. Com este primeiro livro, o autor não apenas atinge a maioridade civil, mas também estreia em grande estilo no cenário literário nacional.

Dante M. Malavazzi — Julho, 2021.
Graduado em Jornalismo e Psicologia pela PUC-SP.
Mestre e doutor em Psicologia Experimental.

A vida como descrita por Malda

1ª ANOTAÇÃO

Ajeitei-me na cadeira, cruzei olhares com o relógio que cotidianamente trajo e expirei silenciosamente ao ler o horário descrito por seus ponteiros. Eu e Malda já não tínhamos muito tempo. Justifico ainda mais meu suspiro, porque não me sinto confortável em finalizar ações dessa forma arbitrária. Esclareço: não gosto de limites com pontos finais não naturais, ditos certos, por sua alienação intransigente, fixa, seca e aguda.

"Ao surdo badalar do horário definido, nossa sessão se finalizará", pensei — em outras palavras menos inspiradoras, claro, já que não me veio à mente alguma poesia instantânea. A forma escrita desse pensamento, não obstante, permite-me expressar os verdadeiros sentimentos, sem a pressão do instante ou a forma imaterializável dos julgamentos crus dos momentos presentes.

Claro, não se pode culpá-lo sem ressalvas. O relógio fala certas verdades e é apenas isso que ele faz. Ele é coerente, digo isso com certeza. E essa coerência suporta diversas interpretações, mas, como faz parte de minha natureza, causa-me certa angústia, um singelo aperto no peito, como se esse movimento circular dos ponteiros fugisse de mim, cada vez mais para longe, mesmo sem sair muito do lugar. Decerto indica que outras ações devem ser finalizadas, que não posso utilizar toda a luz do dia com essa única paciente, por mais convidativo que seja. Há outros afazeres, mas não são boas justificativas. São meras desculpas, eu diria, que existem para seguir a formalidade da rotina.

O relógio sempre exala uma presença incômoda... Que objeto desagradável! Esses números e seus efeitos, bem como tantos outros instrumentos, são sintomas de crenças invisíveis. Mesmo assim, sou vítima de minha própria crítica; creio nele inconscientemente.

Perdoe meu devaneio, caro enxerido. Eu voltarei aos fatos.

A sensação do tempo se esvaindo de meu pulso, como se meu sangue fosse o combustível para essa cruel máquina se mover, como se esse mecanismo se fizesse vivo em detrimento de minha vida, causou-me certa câimbra e me fez ajeitar a cadeira. Curiosamente, as expressões provocadas pelo meu gesto ansioso e impostergável apenas demonstraram que eu estava muito interessado, porque me aproximei fisicamente da paciente. Ela arregalou os olhos um pouco; não estava acostumada com o interesse de pessoas na posição que ocupo, de um praticante da área médica.

A postura confiante era, em partes, encenação, já que eu estava um pouco revoltado com meu relógio — não o suficiente para transbordar emoções e comover os outros, mas o bastante para parecer desatento. Saí de minha própria mente e voltei a escutar e anotar:

"Os golpes cessam, o sangue escorre e o silêncio reina. Reina, pois o verdadeiro rei daquelas terras é encontrado sem vida e de corpo nu, humilhado pelo inimigo. [Malda inspira e expira falando] Os sobreviventes são sujeitos a um processo bastante cruel. Dos quarenta enviados para essa reunião, apenas dez saem com vida. Alguns humanos e outros animais ajudantes."

Malda, uma senhora com crises delirantes, acredita que, quase como numa fábula, está rodeada de animais autoconscientes ou inteligentes. A realidade para mim, obviamente, se apresenta de outra maneira, mais simples. Por isso talvez ela seja uma das pacientes que mais despertam minha curiosidade neste pequeno mas renomado Instituto.

Ela tem um olhar absolutamente analítico em relação aos comportamentos alheios e com frequência conta histórias de animais personificados, cada um representando um dos pacientes. Suas histórias por vezes perdem sentido e não se concluem, mas costumam conter descrições riquíssimas sobre os outros indivíduos, que podem lembrar as magnificentes poesias e quase sempre fornecem discernimentos importantes para os médicos, basta interpretar o que ela diz com um olhar de metáfora e com um grau de ceticismo.

"Uma simples reunião de negócios termina em sangue derramado. Pouco se sabe sobre o que origina o conflito; os dois homens que entram na sala para discutir o futuro de suas relações comerciais parecem calmos e inclinados a uma decisão mutuamente benéfica. [Malda junta uma mão com a outra porque estava um pouco frio, acredito] Não é possível imaginar o que Aldous — o patriarca da *Família Rica*, um homem com o mais fino apreço pela diplomacia — pôde ter dito ao outro para causar tamanha revolta e crueldade."

Um esclarecimento: Aldous, fora das fantasias de Malda, é o ex-diretor desse instituto de internação psiquiátrica. O renomado médico teria "enlouquecido", mas ninguém sabe com exatidão o motivo. Sua família renunciou a ele, por isso foi internado no local de trabalho. Há muitos anos, antes de Aldous conquistar o reconhecimento por seu ofício, o Instituto Weingarten já operava. Hoje, tratamos não mais do que cinquenta pacientes, dos quais cerca de uma dúzia recebia acompanhamento direto do ex-diretor.

Os ex-pacientes dele, assim como Malda, apesar de terem traços singulares, apresentam algumas características em comum: transtornos que teoricamente os incapacitariam de viver em sociedade. Malda é um exemplo claro desse padrão. Foi diagnosticada com esquizofrenia muito cedo, na segunda das suas já oito décadas. Conviveu por mais de meio século com os efeitos colaterais do seu diagnóstico como esquizofrênica: a segregação, o sentimento de ser estrangeira em sua própria realidade, a demissão do emprego, a perda de credibilidade... Esses são apenas alguns acontecimentos que consigo lembrar de momento.

Não tenho certeza se concordo completamente com esse diagnóstico, visto que seu discurso é absolutamente coerente e ela se interessa por relações sociais — ao menos quando está contando uma de suas histórias. Penso que Aldous pode ter se precipitado com a aceitação dessa classificação, mas não tenho recursos suficientes para objetá-lo. O questionamento de figuras reverenciadas dentro do Instituto, como Aldous, sem uma explicação suficientemente fundada ou sem uma base ampla de apoiadores, não é bem-vindo.

Apesar de Aldous não a ter diagnosticado diretamente — afinal, quando isso ocorreu ele era apenas um adolescente —, o simples fato de não ter se oposto claramente fortificou o diagnóstico. Mas, agora, por sua importância no campo da medicina que pesquisou, o diagnóstico não deve ser questionado. Qualquer forma de oposição ao transtorno associado à Malda, qualquer questionamento, seria visto como insubordinação.

Ela é, contudo, à primeira vista, uma pessoa comum. Porém, como por mim já antes explicitado, dentro de sua cabeça ela traduz a realidade para seus próprios parâmetros: a sua descrição do mundo, proveniente da fiel crença de que os pacientes do Instituto são animais e que os funcionários e o ex-diretor fazem parte de uma família aristocrata que rege sua realidade. Ela, com frequência, pode ser vista murmurando, dando continuidade às suas narrativas quase míticas para um público invisível.

Malda, interrompendo minhas anotações e pensamento, continuou:

"Um dos sobreviventes, por pura sorte, é escolhido para guiar os outros para casa... [Ela pausa sua fala para deixar uma mosca que pousou na fria janela entrar. Uma vez me disse: 'Todos merecem calor!'] Hmm... [Volta a pensar sobre a história que contava] Todos estão em terras de Aldous, mas distantes do centro urbano. Os nove desafortunados têm seus olhos mutilados; um preço pela benevolência dos inimigos por deixá-los ir embora com vida.

"Thomas, um moço comparavelmente mais velho, é o escolhido pelos inimigos para conduzir os outros nove de volta para casa. Eles, em fila, amarrados uns aos outros pelo pescoço, sofrem por três dias ao tentar voltar, conduzindo o cavalo que carregava o corpo despido de seu falecido líder, o patriarca da *Família Rica*, e têm que lidar... [Pausa para pigarrear] com as noites congelantes daquele paraíso de coníferas.

"Durante esse trajeto, um lobo cinzento e feroz, mas domesticado, chamado de Vincent, quebra sua pata e, como é o último da fila, é arrastado por horas sem seus camaradas perceberem, afinal, depois do conflito todos são cegos; inclusive, são os animais que ajudaram na empreitada malsucedida. Com a exceção exclusiva do primeiro animal da fila e de um humano que por algum motivo não foram cegados.

"Vincent está fraco demais para fazer qualquer barulho e, por fim, com um último suspiro raso e vergonhoso, morre.

"O único animal com visão intacta, uma cabra de carga com o nome de Lello, sem perceber, reflete a luz do amanhecer com seus longos e reluzentes chifres, como marfim cristalino misturado ao ônix negro, nos olhos do companheiro de trás, uma ovelha; que, no entanto, não reage. Ao perceber a morte de seu camarada e amigo Vincent, o lobo, não solta um balido sequer. [Malda se ajeita na cadeira] Reconhece a importância de sua missão como um dos guias desse grupo de animais e humanos e, por isso, não deixa a morte do lobo — que agora tem uma cor marrom homogênea em seus pelos, fruto das horas em contato com o barro — o desestabilizar de uma forma perceptível aos cegos, como pela produção de ruídos. Ele está completamente tomado pela tristeza ao ver aquela trágica cena, mas não se permite manifestar em sons o sofrimento que sente.

Compreende que, se os outros animais descobrirem, a esperança do retorno, já abalada, será enfim destruída.

"Não se importa muito com a possibilidade de os humanos perceberem seu sofrimento, pois para eles a vida de um lobo vale menos que um punhado de cal.

"Decidido a não produzir sons, permite que sua tristeza se manifeste por meio de lágrimas que escorrem por seu pescoço pardo. Seus olhos são a nascente de um rio de lágrimas que transborda inspirado pelo sentimento de angústia, em luto pela morte de um amigo. As lágrimas, quando passam sobre seu maxilar, bifurcam-se de forma caótica por causa de seus pelos, até que se dispersam debaixo deles. Thomas, o único humano com os olhos intactos, vê Lello e o ignora. Não tem consciência de que animais tão simples tal qual a cabra são capazes de sentir emoções complexas como a perda, por isso, associa as lágrimas ao frio ou a alguma outra função primitiva qualquer.

"Depois da dolorosa viagem, Lello vê ao longe as casas da cidade e passa a gritar e chorar como se tivesse sido perfurado por chifres tão grandes quanto os próprios. Um de seus camaradas, uma cadela esperta chamada Olívia, percebe com seu aguçado olfato que estão perto de casa. Não consegue, contudo, distinguir os balidos agressivos de Lello dos gritos dos outros animais, já mortos. Durante o trajeto silencioso, Olívia pensou que, como ele é o único bicho com visão, seus primeiros barulhos ao retornar seriam de felicidade. Depois de poucos instantes, percebe que está errada. Ela ainda não sabe da morte de Vincent. Os gritos de Lello não são objetados nem mesmo captados pelos outros andarilhos, humanos ou animais.

"Alguns minutos depois, chegam na entrada da cidade. Thomas, que se mostrava, assim como Lello, um pouco desequilibrado pelos companheiros de olhos mutilados, controla-se imediatamente.

Todos continuam... [Malda pigarrea novamente] suas caminhadas pela estrada principal sem fazer muito barulho. Lentamente, os moradores da cidade próxima do castelo do falecido líder saem de suas casas para admirar com um horror estampado nos olhos a fila de dez integrantes, um deles morto, além do patriarca.

"Thomas, o humano, finge-se de cego como os outros. Não quer ser o responsável por explicar às famílias que seus filhos, maridos e esposas jamais voltariam de uma simples reunião de negócios regionais. Produz um espetáculo com aquela caminhada silenciosa. Consegue, com seus passos lentos e cuidadosamente posicionados, passar uma mensagem inteligível: eles haviam sido massacrados por qualquer motivo que fosse..."

Sobre a situação descrita por Malda: Thomas estava demasiadamente cansado para explicar a situação para todos os outros enfermeiros ou para saciar a curiosidade e espanto dos pacientes que não conseguiam se conter e se movimentavam histericamente ao observarem a fila. Do restrito contato que tive com ele, Thomas não se mostrou uma pessoa muito empática. Para o ofício de enfermeiro comum, suas habilidades contemplariam plenamente as necessidades, mas, para os cuidados que estes pacientes demandam, acredito que sua conduta deixe um tanto a desejar.

Ele faz o necessário como enfermeiro-chefe: organiza os outros funcionários, coordena o almoxarifado e direciona os médicos para os seus respectivos compromissos. Porém, demonstra expressões de desgosto ao ver os pacientes, como se fossem loucos completos. Esse tipo de conduta me causa certo desprazer, uma angústia insolúvel. Sendo pragmático, Thomas poderia ser considerado perfeito para o cargo, mas não devemos ser pragmáticos com esse assunto; quando se trata da sanidade e saúde dos humanos que sofrem pela mais aceita e sutil forma de ostracismo.

Malda continuou:

"Sem comunicar-se, Thomas causa uma histeria grupal. Olívia está muito confusa, porque não tem certeza, pela cegueira, se estão dentro da cidade. Quando percebe, passa a chorar e uivar com seus vizinhos e amigos pela perda coletiva."

Esta cena, no entanto, não foi inventada. Apesar de Malda não ter ido à excursão diplomática de Aldous, ela presenciou a chegada dos pacientes. Não obstante, não conseguiu superar a tentação de contar a história para mim com um grau de verossimilhança maior que de um hórrido conto de fadas.

"Os outros humanos da fila riem, mas com angústia. As lágrimas quebram os cristais foscos do vermelho coagulado. Seus sorrisos nervosos lentamente se tornam bocas franzidas que sonorizam os gritos da dor do líquido que escorre de seus olhos... [Malda bebe um pouco de água] Quanto mais choram, mais sentem dor, e o ciclo se repete. O corpo do patriarca é por alguns momentos ignorado, como o de Vincent. O populacho está tão impressionado com as lágrimas de sangue produzidas por seus familiares e amigos que pouco se importa com a mudança estrutural que está prestes a acontecer."

Malda contou a história de uma excursão que alguns pacientes haviam feito: uma recompensa pelo bom comportamento. Uma forma transacional de se relacionar com os pacientes, como se eles fossem crianças malcomportadas, passíveis de punição ou recompensa... Pelos meus escritos, permito-me repensar essas condutas; não me contento com essa maneira de se lidar com tais situações. Parece-me, contudo, que toda sugestão que diverge do padrão, da razão estabelecida — principalmente quando levantada por mim —, é classificada com idealizada, sonhadora ou de indignação.

De volta aos fatos: o passeio foi interrompido prematuramente depois que Aldous se desentendeu com um amigo de longa data na instituição que visitava. Enquanto o *patriarca* debatia com ele, alguns de seus pacientes, salvo os descritos na história de Malda, se envolveram em uma briga com os do local visitado. Isso gerou uma onda de caos que matou seis pacientes e obrigou os funcionários a utilizar tranquilizantes em muitos deles; justifica-se, então, a cena de guerra descrita por ela.

Esclarecendo alguns acontecimentos da história fabular de Malda: Thomas foi um dos enfermeiros responsáveis por guiar os pacientes de volta ao Instituto Weingarten. Quando chegou, espantou todos os outros funcionários e pacientes, mas tanto fazia porque o espanto não mudaria os fatos.

Lello, a *cabra*, foi um dos pacientes que não se abalou com o ocorrido. Provavelmente por isso foi descrito como um ser confiante e que se encarregou de guiar o grupo de volta, além de ser o único que não foi "cegado" pelo caos do passeio.

Os pacientes estavam tão assustados e desorientados com o ocorrido que não enxergavam a realidade à sua frente com mais nitidez do que um cego.

Lello se permitiu chorar, pois os únicos que podiam ver suas lágrimas eram os *humanos*, membros da *Família Rica*. Mas ele sabia que não se importariam, por isso chorou.

Vincent não tinha morrido, apenas desmaiado no banco de trás do ônibus de excursão que Malda havia descrito como a fila de cegos presos por seus pescoços. O ônibus referenciado tem algemas para conter os pacientes que sofrem de delírios, alucinações, ataques de raiva e outras patologias que são mais facilmente manejáveis com a restrição dos movimentos. Por mais que fatos como a falsa morte de Vincent me obriguem a olhar com mais ceticismo tudo que ela diz, não posso ignorar que essas narrativas me fazem repensar... Elas me remetem ao medo dos internos, ao sentimento desesperador da restrição de movimentos quando se tem um surto psicótico. Repenso ainda mais as condutas e métodos utilizados pelos médicos.

Sua fala apresentou algumas incoerências, não da parte dela — que jamais cometeria um erro em suas narrativas, é inteligentíssima —, mas porque teve de preencher as lacunas desse dia com sua própria imaginação.

Malda não foi à excursão, mas ouviu a história tantas vezes que acabou internalizando-a como se fosse sua. O sangue provavelmente representaria os pacientes citados que voltaram machucados e assustados, mas felizes com o passeio que quebrara a rotina redundante. Os olhos mutilados poderiam representar o próprio ex-diretor que — depois de um "episódio insano", meses depois da excursão e já internado — se cegou com uma navalha barata. A mutilação do diretor, como esperado, foi um tanto poetizada. Ela provavelmente associou a cena de Aldous, já admitido ao Instituto, com o incidente do passeio para construir essa narrativa.

A paciente entende que o desmoronamento de Aldous à loucura era como a morte daquele homem. Ela reconhece que Aldous não era a mesma pessoa de antes e que perdeu muitos de seus atributos. Ele era um homem bastante reconhecido no seu campo de atuação; no entanto, impassível. Com relação a isso pouco mudou, apenas creio que se tornou mais reservado e mesquinho.

Um curto comentário, se você me permitir, caro enxerido: utilizo a palavra "desmoronamento" por alguns motivos. O ex-diretor não apenas passou a "pertencer à loucura" por ele antes descrita e estudada, mas o fez de uma forma quase definitiva e bastante drástica. Uma tal forma que demoliu sua vida antes da mutilação dos seus olhos. Apenas se tornar "louco" não é uma explicação que contém, devidamente, a forma triunfal e trágica com que Aldous "enlouqueceu".

A paciente, tida como delirante, descreve o Instituto como uma cidade, um local com indivíduos de diferentes posições sociais: há aqueles que fazem parte da *Família Rica*, como os funcionários e outros membros da instituição, descritos como humanos. Também há seres que não têm chance alguma de ascensão social: os pacientes, que são submetidos a esse sistema sem nenhuma possibilidade de se libertarem — estes, os animais.

Algo que é verdadeiro, mas que ela aparentemente se recusa a evidenciar em suas narrativas, é a condição de os pacientes não estarem de fato presos. No entanto, os familiares que admitiram tais seres ao Instituto, percebendo que a vida é menos penosa sem os enfermos, os abandonaram.

Condenaram suas existências a uma sinistra comédia: em um primeiro momento não podem se manter, e por isso são submetidos; porém, estão presos há tanto tempo que não podem nem ao menos tentar produzir e se fazerem independentes. Um paradoxo. Aldous os submete às pesquisas e, como pagamento, oferece moradia e amparo. Malda tratou o passeio malsucedido, em sua fala, como uma tragédia. Imaginou e descreveu a cena das famílias recebendo a notícia de que seus familiares haviam sido feridos na instituição visitada da seguinte maneira:

> "O luto daquele povoado demora meses para terminar. O sofrimento se ameniza, mas não os deixa. Poucos dias depois da chegada de Thomas e de seus camaradas feridos, uma pequena cerimônia é feita pela coletividade para celebrar a vida dos massacrados. Assim, as famílias podem se despedir de forma figurada dos seus entes queridos que apodrecem pelo lucro da *Família Rica,* lutando contra sua própria espécie, sem um velório digno.
>
> "Depois desse evento, um dos líderes é encarregado de levar a notícia à *Família Rica* sobre a morte de Aldous. Curiosamente, pouco se fala dele. A *Família Rica* raramente desce de seu castelo luxuoso para visitar a cidade, por isso não sabe da chegada dos soldados, nem da derrota e muito menos da morte do patriarca. Os moradores daquela cidade não têm muita afinidade com Aldous e estão longe de ter empatia por sua morte. [Malda faz uma breve descrição de um dos enfermeiros indo anunciar a chegada para o resto do corpo de funcionários]"

Os pacientes, sempre tratados com cuidado, nunca foram desrespeitados. No entanto, a relação que Aldous tinha com eles era a mesma que um biólogo tem com uma placa de micro-organismos: absolutamente distanciada. Por essa razão, a "morte" de Aldous, como descrita por Malda, não abatera o ânimo dos pacientes. Afinal, apatia gera apatia.

A visão analítica de Malda sobre seu universo é encantadora. Com o auxílio de um gravador, pude escutá-la novamente. É importante ressaltar, porque me castigo bastante por isso, que eu a gravei sem seu consentimento. Depois de ouvir a gravação uma segunda vez e com muita atenção, defini que o assunto geral abordado por essa narrativa, por trás de todas as metáforas e imagens, eram as relações de negócios que Aldous pretendia criar com seu colega e fundador da instituição visitada, doutor Kron.

Ela reconhece com bastante clareza, apesar da "loucura" a ela atribuída, que as mortes de alguns pacientes das duas instituições aconteceram porque Aldous e seus assistentes haviam desviado a atenção para concretizar as relações. Descreveu esse descaso como a mesquinhez inerente aos membros da "*Família Rica*" — uma metáfora para os funcionários.

Reconheço que estou me repetindo, mas acredito ser relevante reforçar esta ideia: é evidente que Malda descreve os funcionários como humanos e os pacientes como animais. Thomas, por exemplo, que foi descrito como humano na história e supracitado nessa anotação, é um dos enfermeiros chefes da instituição, enquanto Lello, Vincent e Olívia — a *cabra*, o *lobo cinzento* e a *cadela*, respectivamente — são todos pacientes.

Escrevendo, consigo repensar meus atos com mais calma. Não sei ao certo se me perdoarei por essa gravação antiética; cedi ao impulso curioso, a uma força maior que minha racionalidade naquele momento. A fala dela me parecia ser tão coerente que surgiu em mim uma necessidade primal de escutá-la novamente. Escutei, talvez por crueldade ou simples curiosidade, com o objetivo de encontrar alguma contradição. A assertividade de sua narrativa me encantou e me fez quebrar o juramento que fiz há tantos anos ao me formar como um praticante das áreas médicas. Meus professores jamais me perdoariam...

Aos enxeridos
2ª ANOTAÇÃO

Prezado enxerido,

    Após minha primeira anotação, por ser bastante indefinida — talvez pudesse dizer abstrata e me inspirar nos abundantes trabalhos de arte que há no Instituto —, senti que devo uma explicação em relação a meu caderno, para quem vier a lê-lo, se é que isso ocorrerá... Talvez alguém se depare com ele por acidente, talvez eu o jogue fora depois de uma frustração qualquer e um moribundo o encontre no lixo. Talvez em muitos anos, talvez nunca. Mas se algum enxerido ousar continuar lendo minhas anotações pessoais, sabendo de seu valor e privacidade, que ele ao menos aprenda com minhas sinceridades.

    Sobre os contextos, caso ainda não estejam suficientemente claros: estou acompanhando alguns pacientes do Instituto Weingarten. Há muitos meses, depois do desmoronamento de Aldous à "loucura", Thomas, por ser enfermeiro-chefe, ficou encarregado de lidar com os assuntos da diretoria, pois nenhum outro médico se prontificou a fazê-lo. Por causa disso, os pacientes de Aldous ficaram sem acompanhamento. Muitos outros médicos da área tentaram acompanhá-los, mas falharam em enxergar o valor que Aldous via nessas pessoas — não o valor como seres humanos, mas o de pesquisa e acompanhamento. Pode-se pensar que qualquer médico trataria os pacientes com mais humanidade que Aldous, mas nenhum teve êxito em dar continuidade a sua pesquisa. Todos se resumiam a manter anotações dos ocorridos e pensamentos dos pacientes, além dos afazeres comuns de alguém em uma posição de acompanhamento psiquiátrico. Por causa da monotonia do trabalho ou pelo ar de estagnação que esse ofício exala, muitos desistiram. De fato, trabalhar com o acompanhamento de pacientes já profundamente estudados não lhes traria reconhecimento intelectual — uma moeda de altíssimo interesse para os médicos de todos os campos —, mas ao menos eles iriam se satisfazer sabendo do bem que estariam causando. Acredito que para muitos isso não seja suficiente.

Por eu ser um médico com poucos anos de prática, não tenho muito a perder. Ademais, já me encantei com alguns dos pacientes com os quais conversei. Talvez com meu conhecimento eu possa dar um acompanhamento decente e, no melhor dos casos, dar continuidade à pesquisa de Aldous — com algumas alterações nos métodos, é claro.

Sinto a necessidade, pois esse texto se apresenta como uma carta, o que pode ser confirmado pela apresentação e pelas suas dimensões, de me despedir e agradecer; portanto, muito obrigado.

Dante Portofino

A reunião dos "loucos"

3ª ANOTAÇÃO

É importante revelar, primeiramente, que os fatos da história contada por Malda nesta anotação são em sua maioria fictícias, frutos de sua imaginação entediada com a natureza repetitiva da vida idosa e segregada. Reconheço a narrativa como sendo essencial, todavia, pois evidencia suas habilidades analíticas com simplicidade. Reforço: são fatos fictícios derivados da narrativa dos acontecimentos da excursão.

O texto a seguir é mais uma das conversas que tive com Malda. Farei algumas intromissões para que se possa refletir sobre o que foi dito. O assunto tratado é sobre uma reunião que alguns pacientes fizeram poucos dias depois da excursão. Uma conversa que ocorreu do lado de fora do prédio, sob o teto do pequeno galpão de contingência que é utilizado na indesejada necessidade de armazenar alimentos. A importância dessa pequena narrativa não está contida nos fatos em si, mas na descrição dos pacientes.

Eu novamente gravei nosso encontro sem seu consentimento. Tenho consciência de que hesitarei em me perdoar por esses atos antiéticos, como escrevi anteriormente, porém não consegui superar a tentação de escrever — com as mesmas palavras — sua história em meu diário, e para isso precisava de um relato gravado. Ela não ficaria confortável se soubesse, creio eu. Receio que ocultaria detalhes e que seria breve.

A maneira como Malda fala quando está completamente relaxada é o que eu desejo registrar. Não tive essa chance, contudo. Fora de suas histórias, falando sobre qualquer tema com os outros pacientes, ela se utiliza de uma abundância de vocativos que têm efeitos múltiplos: conquistam, assustam… Falarei sobre isso futuramente, mas é muito curioso escutar! Em uma simples frase ela usa o nome de quem recebe a mensagem três ou quatro vezes. Lembro-me de escutá-la dizer: "Dante, meu querido, Dante, que belo quadro, não? Ah! Como me encanto com as artes, caro Dante!". Coloco entre aspas, pois tenho certeza de que ela disse exatamente essas palavras. Logo depois disso, passamos um bocado de minutos observando algumas das dezenas de obras do corredor principal do casarão.

Por causa de meu condenável ato furtivo, consegui este outro relato transcrito. Ela iniciou sua história falando sobre a grande ênfase que deram ao conflito entre Aldous e seu amigo, o doutor Kron, em contraste às mortes e aos pacientes feridos. Ela contou:

> "Os animais não se sentem contemplados nas cerimônias dos humanos. Alguns dias depois do velório figurado, os bichos se juntam no 'armazém de precauções' da senhora Dária. Essa é uma mulher com um modo muito peculiar de gerir suas operações de monopólio dos alimentos da região. Dária especula que, em pouco tempo, por causa do luto coletivo, muitas pessoas da cidade irão começar a encomendar vinhos feitos na própria terra e por isso já havia se precavido e construído um galpão para fermentar e armazenar tais produtos. 'A tristeza e a sede por vinho serão meus lucros!', diz ela, com um sorriso ganancioso."

A "senhora Dária" é a cozinheira-chefe da instituição. Não tenho certeza como Dária se beneficiaria por ter que usar o galpão de contingência, mas Malda a descreveu como uma mulher gananciosa.

"Enquanto a especulação da senhora Dária não se concretiza, os bichos se reúnem em seu galpão para debater todo tipo de assunto. Nessa ocasião, juntam-se para discutir a negligência dos humanos com as perdas dos animais. Elias, um porco velho e ranzinza, de olhos raivosos, mexe o focinho e diz aos demais:

"'Bichos! Os humanos são egoístas, não ligam para nós! Dos animais que foram à reunião para abastecer os humanos, apenas oito voltaram com vida. Poderiam ser nove, mas por causa da negligência humana com nosso camarada Vincent ficamos com um horroroso número par! Seria melhor se tivessem matado mais um, pelo menos não precisaríamos viver com a angústia de ensinar aos nossos filhos que, dessa chacina, sobreviveram *oito* animais!'

"[Malda começa a coçar a bochecha e ouve-se o atrito entre suas unhas e a pele do rosto] O porco ranzinza parece se importar mais com o número de sobreviventes do que com a morte de seu amigo lobo. Um dos líderes populares, uma coruja majestosa com a cauda em forma de leque e com a penugem de intervalos entre o preto e o branco, chamada Iaiá, percebe que o discurso de Elias sobre a paridade dos números e a crueldade dos humanos havia começado com a intenção correta, mas descarrila quando sua compulsão pela quantidade das coisas toma conta, por isso, sem pensar muito no que irá dizer, borbulhando de ansiedade pelo que sairá de seus pensamentos, se pronuncia, interrompendo-o:

"'Meus caros bichos, nossa sabedoria é posta à prova quando podemos escolher entre nos revelar para os humanos ou permanecer no anonimato e na ignorância, nos quais somos plenamente livres. Devemos fazer nossas comemorações para homenagear aqueles mortos em decorrência das lutas dos humanos, lutas do único grupo entre os animais que ainda não atingiu a paz com sua própria espécie. Faremos tais comemorações em silêncio, obviamente, para não despertar suspeitas dos humanos.'"

Malda apresenta acima um paciente com o nome de Elias; um senhor que, como descrito em sua narrativa, tem uma relação obsessiva compulsiva com números. Por sua convicção de que números pares são símbolos de azar, estes o incomodam profundamente.

Além disso, apesar de Malda não se perceber como um *animal*, ela se coloca entre eles, na mesma posição hierárquica. Malda apresentou os *animais* como um grupo de criaturas que possuem uma inteligência oculta. Penso que isso pode ser um dos efeitos dos estudos que Aldous havia feito com essas pessoas. Talvez ter sido objeto de estudo de tamanha figura a fez acreditar que eles, os pacientes, estavam lá pois tinham algum conhecimento sobre a realidade que os membros da *Família Rica* não compreendiam. Também acha que, com a "morte" de Aldous — e o hiato em suas pesquisas —, voltaram a ter uma existência anônima, como se o mundo ainda não soubesse da sabedoria que os *animais* poderiam fornecer.

Por fim, a caracterização feita dos pacientes é simples, mas absolutamente expositiva. Os relatos transcritos até o momento não expõem a totalidade da sua habilidade. Ela, com poucas palavras descritivas, consegue caracterizar os pacientes dentro de suas respectivas patologias, e eu sou uma testemunha disso. Isso quando aquelas eram perceptíveis, é claro.

"Uma raposa, Estela, com ar de malícia e prepotência, indignada com o conformismo da líder, utiliza uma poça d'água no chão do galpão como espelho para limpar suas patas. Após isso, calmamente comenta:

"'Mas minha amiga de asas, por que deveríamos nos esconder se são os humanos que lutam entre si? Um velório público seria mais adequado para demonstrar nosso sofrimento e nos colocar à altura do velório deles, bicho de penas!'

"A líder responde:

"'Bichos, assim como vocês [Malda estala um dedo da mão sem interromper o que falava], me sinto extremamente tentada a quebrar nosso voto de silêncio e ignorância, mas antes de formarmos a Aliança entre espécies, não nos comunicávamos, por isso permitimos que os humanos se fizessem hegemônicos e insuperáveis. Eles têm armas e andam sobre duas patas. Uns quatrocentos anos atrás, se tivéssemos nossa Aliança, poderíamos ter derrubado os humanos. Porém, hoje não temos essa possibilidade. Se eles descobrissem que temos consciência, tremeriam de medo. Achariam que a qualquer momento tentaríamos tomar o poder das suas mãos e nos exterminariam. Apenas manteriam os animais de verdadeira importância para eles: para entretenimento, como cachorros, gatos e peixes; para alimento, como vacas, porcos e galinhas; e para carga, como cavalos e mulas. Animais como eu e você, minha cara raposa, seriam considerados uma manifestação da vaidade supérflua da Mãe Natureza e seríamos exterminados pela nossa sabedoria e falta de utilidade.'

"A raposa, abalada pela resposta que diminui sua existência a uma mera vaidade [Malda fala bocejando um pouco], responde agressivamente:

"'Já que você está plenamente feliz em viver na ilusão que os humanos criaram sobre nós, o que me impediria de internalizar a selvageria e perniciosidade com que os humanos tanto me categorizam e te devorar aqui mesmo?'

"Depois de sentir uma angústia pela possibilidade de uma morte tão cruel como o devoramento, responde:

"'Estela, primeiramente, pelas leis que nós mesmos estipulamos: a vida é preciosa demais para ser desperdiçada por vaidades particulares. Além disso, todos estão olhando, você jamais seria capaz!'"

A estrutura narrativa que Malda criou em sua cabeça é impressionante. A começar pelas várias descrições breves sobre os pacientes, seus maneirismos e patologias. Estela, por exemplo, que expõe traços claros do transtorno de personalidade narcisista, foi descrita de forma caricata dentro da narrativa.

Não havia como Malda saber disso, caso Estela não contasse. Malda é uma pessoa surpreendentemente perceptiva.

Há também outros pontos um pouco mais ocultos: a descrição dos sentimentos dos outros *animais* antes de começar uma fala; exemplificando: a ansiedade sentida por Iaiá ou o orgulho de Estela, entre outras situações. Ela constrói sua narrativa como se estivesse lendo um livro, de uma forma curiosamente "presentificada". Ela conta os acontecimentos como se eles estivessem ocorrendo na sua frente, agindo feito uma verdadeira narradora. Quem escuta com atenção não pode fazer nada senão se envolver com esse universo fabular. Eu gostaria de saber se há um processo criativo ou se as imagens apenas surgem em sua mente. Talvez seja tolo perguntar, pois, mesmo que exista um processo criativo, duvido seriamente de que ela teria consciência disso.

Parece-me óbvio que ela compreende a relação entre os pacientes como um pacto, a *Aliança*, um grupo que está abaixo dos *humanos*. Ela entende que não há como escapar da estrutura sob a qual estão submetidos, por isso descreve os *humanos* como "hegemônicos e insuperáveis".

É importante mencionar, caso não tenha sido feito antes, que nenhum dos pacientes está sendo mantido à força. No entanto, não há escapatória dessa realidade. Não há quem lhes dê amparo ou quem os condicione e ensine a viver em sociedade.

Aldous, com sua vasta riqueza, criou uma relação transacional com os pacientes: moradia, comida, cuidados e atendimento em troca da pesquisa feita sobre eles. Tudo, pela maneira como os médicos do Instituto Weingarten se apresentam e configuram, por títulos e prêmios, reconhecimento e, por conseguinte, poder.

O corpo de funcionários — auxiliado pela riqueza de Aldous —, com demasiada maestria, criou um ganancioso sistema que se retroalimenta e gera um excedente.

Os pacientes, dessa forma, jazem solitários e estáticos, enquanto Aldous e os outros médicos se preenchem de prestígio e se tornam cada vez mais soberbos. Eu lhe pergunto, caro intrometido nas minhas anotações — se é que você existe —, como essas pessoas podem ser passíveis de tamanha crueldade sem se deixarem corroer pelo remorso? Como o sentimento de manter esse cárcere não faz com que palpitem os corações desses médicos vaidosos?

Curioso pensar que nada disso bastou. Talvez mutilar os próprios olhos, como fez Aldous, seja, de fato, uma metáfora...

Voltando à análise: aparentemente também há contratos sociais entre os pacientes, regras invisíveis que só são percebidas quando alguém as ameaça.

Estela, a *raposa*, mostra-se extremamente desconfortável com a lógica com a qual os *humanos* classificam os *animais*. Acredito que isso seja uma referência aos diagnósticos feitos por Aldous e outros médicos do Instituto Weingarten. Os diagnósticos são, por vezes, demasiadamente simplistas e aparentemente inquestionáveis. Acredito ser um tanto terrível afogar os pacientes em suas próprias humanidades.

Veja isto e pense se não é cruel — caso você aí estiver —, meu enxerido: esses médicos tornaram o insuperável — os transtornos — em algo ruim, justificando a segregação dessas pessoas, aprisionando-as no Instituto, em suas próprias patologias e, consequentemente, dentro de si mesmas. Tudo movido por um pensamento vaidoso, ganancioso e egoísta.

Não resisti e, utilizando um pouco de meu tempo livre entre atendimentos, escrevi um pequeno trecho de um livro profundamente autobiográfico que me acompanha nos pensamentos há algumas semanas — uma primeira tentativa de produzir um trabalho autoral publicável acerca das classificações dos transtornos. Como essa decisão contradiria o que me foi ensinado, perco-me um pouco nesses pensamentos, porque não são linhas muito convencionais. Tenha paciência comigo, caro enxerido, meu amigo invisível! Aqui está:

> *É curioso pensar em como os pacientes apenas se fizeram evidentes na sociedade quando foram comparados ao padrão; justamente por*

diferirem dele. A partir desse contraste estabelecido — a classificação da divergência ao padrão — os médicos determinam e, novamente, segregam quem foi feito para esse mundo de quem deve ser "ostracizado", os que não têm chance de se provarem funcionais e produtivos. Tive contato com diversos pacientes que, antes da classificação dentro de determinado transtorno, eram perfeitamente aptos, como, por exemplo, a brilhante professora de Educação Infantil, Malda.

Esses médicos utilizam o prestígio da profissão de maneira mesquinha para não serem questionados. Ademais, os diplomas e prêmios criaram, ao menos no Instituto, uma lógica hierárquica que não deveria existir no âmbito das ciências. Os médicos não questionam suas próprias autoridades e expõem seus diagnósticos como fatos corretos da descrição de outro, dizendo coisas como: "Você se encaixa aqui e nada pode fazer a esse respeito. Sim, você é louco igual aos outros loucos, como está descrito neste pomposo livro de transtornos. Vá para o manicômio, imediatamente, louco! Você não foi feito para esse mundo são!". Ah! Quanta arrogância...

Os diagnósticos se apresentam como irrefutáveis, ao menos por médicos tidos inferiores. O número de títulos de um psiquiatra é diretamente proporcional à credibilidade e à influência que tem. Cria--se, assim, uma lógica de construção de conhecimentos inquestionáveis. Os mais renomados posicionam-se como se os profissionais "inferiores" não fossem capazes de encontrar uma solução melhor para um problema, ou talvez um diagnóstico mais adequado para um paciente.

Convencionalmente, o conhecimento científico e seu aprimoramento se faz por um comportamento antidogmático e pela derrubada de paradigmas. Caso não exista questionamento das autoridades ou dos mais prestigiados dentro de qualquer ambiente científico, simplesmente não há uma construção eficaz de conhecimento. A lógica apresentada pelo Instituto é contra o pleno desenvolvimento da ciência. Indigno--me ante essa risível postura...

Finalizada a intromissão pelo meu projeto literário-acadêmico, continuo falando sobre a paciente em questão. Malda reconhece, ou ao menos parece reconhecer, que há pacientes de maior ou menor importância dentro do Instituto. Como é o caso dos *animais para carga, para alimento e para entretenimento*. Os outros, como dito por ela, seriam fruto da "vaidade supérflua da Mãe Natureza". Talvez isso faça referência aos animais que eram diretamente acompanhados por Aldous, enquanto os outros seriam de menor importância.

Malda continuou contando sua história com a interrupção de um dos "líderes populares" na conversa de Estela e Iaiá, a *raposa* e a *coruja*, respectivamente.

"O outro líder popular, um felino de genes perdidos por inúmeras gerações de antepassados sem casta e que se manifesta em uma linda pelagem negra, um gato elegantíssimo, percebe que o conflito entre as duas não levará a lugar algum e interrompe:

"'Amigas, devemos parar de sonhar com uma vitória contra os humanos e cuidar dos assuntos de real importância. Nossos companheiros estão mortos. Amanhã, logo após o soar dos galos, iremos nos encontrar para cantarmos juntos por nossa perda.'

"Ao fim do curto discurso de Tofu, os animais podem esquecer de suas questões particulares com a posição dos humanos para focar na homenagem. Por azar, no momento que Tofu acaba seu discurso, começa a chover torrencialmente. Tofu é um gato sério, um tanto brusco e simplista, mas inegavelmente elegante. O gato negro, no entanto, perde toda sua classe, sua leveza nos passos, quando o mundo se desmorona em água. [Malda ri um pouco para si mesma] A autoridade de seu discurso é abalada depois que o bichano se esperneia e enterra as garras no chão de madeira. Estela aproveita a chuva que penetra nos buracos do galpão, construído às pressas, para limpar seu pelo e cuidar de suas garras. A reunião se encontra finalizada e os animais lentamente se dispersam para não gerarem suspeita."

Novamente, uma prova da coerência e da perceptividade presentes no discurso de Malda. Tofu era o apelido de Alexandre Vanczyk, um homem com algumas fobias e uma paixão enorme pelo estranho alimento. A complexidade e a coerência dessas histórias são impressionantes. Quando alguém imaginaria que a vida pelos olhos de uma paciente institucionalizada poderia ser mais bela?

A internação

4ª ANOTAÇÃO

Abaixo está a transcrição de mais uma das conversas que tive com Malda. Dessa vez, todavia, ousei perguntar a ela se eu poderia gravar nossa sessão. Malda, contrariamente à minha hipótese, aceitou. Não apenas aceitou a ideia, mas a chance de suas histórias serem gravadas fizeram seus olhos brilhar como estrelas.

Ela me disse o seguinte logo depois do início da gravação:

"Dante, meu caro, [Sorri de forma pura] o que eu digo é dos tradicionais, é conhecimento indígena, Dante. O que eu lhe falo, caso não seja gravado, Dante-Dante, será perdido. Sou como uma velha qualquer repleta de humanidade, Dante. Eu sinto que posso confiar em você para contar os segredos do alpiste, Dante. Mas esses, não poderei deixá-lo gravar. Esses, Dante, são segredos que devem morrer com você caso não encontre alguém digno de tê-los. Obviamente, você teria que traduzir para a realidade do aluno. Afinal, como você espera que um boi entenda os segredos do alpiste? Do feno talvez, Dante!"

Repito-me, mas é pertinente, ela insiste no uso de vocativos. Diferentemente dos outros pacientes do espectro da esquizofrenia que eu acompanho, ela é a única que não perde sua linha de raciocínio, independentemente da situação. Pelo menos não perde mais que qualquer outra pessoa fora de suas condições.

No decorrer da conversa que tivemos antes do início da previsível narrativa propriamente dita, entendi seu discurso como sendo muito mais pessoal.

Com essa curta interação na qual ela falou de si mesma, e de mim, pude ver quão atraente e magnético seu discurso é. Apesar de já ter uma idade avançada, ela apresenta um charme maravilhoso. Não falo isso de maneira sexual, muito pelo contrário. Quer dizer... Talvez não tanto pelo contrário, como um charme de outra ordem. Esse charme se expressa na maneira de se direcionar ao ouvinte. Quando a narrativa é impessoal, como as histórias sobre terceiras pessoas, as que se referem ao Instituto, por exemplo, ela raramente enfatiza sobre ou para quem uma fala é direcionada. Em contraste, nessa curta conversa ela mencionou meu nome sete vezes (Elias ficaria feliz, um número ímpar!). O contato visual dela é incessante. Não tenho certeza se essa característica é proveniente de uma autoconfiança grandiosa ou de uma ausência de consciência sobre os comportamentos sociais tradicionais. Além disso, ela renunciou à "presentificação" dos verbos utilizados. Parece que falo com outra pessoa!

Ela parece portar-se diante de mim como uma professora, como alguém mais sábio ou pelo menos com um conhecimento ao qual eu não teria acesso. Para fins de pesquisa, farei o esforço de me distanciar de qualquer conhecimento prévio com o objetivo de compreendê-la. Eu me portarei como um aluno e tentarei fazer perguntas para instigar seu pensamento.

Há outro ponto interessante sobre essa fala inicial que eu não havia considerado antes; ela disse: "Eu sinto que posso confiar em você para contar os segredos do alpiste, Dante. Mas esses, não poderei deixá-lo gravar". Fiquei confuso ao pensar que Malda, com sua coerência inalienável quanto à tradução do mundo que enxergo, poderia cometer um erro como esse.

É ousado escrever isto, por isso hesito, mas acredito que Malda me enxerga como um *animal* — tais quais os outros pacientes. Ela disse que eu compreenderia os segredos do alpiste, mas não os do feno. E, caso quisesse passá-los adiante, eu teria de traduzi-los para sua respectiva realidade, a do aluno. Como traduzir os segredos do alpiste para os das flores, para um beija-flor, ou então os segredos dos queijos aos roedores? Pergunto-me como seria possível traduzir os segredos do alpiste para os *humanos*, mas isso não deve ser o foco nesse momento. Nem ao menos sei o que são os segredos que ela mencionou.

Algumas perguntas surgiram-me — fruto de minha nativa e (alguns diriam) ingênua curiosidade: pergunto-me se ela não me enxerga como um paciente. Acho improvável. Utilizo todos os aparatos médicos que outros funcionários e sou um tanto coercitivo em relação ao rumo das nossas conversas. A segunda pergunta depende da resposta da primeira: se ela, de fato, reconhece-me como um membro da *Família Rica*, por que sou visto como um *animal*? Talvez eu seja membro de uma nova classe de pessoas dentro do mundo segregado que ela habita, nem *humano* nem *animal*. Talvez eu seja parte *humano* e parte *animal*. Ou mesmo, poderia eu ser completamente *animal*, apenas de outro grupo social, o qual desconheço — nem paciente nem funcionário? Porém sou funcionário! Muitas hipóteses, mas essas me parecem inúteis de momento. Faço um simples jogo mental com a realidade de Malda e apenas para meu deleite, sem verdadeira função médica...

Voltando: por causa do alimento associado a mim, do qual poderiam ser extraídos os segredos que outros *animais* não entenderiam, posso apenas assumir que ela me enxerga como um pássaro de pequeno porte. Não a questionarei sobre isso. Imagino que ela enxergue a realidade assim como um daltônico. Digo, a visão do mundo para ela é natural. Um daltônico apenas percebe seu daltonismo quando se vê comparado com alguém sem essa condição. Da mesma forma que o mundo a sua volta provavelmente sempre foi assim, ela deve achar que eu sei de minhas asas, por isso agirei com naturalidade ante minha nova existência. Talvez agora, depois de descobrir mais detalhes sobre meu "eu-*animal*", poderei agir como ela me compreende.

Justamente porque Malda é uma paciente com um caso raro e particular, eu me recuso a aceitar o diagnóstico dela como um fato. Entendo, me chamarão de anarquista, ingênuo, indignado, louco..., mas simplesmente taxá-la como esquizofrênica é um atestado do estúpido pragmatismo de Aldous. Além disso, tenho extrema dificuldade em aceitar os nomes dados às patologias. Sinto que elas não passam de uma simplificação da subjetividade do ser humano, o que pode tornar falhos os diagnósticos. Reforço: não inúteis — certamente têm função médica —, apenas falhos. Talvez o que chamo de *poetização dos transtornos* pode ser uma solução adequada. Por mais que exista a possibilidade de ser interpretado como mais uma faceta de minha ingenuidade, ela poderia ser menos maléfica aos classificados, e, se for feita de maneira correta, pode ser mais explicativa do que um diagnóstico tradicional, acredito eu... Romperia um tanto com a lógica comum, mas me parece uma proposta razoável.

Há vários meses, logo depois de conhecer Malda, voltei ao meu pequeno e privativo quarto, peguei meu bloco de anotações e passei a escrever alguns possíveis *nomes poetizados* do diagnóstico dela. Estas foram algumas das tentativas: "questão da tradução do visível"; "questão da divergente análise"; "conjuntura do olhar fabular". Sempre que tento substituir o nome de uma patologia para algum paciente, seja ele meu ou de um colega, esbarro no mesmo obstáculo: não consigo achar uma reposição para a palavra "transtorno"; sempre volto às "condições", "conjunturas" ou "questões". Porém, independentemente de minha capacidade de trocar o nome de sua patologia, o simples fato de o diagnóstico não contemplar Malda em sua individual totalidade justificaria o rebatismo. Não sinto que seria produtivo devanear sobre isso neste momento...

Este diário, como você certamente já percebeu, meu enxerido, ainda não possui um rumo definido. Por enquanto se apresenta como um local para armazenar notas extraoficiais sobre meus encontros com os pacientes — em especial Malda. A coerência que ela tem sobre sua própria realidade não para de me impressionar.

Depois de finalizar seu discurso sobre os segredos ocultos da realidade, Malda começou a falar — agora de maneira muito mais impessoal e também "presentificada" — a respeito da reação dos funcionários com a notícia de que Aldous seria internado no Instituto Weingarten:

"A *Família Rica* recebe com neutralidade a morte do patriarca e o velório ocorre na mesma tarde que a reunião dos animais no galpão da senhora Dária. Após o entardecer, a chuva cai do lado de fora do salão do velório. O ar não é tenso e nem mesmo triste, o morto não irá fazer falta senão por sua posição de importância. Está deitado naquele caixão de madeira escura entreaberto, um velho ranzinza, intransigente e egoísta. Suas feições são calmas e sérias, como se tivesse morrido escrevendo uma carta de adeus a um grande amigo. O velho pouco sabia e do que sabia também era pouco. Um homem sem grandes conhecimentos sobre outros humanos ou sobre as conquistas coletivas, um ser objetivo e voltado apenas para a vida de negócios com outros centros urbanos, demasiadamente ocupado para baboseiras subjetivas, emotivas e assuntos universais."

Curioso Malda dizer que Aldous era um homem que pouco sabia, pois para muitos ele representava o ápice do desenvolvimento intelectual. Talvez mais curioso ainda seja ela dizer que sabia menos ainda "sobre os outros humanos", mesmo ele tendo passado sua vida inteira em busca das implacáveis verdades humanas. A frase: "Demasiadamente ocupado para baboseiras subjetivas, emotivas e assuntos universais" faz referência, imagino, ao tratamento dado aos pacientes: frio e distanciado, com o objetivo único de extrair as ferramentas para conseguir algum tipo de reconhecimento intelectual — ou, como ela chamava, "lucro intelectual".

"[Malda fala enquanto limpa as unhas de uma mão com a outra, como se não fizesse muito esforço para contar a história] O salão

> é espaçoso, mas com poucos objetos de muito valor, apesar de se tratar de um homem riquíssimo e de importância inquestionável. O homem morto não possui sangue real e não nasce rico, mas conquista o coração da matriarca, ainda na juventude. A matriarca da *Família Rica* é uma herdeira riquíssima com muitas terras. Aldous soube multiplicar o patrimônio da esposa e, apesar de morto, é extremamente poderoso."

O salão espaçoso e de poucos pertences de valor é a sala de atendimentos de Aldous. Em um dos cantos dessa ampla seção do casarão, seu escritório, um cômodo negligenciável, foi transformado em uma habitação para o mais novo paciente. Decerto, não era uma sala simplória, mas é insuficiente quando comparada ao poder do habitante. Sugeriram a ele que modificasse o próprio cômodo onde costumava atender, mas ele se recusou.

A esposa de Aldous era, como descrito, uma mulher riquíssima, mas muito da expansão desse patrimônio ocorreu após sua união com Aldous. A consciência da *matriarca* se deteriorou por causa de uma doença da velhice, e por isso não teve condições de cuidar do marido cego e, como considerado por muitos, louco ou enlouquecido.

> "Aldous, em vida, apenas gasta sua riqueza com objetos absolutamente necessários e condena todos que consomem, de forma exacerbada, luxos supérfluos. Acumula dinheiro para si e nem consigo mesmo gasta — muito menos com os outros. Em vida, as caridades são escassas, e, quando ocorrem, não são virtuosas. A mesquinhez de Aldous é contraditada pelo terno que veste, que é feito do mais valioso dos tecidos. O motivo desse luxo é esquecer a morte nua e humilhante do patriarca."

Ainda busco entender o porquê de a morte do *patriarca* ter sido tão vergonhosa e humilhante. Talvez seja porque ele sucumbiu à própria humanidade, assim como os pacientes de que tratava.

"O local é simples, mas sua elegância se faz presente em todos os artifícios, é de beleza encantadora. Uma sala longa e com janelas altíssimas — tal qual Aldous. As paredes são cinza e lisas, e o chão amadeirado deixa todo o ambiente mais aconchegante. Duas fileiras com cinco ou seis pessoas, todas estão focadas, mas desinteressadas. Os vitrais aparentemente transparentes, durante a tarde — antes da chuva e do anoitecer, por sua disposição e composição — borram um arco-íris em cima dos que assistem. Com o passar do evento, de maneira sutil, a luz disposta pelo vitral escala a parede. O sol se põe, já é noite e o vitral perde sua cor."

Essa parte de sua narrativa é um tanto literal, uma descrição das salas do escritório de Aldous e do pequeno cômodo transformado em habitação. As fileiras de pessoas sentadas para o "velório" representariam os funcionários discutindo sobre o futuro da instituição, já que a continuidade do local dependia apenas deles.

"Em um dos cantos do salão, as janelas separam o evento de um paisagismo cheio de cheirosos arbustos floridos e de árvores baixas, ansiosas pelo seu próprio crescimento. Entre os arbustos, espia uma pequena ave — o elo entre a configuração e disposição humana e o mundo secreto dos bichos. Penélope é um pássaro com tamanho desprezível e uma inteligência afiadíssima e invejável! Um bicho incomparavelmente rápido em seu raciocínio e com um gosto por observar e descrever. Penélope é uma prolífica poeta ruim. Parte da energia que proporciona sua paixão pela espionagem e observação também a desconcentra na hora de descrever tais imagens."

Malda falava acerca de Penélope Moore, uma moça que foi internada por suas tendências dissociativas e suicidas, além do severo transtorno de déficit de atenção com hiperatividade. Ela é uma das pacientes que mais se expressa artisticamente. No entanto, expressões artísticas não são incentivadas dentro do Instituto. Vejo a arte como uma forma muito útil de recondicionar esses internos. Repito que Penélope é uma exceção. Ela lida com suas tristezas e sua condição pela escrita. Ironicamente, Aldous é um grande colecionador de arte e, inclusive, dedica uma seção inteira do casarão para sua vasta coleção. Essa, todavia, é de acesso restrito aos médicos e enfermeiros. Independentemente disso, há arte por todo canto. Porém, quando alguém cita algum tipo de reabilitação por meio dessas ferramentas, é respondido com risadas e julgamentos. Há histórias de uma médica em outro instituto que tentou uma abordagem semelhante, mas não recebeu apoio suficiente.

Em todo caso, Penélope pode ser vista com frequência no refeitório, debruçada sobre um pequeno caderno com folhas arrancadas, descrevendo o mundo à sua volta.

Malda continuou:

"Faz muitos poemas [Malda diz isso com abundante gesticulação; admira qualquer tipo de arte], mas poucos deles são bons... [O sorriso de Malda fenece] Preza pela eficiência e pela patente de muitas obras de descarte em vez de produzir poucas, mas belas e duradouras, obras de arte. Não há espaço para isso aqui. No entanto, para sua função no grupo dos animais, um discurso pragmático e eficiente é mais valorizado do que belas obras.

"Penélope, ao fim do dia, sai da janela do salão com seu ritual rotineiro: ao acabar um projeto de espionagem, com o peito cheio de orgulho pela missão bem-sucedida, pisa quatro vezes com a pata esquerda no galho que está; rapidamente estala o bico seis vezes; e faz um canto breve, começando de um tom grave para um muito agudo. Sentindo-se satisfeita pelo processo feito com maestria, levanta voo e vai até a árvore de Iaiá para contar do velório do patriarca."

Aparentemente, Penélope estava do lado de fora, no jardim do casarão, enquanto os *humanos* conversavam, por isso pôde ouvir e entender um pouco o que estava acontecendo. Teve vontade de escrever um poema para explicar o ocorrido. Ao fim de qualquer ação bem-sucedida, tem uma rotina definida de coisas a fazer para comemorar, como descrito por Malda. Essa rotina era fruto de seu transtorno obsessivo compulsivo ou, como prefiro chamar, em sua forma poetizada, *questão de força indomável*. Falarei dessa escolha em outra anotação.

Sobre o poema:

"Chega bastante animada e ansiosa para contar em forma de poesia ruim o que observara no velório do patriarca. Iaiá não esperava a volta de Penélope, nem ao menos sabia de sua ida ao velório. Iaiá estava dormindo e se preparando para o discurso que fará no dia seguinte, no velório dos animais. Cansada e estressada por ter sido acordada em uma noite em que seu sono completo é crucial, percebe que a melhor alternativa é ceder aos desejos de Penélope e ouvir o que ela tem a dizer.

"Mesmo que seja uma obra de descarte, Penélope canta com muita confiança:

'No velório tinha gente e mosca,
Ardósia bem-posta, ambrosia e lagosta!
No velório os humanos não tinham emoção;
Aldous no chão, Aldous no chão...
Ninguém estava triste
Ninguém estava feliz
Todos com fome de alpiste
Nada pelo morto, que coisa "in-joliz"!
Aldous era alto.
Mas que sala barata!

> *Debaixo do asfalto*
> *O baú...*
> *A morte de um preenche o bolso do outro...*
> *Como são estranhos estes humanos!'*

"Qualquer outro animal, como de costume, ignoraria o canto de Penélope e esperaria pela tradução feita por Tofu dos fatos mais importantes que observara. Iaiá é mais paciente e inteligente do que muitos outros, dá uma chance ao discurso estranho do pequeno pássaro e consegue tirar algumas conclusões. Eles não têm o luxuoso salão do patriarca, a comida ou o corpo dos mortos para se despedirem, mas eles têm emoção e sentimento. Os animais, sem dúvidas, estão saudosos de seus amigos e familiares. Eles são, nesse momento, talvez, mais humanos que os humanos. Ninguém ganha ou ganhará 'Alpiste', que Iaiá interpreta como metáfora para a herança, com a morte dos bichos. Manda Penélope ir descansar e, nas próximas horas, renuncia seu sono e reformula seu discurso, a fim de valorizar não apenas os mortos, como sua importância para a coletividade, algo que os humanos jamais fariam, muito menos para seu líder, estranhamente..."

Malda interrompeu nossa sessão pela metade e disse que tinha esquecido algo muito importante. Me disse que a *raposa*, Estela, estava aguardando-a e que ela não poderia esperar. Levantou-se e pediu desculpas, juntando as mãos e depois as abrindo em minha direção, como se projetasse ternos calores das palmas. Ela disse que, se eu ainda tivesse curiosidade, ela poderia ficar muitas horas falando sobre a beleza da natureza — "a estruturação dos bichos", ela dizia. Mesmo que não fosse comum, ou mesmo aceito, que um paciente se levantasse antes do fim desses encontros, permiti, pois o assunto parecia ser de grande importância. Ela se impressionou um pouco com a facilidade com a qual eu a deixei ir, arregalou os olhos e sorriu um pouco. Entendo essas pequenas ações como uma forma de ganhar a confiança dela e dos outros pacientes. Tudo corre como esperado. Estou satisfeito. Enquanto se distanciava de mim, como se sentisse obrigada a dar uma justificativa, ela falava "a raposa, a raposa…", e explicava uma coisa ou outra. Não dei muita atenção, mas *a raposa*, certamente, movimentou minha mente curiosa.

Autoconhecimento

5ª ANOTAÇÃO

Enfim, decidi-me. Sei quais são meus objetivos com este diário, caro insistente — e talvez inexistente — curioso. Este será, e já está sendo, um caderno de anotações extraoficiais para os aprendizados que eu vier a adquirir por meio de minha relação com os pacientes, para além de um registro de pensamentos acerca do Instituto, dos internos, da ciência e de minha realidade. Não me limitarei a uma burocracia de diário e farei o que calhar à minha criatividade. Será quase como um espaço terapêutico para mim mesmo. Afinal, quem cuida do cuidador senão ele próprio?

Acredito que o grande erro de Aldous foi pensar que seria superior aos seus pacientes por estar na posição que estava. Apenas posso supor que, por causa disso, ele jamais seria capaz de compreender os "segredos do alpiste"; jamais seria considerado como um dos *animais* por Malda. Acredito que ser ou não compreendido como um *animal* não diz respeito tanto à posição dentro do Instituto Weingarten, mas a como alguém se porta diante das outras pessoas. Não tenho certeza disso, todavia...

Estou encarando meu ofício com muita seriedade. Preciso me provar para meus colegas, mas, mais ainda, para mim mesmo. Uma necessidade infantil, reconheço. Porém, apesar de ter sido um aluno de medicina bastante decente, sempre fui tido como ingênuo ou idealista pelas minhas ideias e condutas diante dos conteúdos ensinados e sua aplicação. Aquelas, por não terem recebido nenhum apoio, não me levaram muito longe; por isso vim parar aqui. Encontro-me em um Instituto que, por mais que tenha sido muito reconhecido por seus trabalhos acerca da natureza humana, exala uma estagnação terrível de seus ofícios.

As partes mais vivas do local são os pacientes, mas Aldous arrancou a humanidade de cada um deles em prol de sua pesquisa. Ou melhor, os expôs de tal maneira às suas respectivas realidades psíquicas que eles feneceram. Nada pode o humano contra sua própria humanidade senão sucumbir. É claro, temos de conviver com nossa humanidade; entretanto, fazê-lo a todo momento é simplesmente clamar por insanidade. Também há aqueles que tentam arrancar de si próprios toda a humanidade que têm para não sofrerem, mas como alguém poderia remover a própria espinha da alma sem se desfazer? Impossível.

Aldous não tinha um pingo de empatia por seus pacientes. Sua ganância por reconhecimento intelectual demonstrava uma fraqueza tremenda em seu caráter aparentemente inabalável. O fato de nunca ter me tornado um médico brilhante — isto é, não ser reconhecido, tampouco premiado por meus estudos —, obriga-me a contentar-me com a realidade apresentada, então não sofro. Não sei se deveria me frustrar com isso ou não, porque a única maneira, acredito, de conseguir esse tipo de reconhecimento — que meu fraco coração clama de quando em quando — é seguindo os moldes e condutas de pesquisa que eu abomino.

Só sinto o espírito de camaradagem e vontade de ingressar em alguma pesquisa quando falo com meu único camarada aqui dentro, Allan Vorckel Strauss. Ele é um dos poucos médicos com o qual conversei sobre que não gargalhou ao ouvir minhas sugestões. Ele até anotou algumas. Apesar de ser de forma hesitante e distanciada, Allan parece estar minimamente interessado em minhas ideias. Caro intrometido, admito que diminuí meus feitos, portanto, permita-me um momento de orgulho. Ouso dizer que o doutor Vorckel Strauss está muito interessado!

Aldous, caso se dispusesse a falar comigo, provavelmente riria de minhas sugestões de conduta; as suas eram muito diferentes. Ao expor seus pacientes às suas próprias humanidades, às suas falhas, limites, fobias, desejos e paixões, Aldous os condenou duplamente à loucura. Primeiramente por seu diagnóstico que os reduzia a um restrito grupo de pessoas com determinada patologia, os marginalizando da sociedade pelos estigmas em torno de transtornos como os de seus pacientes, agora meus. E uma segunda vez por fazê-los ficar diante de suas realidades e, a partir disso, produzir "lucro intelectual" à *Família Rica*. De fato, a ganância e a sede por reconhecimento são traços comuns dos médicos daqui. Não à toa tantos desistiram dos pacientes do ex-diretor. Não conseguiram lidar com a estagnação do Instituto para ajudar pessoas com necessidades. Impressiona-me o quanto podemos ser egoístas, nós médicos... Pergunto-me quantos de nós nos formamos por status e quantos por uma paixão genuína por ajudar o próximo.

Às vezes sinto estar superestimando minhas capacidades com a tática que procuro aplicar, mas algo em mim diz que é o caminho a seguir. Irei elaborar esta ideia em breve.

Acredito que a única paciente que ainda tem sua humanidade completa seja Malda. Aldous não tem meios para expô-la à sua própria realidade, afinal, apenas ela a conhece em todos os detalhes. Aldous a estudou por anos, claro, mas as palavras escritas sempre impedem a perspectiva completa. As narrativas de Malda são fabricação da mente "louca". Não há manual ou estudo de caso, filme ou livro. O que ele poderia fazer seria se basear na fabricação de outros como ela, a fim de se aproximar, tangenciar, mas apenas isso. Caso Aldous quisesse derrubá-la, primeiramente precisaria conhecer sua realidade; seria necessário ter sua confiança e, para tal, descer de seu trono de diplomas seria um começo valoroso, mas isso ele jamais faria, então sem chance.

Sobre a tática que mencionei: irei tratar meus pacientes com absoluta empatia e humanidade. Parece ser algo razoável a se fazer — até esperado? Sim, mas poucos de fato atuam dessa maneira... Certamente, com essa tática, farei experimentos com meus pacientes, assim como Aldous realizava, mas será com muito mais cuidado.

Cessarei em adotar e anotar, como já fiz algumas vezes, os nomes dos transtornos como descritos pela medicina tradicional. Consequentemente, usarei uma linguagem equivalente, a forma parafraseada desses nomes, a qual conseguirei entender plenamente, mas amenizará seus efeitos para meus pacientes. Já explorei tanto em anotações anteriores quanto em outros diários, e com demasiada ousadia, em anotações semioficiais, a *poetização* dos nomes das patologias. Com esse esforço, os pacientes se sentirão humanos e não serão forçados a encarar a realidade pelos moldes da medicina tradicional. Isso é um esforço tão pequeno para uma causa tão significativa, creio. Iniciarei, portanto, um processo de desmarginalização. Trocarei, definitivamente, por exemplo, "transtorno obsessivo compulsivo" por *questão da força indomável*. Acho importante tratar dos tais transtornos como questões e não condições insuperáveis. É evidente que seria ingênuo pensar que poderia "curar" um paciente caracterizado como esquizofrênico, mas definitivamente acredito que, se eu tiver competência e sorte, conseguirei reinserir cada um na sociedade, da maneira que convier a eles, mesmo que apenas parcialmente. O mundo fora do Instituto é deplorável; não aceita classificados, mesmo que tais nomes sejam efeitos da racionalização de seus habitantes e não um movimento inerente à natureza.

Eu assumo: nas últimas anotações condenei os médicos, Aldous e seus métodos de forma injusta. Por mais que eu discorde categoricamente do tratamento que é dado e da conduta seguida, ao menos, mesmo que não seja um ato proveniente da bondade do coração de Aldous, com a forma transacional de se relacionar com os pacientes — cuidado em troca de pesquisa —, os pacientes recebem uma casa.

O mundo se recusa a adaptar-se para os pacientes, por isso o movimento oposto deve ocorrer. Eles devem ser ensinados — dentro de suas limitações, é claro — a lidar de forma independente com o mundo fora do Instituto. A internação não deve ser o fim, mas um recomeço. Frases muito otimistas me incomodam profundamente, porém servem para me manter focado, ainda que apenas de forma estética, em um objetivo que, algum dia, com alguma sorte e competência, poderei atingir. Em todo caso, desenvolvo meus pensamentos aqui. Com o transtorno obsessivo compulsivo, eu busco, a partir do novo nome adotado, tratar esse ponto de suas realidades não como algo necessariamente ruim, patológico, mas como algo diferente, inoportuno e, tenho certeza, tolerável. É uma tática um tanto ousada, mas sinto que devo testá-la. Posso perder minha posição no Instituto, mas não me importaria. Como me incomodo com estas vistas: meus pacientes com suas humanidades sugadas. Não sei quanto mais aguentarei vê-los dessa maneira! Uma dor causada pela racionalização da realidade, como se a natureza fosse tão facilmente domável.

Eu me utilizarei da diferenciação que Malda faz entre as pessoas do Instituto, a diferenciação entre *humanos* e *animais*, para esta última fala impetuosa: ah! Os *humanos* são tão arrogantes!

Sobre a preparação para a sessão

6ª ANOTAÇÃO

Sei que disse algo semelhante na última anotação, mas reforço: finalmente compreendi qual é meu papel nesse lugar. Não me martirizo com essa função, mas sou o único disposto a exercê-la — pelo que se apresenta. Não será uma tarefa fácil, mas devo desfazer o que Aldous criou, não em sentido de pesquisa, pois, independentemente dos meios utilizados, seu trabalho é brilhante. No entanto, tenho o dever de reverter a matéria-prima para seu estado original. Os tidos como doentes... Os pacientes, como é dito.

Preparei uma série de perguntas para fazer aos internos. Vou perguntar se estariam dispostos a utilizar um de nossos encontros para discutirmos suas questões acerca de suas respectivas realidades — aquelas que antigamente eu chamaria de "transtornos" — e outras perguntas gerais para sentirem que eu, seu médico, me importo. Parece simples, compreendo, porém esses pequenos ajustes na conduta podem ser a chave para que se abra a porta da tão necessária humanização. Repetindo: esse tipo de posicionamento horizontal em relação aos pacientes é insólito, impensável, entre os profissionais do Instituto Weingarten. Além de mim, um único parece estar disposto a isso: Allan Vorckel Strauss. Já conversei muito com ele acerca das possíveis novas condutas e ele parece concordar com elas quase plenamente.

Essa anotação, caro curioso, pode parecer um tanto caótica pelos eventos retratados, mas garanto-lhe que os escritos do trabalho oficial foram organizados com altíssimo cuidado. Como disse, é apenas um espaço de análise externo aos registros regrados para pensar no que os pacientes dizem e para refletir sobre meu trabalho — como não há professores para julgá-lo, eu mesmo devo fazê-lo.

Eu propus a dinâmica de perguntas, como você deve ter imaginado, para todos meus pacientes, mas, para fins de coesão, apresentarei somente as respostas de Malda. Também propus que saíssemos do consultório, onde regularmente ela seria atendida, para criar novas memórias do acompanhamento psiquiátrico. Como o encontro tinha sido bem-sucedido, eu sugeri que trocássemos de lugar toda a semana. Ela poderia escolhê-los, desde que fossem reclusos e afastados dos grandes espaços de circulação. Como o casarão é grande e não muito ocupado no horário de nossos encontros, foi fácil montar uma rotina que se repetiria a cada seis ou sete semanas, cada encontro em um lugar diferente.

Como este seria o primeiro, tive a honra de escolher. Peguei duas cadeiras iguais, pois prefiro não trazer a dinâmica do divã ou de outra hierarquia qualquer. Preciso, como disse, que nossos encontros sejam honestos e horizontais, e para isso devo renunciar minha autoridade — algo que Aldous jamais teria feito.

Já consciente de meu papel em iniciar esse novo costume de alternância de locais, nos últimos dias procurei com mais atenção à minha volta. O local escolhido foi um longo corredor inabitado e com um janelão arqueado, sem vitrais, o qual permitia que o ambiente fosse iluminado de forma integral por luzes naturais e que o pôr do sol fosse visto. Eu a avisei sobre essa mudança dias antes do nosso encontro para que ela pudesse assimilar a ideia, e para que a lógica substituída não provocasse ansiedade desnecessária.

A data chegou. Estava frio, mas o janelão apenas permitiria que a luz daquele dia iluminado, mas congelante, penetrasse, impedindo o inverno, trazendo vida à sala e às plantas ali aprisionadas como os internos. Algum funcionário, talvez Allan Vorckel Strauss, movera as cadeiras para fora do corredor. Eu podia vê-las do outro lado do janelão, mas ele era fixo, por isso tive que dar a volta.

Ao me direcionar para a parede oposta, deparei-me com um dos belos quadros do Instituto. A imagem em questão chamou muito minha atenção, já que era um dos maravilhosos quadros abstratos. A pintura era singular, claramente única, por seu caráter naturalmente irreplicável. O artista apelou ao toque desregrado de um largo pincel e preencheu a tela com muitas cores frias e quentes. Elas entram em choque em suas próprias extremidades, como um encontro de mares de tinta a óleo. Curioso pensar como esse trabalho, caso fosse feito por um dos ditos "loucos", seria desconsiderado, perderia seu caráter nobre, artístico, genial, e teria recebido os valores e efeitos da "loucura". Por ter sido produzido por um dos "sãos", é pendurado e admirado por sua graça e lógica de pensamento. Talvez, e isto seria um grande deleite para mim, esse artista apenas não tenha sido diagnosticado ainda. Portanto, Aldous pendura, de momento, um quadro de um "louco" em potencial!

Depois de alguns minutos admirando o quadro desse artista potencialmente "mentecapto", levantei o braço direito e vi em meu relógio que o encontro com Malda estava marcado para começar em poucos minutos. Apesar de dar pouco espaço para esse objeto em minhas anotações, reconheço sua importância para meu pensamento e os caminhos que ele costuma percorrer. Como você me incomoda, querido relógio! Ele sempre, com sua linguagem impessoal, contínua e insistentemente, conduz meu consciente à *verdadeira* insanidade.

Os trechos a seguir, caro curioso, são uma tentativa de transmitir à folha em branco o que sinto quando me pressionam essas marcas temporais. Não resistirei, consigo sentir em minhas mãos ansiosas... Minha criatividade quer se deixar levar e descrever a "insanidade" que passou pela minha mente — um momento de desespero e no qual estava atrasado para meus compromissos. Creio que unicamente com a descrição que procuro fazer poderei comunicar meus medos e fraquezas.

Meu sangue se esfriou um pouco quando o relógio me disse: "Doze minutos, Dante, não se atrase!". Racionalizei os pensamentos e reconheci que ainda tinha tempo. Como forma de repúdio à desnecessária pressão colocada sobre mim pelo relógio, suspirei de modo impaciente. Eu estranhei o objeto, produzi expressões de confiança e guardei o braço. A cena ainda não estava exatamente como eu havia planejado. Fiquei receoso se isso poderia gerar um desconforto pela precariedade de chegar ao local e nem ao menos encontrar cadeiras. Não foi um planejamento inconsequente, caro intrometido, tenha certeza disso, mas alguém removeu as cadeiras de último minuto! Disparei-me em direção à porta de entrada e esqueci meu casaco. Vestia apenas uma calça preta, uma camisa social azulada com as mangas enroladas, meu jaleco e uma gravata. Eu não estava de botas, mas simples sapatos. Era certo que o frio iria me devorar se permanecesse lá fora por mais de dez minutos. Novamente, não foi por falta de planejamento, mas não esperava ter que sair do casarão naquele frio.

Caro intrometido, insisto no pedido de desculpas pelo devaneio seguinte, mas é a única maneira de ser justo com minhas emoções. São trechos que contêm muita honestidade e uma faceta pura de minha humanidade. Eu já estava um pouco receoso e comecei a perder o controle sobre meus pensamentos; passei a tomar decisões um tanto insensatas. Abri a porta dos fundos, eu havia mudado de ideia, os fundos eram menos distantes. "Sim, sim, os fundos", pensei, de forma tola. Claro, os fundos seriam o jeito mais rápido de sair do casarão, mas eu teria que andar uma distância mais longa do lado de fora para compensar pelos metros caminhados na direção oposta ao janelão. Foi necessário percorrer meio perímetro do prédio principal do Instituto. Estava a cerca de 100 metros das cadeiras e minhas pernas já fraquejavam embaixo do tecido barato das calças de poliéster. Insistindo para minha mente ignorar o frio, eu meditava sobre os passos e sobre a ousada sessão que faria com Malda.

De maneira intermitente, eu soltava grunhidos e rosnados ariscos para o céu, ou, talvez, para o doutor Allan Vorckel Strauss, mesmo que não fosse evidente sua culpa, ao menos não pelos fatos até agora apresentados. Esses sons animalescos eram intercalados por tropeços e falhas nos tendões das articulações dos pés. Eu pensava com raiva: "Nem tenho cinquenta anos e meus tendões do calcanhar já me falham... estou acabado!". Antes estava muito confiante, mas admito que minha credibilidade interna como médico se abalou um pouco porque eu não sabia dizer com certeza se havia dois ou mais tendões nos pés. Folheava estupidamente em minha cabeça os grandes livros de ortopedia que fui obrigado a estudar quando não estava certo de qual seria minha especialização. Ignorei o pensamento e foquei nos arredores enquanto andava. Uma visão inesperada me chocou. Antes de interagir com o que enxergava, levantei o braço novamente e o relógio me disse, com um malicioso sorriso, "Seis minutos e meio para a sessão. Está se arriscando em demasia, doutor". Revoltei-me por permitir que o objeto me desconcentrasse do objetivo. Mesmo que ele apenas exercesse sua função e expusesse dados numéricos, era um pouco humilhante, pois ele insistia em prever meu possível atraso, ainda que eu tivesse me preparado tão minuciosamente.

Sentada em um dos bancos, com poucas roupas, ao menos não o suficiente para suportar aquele frio ou para estar em público, a jovem Estela — a *raposa* nos olhos de Malda. Ela estava encolhida e com lágrimas nos olhos. Percebi e me culpei pelo egoísmo de olhar para o relógio antes de socorrê-la. Como forma de me ressarcir pelo egoísmo mencionado, tirei meu jaleco e desenrolei as mangas a fim de conservar a limitada quantidade de calor que meu corpo conseguia produzir. Assim que a envolvi com o tecido branco, lágrimas foram vertidas em abundância. Veio à minha cabeça a descrição que Malda havia feito acerca das lágrimas de Lello, a *cabra*: "... permite que sua tristeza se manifeste por meio de lágrimas que escorrem por seu pescoço pardo. Seus olhos são a nascente de um rio de lágrimas que transborda inspirado pelo sentimento de angústia, em luto pela morte de um amigo. As lágrimas, quando passam sobre seu maxilar, bifurcam-se de forma caótica por causa de seus pelos, até que se dispersam debaixo deles".

As lágrimas de Estela, no entanto, eram de outra ordem. Em várias ocasiões, conversei com seu médico acerca das condições dela. O profissional em questão é o Dr. Vorckel Strauss, o mesmo doutor que condenei — sem provas — pelo desaparecimento das cadeiras. Ela sofria de um intenso transtorno de personalidade narcisista, além de outras questões que teoricamente justificariam sua internação. Ele foi um dos poucos médicos que, como antes escrito, aceitou minha ideia. Que ideia, meu enxerido? Já se esqueceu? Ora, eu lhe conto mais uma vez: a sugestão de trocar os nomes dos transtornos por outros mais amigáveis. No caso de Estela, seu transtorno foi rebatizado de *questão da bela imagem e de inspirada adoração* e, para reforçá-lo, Allan também o utilizaria.

Convenci-o da seguinte maneira: eu disse que há aspectos, meandros e particularidades de cada pessoa que os diagnósticos comuns simplesmente não conseguem contemplar. Mesmo que pudessem, os diagnósticos não eram necessários. Pelo menos não era necessário que os pacientes soubessem. A medicina contemporânea deve ser utilizada, mas os nomes são maléficos demais em alguns casos. Não adicionam suficientemente para os pacientes, nas condições que estão para se justificarem. Para aqueles afetados por esses transtornos no mundo fora do Instituto Weingarten, os nomes tradicionais podem ser relativamente benéficos, visto que ainda estão inseridos na sociedade. Os "ostracizados", como citei em outras anotações, são duplamente marginalizados pelos nomes dados. Ando pensando muito sobre esse assunto, leitor enxerido. Peço licença pelas repetições, mas os efeitos dos nomes e as classificações são de extrema importância.

Falei que essas particularidades — os pontos subjetivos de cada paciente —, por mais que sejam dificilmente contempladas ou completamente descritas pela medicina contemporânea, não seriam partes sem explicação.

Aprofundei-me dizendo que há outras formas de explicar, descrever ou classificar os fenômenos humanos sem utilizar a razão estabelecida. Essas outras formas, às vezes, revelam o que a razão não consegue contemplar. "É evidente", eu disse, "que esses métodos vanguardistas não conseguem ter a precisão lógica que a razão estabelecida tem. Não obstante, isso não os invalidaria. Por mais que os novos termos adotados, os rebatismos dos transtornos, não sejam amplamente disseminados ou cientificamente aceitos, eles auxiliam a compreensão dos médicos acerca dos pacientes, e dos pacientes sobre eles mesmos". Eles serviriam para guiar, orientar e amenizar a dor dos classificados. Ao criar um *nome poetizado* para o transtorno existente e descrito, o "ostracizado" pode ser reinserido, pois o valor que aquele nome tem ainda não foi internalizado ou estigmatizado e, portanto, pode ser ressignificado. Como cada paciente receberia um nome único (ou quase isso) para sua patologia — por meio da poetização feita pelo médico —, apenas se fosse explicitado ou evidenciado como um diagnóstico médico tal nome seria condenado pela sociedade e, por conseguinte, associado à medicina contemporânea. Caso isso ocorra, o *nome poetizado* se tornaria um sinônimo de seu nome oficial, recebendo o estigma existente no último. Todavia, se o nome é particular, quase único, dificilmente seria associado pela sociedade como sinônimo de um transtorno. Seria uma simples e poética maneira, além de pouco maléfica, de se classificar as pessoas.

Continuando... Antes de compelir Estela para dentro do casarão, perguntei: "O que aconteceu, Estela? Você deve estar congelando! Não quer ir para dentro?". Ela respondeu com a voz trêmula: "Doutor, meu amor não escreve para mim. Ele deixou de escrever para mim, doutor, não escreve há semanas! As suas belas palavras eram as únicas coisas que alegravam minha vida pacata! Descarto absolutamente a possibilidade de ele ter encontrado outra pessoa. Não faria sentido, pois sou perfeita para ele, ele é único e é preso a mim, então qual o motivo do silêncio? Ele não escreve mais! Já pedi para mais de vinte pessoas, pacientes e médicos, lerem sua última carta, mas ninguém achou nada de incomum ou diferente... Então, por que o silêncio? Normalmente ele escreve uma vez por semana! Ele é a única pessoa que me entende, doutor, que entende minha capacidade, meu jeito de ser...".

Sua pele branca perdia cor pouco a pouco a cada palavra que proferia. Enquanto falava sobre as cartas, me lembrei da conversa que tive com o Dr. Vorckel Strauss, seu médico, sobre rebatizar as patologias. Ele me disse, sem muitos detalhes, sobre a condição de Estela.

Mesmo sendo anotações de uma natureza privativa, reconheço a possibilidade de um intrometido averiguar minhas privacidades; portanto, que esse invasor compreenda este discurso e possa tirar algo de positivo de minhas cruas experiências. Se alguém estiver lendo isto, preste muita atenção, pois é um caso raríssimo e muito complexo. Estela havia criado um *alter ego* em sua cabeça, uma outra consciência: um homem que, quando tinha controle do corpo dela, escrevia cartas para ela sobre sua beleza, inteligência e grandiosidade. Esse *alter ego*, em suas cartas, lamentava não poder existir no mesmo momento que ela, visto que seriam duas mentes em um mesmo corpo. Vorckel Strauss me disse que, quando esse homem estava no controle de sua psique, ele se acariciava nos braços, cheirava seus cabelos constantemente, beijava-se no espelho e conversava consigo mesmo, olhando-se no reflexo, a fim de criar uma conversa com ela, como se estivessem frente a frente.

Há algumas semanas, com o objetivo de amenizar esses episódios, Dr. Vorckel Strauss havia adotado um tratamento que diminuiria drasticamente as chances de Estela desenvolver novas personalidades — ou mesmo que essa outra, já existente, tomasse o controle com mais frequência. "Isso é benéfico", disse ele fazendo muitos gestos, pois, nos momentos que esse homem estava no controle, ele era extremamente possessivo para com seu corpo. Corrijo: com o corpo de Estela. Quando alguém ousava chegar perto do corpo dela, ele — o segundo eu — retraía os braços, franzia a testa e andava na outra direção. Jamais deixaria alguém com "mãos comuns" — como os outros pacientes e médicos — tocar nela enquanto ele estava no controle. Com o tratamento, Estela nunca mais deixou seu corpo para que o *alter ego* — o qual não parece ter nome — a controlasse.

Com o tratamento, também, Estela entrou em uma depressão profunda e, de modo contraintuitivo, havia recaído em métodos autodestrutivos para lidar com o sofrimento. Estar no frio, sem ninguém, quase desnuda, pode ser um sintoma disso. Ouso dizer, além disso, que o motivo de Malda ter se retirado de nossa sessão antecipadamente seria falar com a *raposa* sobre sua realidade e sofrimentos — mas lembre-se de que é pura especulação.

Antes de passar para a próxima anotação, caro amigo, devo alertar que trago uma discussão um tanto longa sobre a carta que Estela citou em sua fala. Logo após isso, retomarei os fatos do dia em que tive que lidar com a ausência das cadeiras e a sessão com Malda. Não acredito que seja uma leitura negligenciável, mas certamente esta discussão é para meu simples deleite. Eu, em seu lugar, não seguiria para a próxima anotação, mas apresento-lhe essa opção. Faço esse apontamento parecendo um "louco". Falo com um leitor intrometido em potencial, como se ele já existisse… Ademais, chamo--lhe de amigo! Ah! Todo este diário é um grande solilóquio esquizofrênico!

Um ensaio para a Morte
7ª ANOTAÇÃO

Aponto, antes de tudo, que esta anotação foi escrita depois da próxima, na qual eu continuo a organizar a cena para minha sessão com Malda. Porém, para fins de coesão, a coloquei após o momento que recebi a carta, como se assumisse tudo de forma intuitiva ou natural.

Eu me ofereci para ler o texto caso ela voltasse para dentro do casarão e se agasalhasse. Estela consentiu, levantou-se sem devolver meu jaleco e voltou para dentro. Segue, na íntegra, *O reflexo de Vênus*, último texto que seu *alter ego* escreveu antes do início do tratamento:

> *Uma manhã, ao acordar de um sono profundo, manifestei em voz alta a vontade que tenho de ser seus olhos. Pode-se descrever esse pensamento como obsessão, mas não se trata disso. Apenas clamo por um mundo onde eu seja belo e apreciado. Não posso, no entanto, ser você ou seus olhos. Quer dizer... Posso e sou, mas acredito que isso seja melhor — me distanciar... Sim, tenho consciência do inevitável vício que eu desenvolveria por essa realidade de belas imagens e cartas de amor. Mas, diga-me, como não se viciar, minha querida? Sejamos honestos, provavelmente me mataria querendo voltar... Não conseguiria olhar-me no reflexo sem rasgar minha própria pele, sua pele, mas jamais teria capacidade de fazer isso.*

Eu tenho consciência de que seria demasiadamente egoísta pensar que seus olhos trariam ao meu corpo tamanha beleza incondicional; uma beleza tão grande que morrer seria preferível a ficar uma vida sem essas sensações. Mas quando alguém se enxerga como um ser insignificante ante sua grandiosa beleza e autoridade, qualquer apreciação positiva é melhor do que a infeliz realidade. Queria ter um corpo para você apreciar, assim como eu aprecio o seu. Uma clama tão absurda, minha querida? Gostaria — para não tomar controle de sua consciência — de apenas trocar de físico com você e poderíamos passar o dia admirando um ao outro, sendo altruístas. Você amaria essa realidade, não é, Estela minha?

Como sou egoísta... Aqui estou eu, destruindo-me em súplicas por um mundo onde sou bem-composto, mas sem mostrar a você sua própria beleza... Como sou estulto, néscio... Como sou tolo! Mas por onde deveria eu começar? Não sei se ouso descrever seu encanto, não, não... Você é a obra pura e eu, o poeta que sofre em uma noite qualquer, quando me é permitido o controle, com as mãos irritadas demais para te conceber. Não deveria me preocupar, pois qualquer escritor ruim que ousasse descrever sua beleza iria ter como produto uma bela obra. O quadro está pronto, o texto, concebido... Materializam-se as palavras sem grandes contextos e, por serem belas, falam a seu respeito!

Seu cabelo... O brilho das mechas: lisas e com suaves ondas em constante transição, claro e escuro, como o mais valioso ouro branco ou a mais detalhada obsidiana; com raízes de deliciosas trufas de cacau das florestas mais distantes. Caso me dissessem que o gosto dos fios não fosse comparável às trufas, acusaria mentira!

Sua boca, se descrita com comparações, seria devidamente desvalorizada. Ela é a mais solitária e evidente flor de um vale ensolarado, acima de todas as outras flores, a mais bela. Sua boca, a flor, quero arrancá-la da terra, de seu rosto, para poder beijar-te, mas jamais faria isso, por mais tentador que seja. Um sorriso sem falhas, apenas pura felicidade e entusiasmo.

Sua pele é o primeiro floco de neve de um inverno ameno, um inverno de climas tíbios, agradáveis, repleto de pores do sol em cores frias e quentes: azuis e vermelhos criando um roxo homogêneo que recebe a noite sem conflitos. A coloração de sua pele é clara como o mais fino açúcar. Ah! Como sou viciado em açúcar! Ao aproximar meu olfato ao seu corpo, imaginava sentir cheiros humanos, mas o odor de lavanda é predominante. Seus olhos são vivos e estão em movimento, como um beija-flor sempre em busca de produzir arte com seu voo ou de sua próxima flor, como queria eu ser essa flor... O vale está cheio de flores, mas apenas uma está em destaque — não sou ela...

O perfil de seu rosto é tão semelhante ao de Vênus que confundi-los entre si não seria contrassenso. Procuro virar sua face no espelho para vê-la, mas o arco de seus belos olhos chega no limite antes que se forme uma imagem devidamente nítida e digna. Não preciso ver o resto de seu corpo para saber de sua beleza — uma simples silhueta em um quarto escuro seria suficiente. Não preciso ouvir seu canto para saber que é comparável ao de uma sereia. Entendo a tentação que Ulisses enfrentou ao ser amarrado no mastro do navio. Aqueles que dizem que há falhas são cretinos. São apenas particularidades que a tornam mais especial. Ah! Como você é bela! Como sou viciado em açúcar! Como amo o inverno! Que perfeita silhueta! Mas que volúpia! Que bela voz! Suas feições são capazes de encerrar conflitos e unir descrentes no amor. Seus olhos guiam batalhões a uma guerra de afagos e seus traços são indescritíveis. Porém, cá estou eu, tolamente tentando.

De repente, de forma surpreendente, você apareceu. Esclareço, eu apareci e nos encontramos de improviso... Queria te mostrar o mundo pelos meus olhos. Por favor, tente imaginar...

Caro enxerido, peço licença para fazer uma longa interpretação dos fatos: jazia em Estela, pelo que se apresentou por meio da carta, a sensação de amputado. Ela havia sido violada e sentia falta de sua cara-metade, de seu parceiro de corpo. Um amor que dividia sua interação com o mundo junto dela. Seria mais fácil tratá-la dessa maneira. "Mas a que custo?", eu perguntaria ao doutor Vorckel Strauss. Posso ser, na mente de alguns, fraco, medíocre e frágil, mas vejo certa crueldade, talvez não no doutor, mas no método utilizado para tratá-la. O mais maldoso tipo de operação: uma amputação. Não uma amputação de membros, como se faz nos hospitais, isto é, a remoção de partes visíveis, as quais fazem falta, mas a aceitação é inevitável, já que podem ser vistas — ou não — no caso do amputado. Para Estela, todavia, a amputação é cruelíssima. Uma remoção não do físico, mas do corpo que lhe trazia amparo e abastecia seu ego insaciavelmente faminto por validação. Quem poderia saciar a fome de Narciso senão ele mesmo? A autodestruição de Estela é visível e, infelizmente, parece ser inevitável, se o doutor Vorckel Strauss não mudar de ideia acerca do tratamento.

Estela, em estado de amputado, aguarda impacientemente a passagem da vida e, por conseguinte, o sepultamento, a morte e o fim do sofrimento. Completa-a, agora, um simples e implacável sentimento de impotência. Ela passou a enxergar a morte, ou apenas o sofrimento, como a chave para uma porta que se abre e a conduz ao fim da angústia. Acredito que, no momento, não cabe a ela pensar, caso deseje morrer, sobre a morte dela ou o que isso significaria — pois de certa forma ela já está morta. Então o que representaria a morte, de fato, se não uma "alteração" sutil em seu estado de "já morta"?

Penso que para muitos, para a paciente e para seu médico — para mim, inclusive —, pensar na morte ou no cessar de sua própria existência seja um exercício tenebroso. Precisamente porque não sabemos do "pós-morte". Por mais penosa que a vida esteja, ela se torna aceitável para alguns, com o propósito de afastar o fim; mesmo que o desejem profundamente. Contudo, para Estela, a existência sem sua cara-metade é simplesmente insuportável.

Os suicidas hesitantes, que flertam com a ideia de morrer, utilizam aqueles que os amam e os compreendem para justificar a vida e tolerar o sofrimento, afastando-se da morte. Para uma existência com a questão que Estela possui, a que fora batizada de *questão da bela imagem e de inspirada adoração*, apenas pessoas de sua imaginação, como seu *alter ego*, poderiam vir a ser utilizadas como justificativa para a vida. No caso dela, não seria apenas a justificativa para a vida, como também a solução para muitos de seus sofrimentos. Isso ocorre pois apenas alguém imaginário seria suficiente para ela sentir que é compreendida e apreciada. Como nenhuma consciência seria capaz, exceto forçadamente, de suprir a necessidade de atenção e reconhecimento, a sensação de abandono e não pertencimento que Estela terá de passar, salvo se for reunida com sua "pessoa da imaginação", em breve se provará suficiente — acredito lamentosamente — para justificar sua morte. Principalmente pois para ela — com a amputação de sua cara-metade, de sua outra consciência, seu outro eu — o processo de cessar sua existência já havia se iniciado.

Condeno-me por escrever palavras como essas, mas a tinta já secou — palavras que dizem o fim de alguém. Não que eu acredite que elas sejam poderosas o suficiente para alterar a realidade, mas me percebo hesitante a continuar a escrever; e se pronuncia, de dentro de mim, a vontade de atirar o caderno e me esquecer de tudo isso, como se as palavras jamais tivessem sido escritas. Mas continuarei apenas para provar que não possuem efeitos reais e que não deveriam ser temidas.

Sobre a morte de Estela: para ela, pouco importa se há algo após a morte. O que importa é que poucos artifícios de sua existência a seguram no estado de vida. Dessa forma, as dores da existência cobririam os custos da morte e a aproximariam do fim.

É importante mencionar que não foi possível, para mim, assumir isso apenas por seu texto. Foi necessário, para concretizar esta anotação, uma longa conversa que tive com o doutor Vorckel Strauss. Tive inúmeras discussões com ele sobre todo tipo de assunto. Lentamente, estamos passando a concordar nos assuntos a respeito das novas condutas, e vejo ele como um potencial aliado no arriscado e vanguardista caminho que busto trilhar. Por meio das conversas que tive com Allan, pude firmar ainda mais nossos laços de amizade e discutir nossos pensamentos, de forma segura de qualquer julgamento, e acerca dos comportamentos do Instituto para com os pacientes. Percebo que pensamos de maneira bastante parecida. Por isso, supliquei que ele mudasse de ideia em relação ao tratamento e confiasse no que digo: o sofrimento de Estela é insolúvel e o fim se apresenta.

Com o sofrimento físico que se submete, ela aprende e entende que morrer é, verdadeiramente, o que ela quer. Não seria necessário mais sofrimento psíquico para aceitar a morte. Diante disso, sentar-se no frio e aguardar o congelamento e, consequentemente, a morte é um caminho longo e repleto de sofrimento do qual sobrevivem apenas os hesitantes, os covardes dentre os suicidas. A incerteza do momento em que a morte irá nos atingir aprisiona-nos de tal forma que, talvez, a morte fabricada — isto é, intencional — seja a única maneira de termos algum controle. Possivelmente, essa seria a única forma de sermos verdadeiramente livres. Talvez Estela esteja se acostumando com o sofrer para então, desse modo, acostumar-se com a inevitável morte e, no pior dos casos, aproximar-se e entrar nela, fabricando seu fim.

Como a morte é o único fim que nos é certo, e como a vida não pode ser, por definição, vivida infinitamente, nós podemos clamar por ela ou rejeitá-la. Caso fosse possível estender por tempo indefinido os ofícios da vida, não seria vida. Existir perpetuamente no estado de ser sem a contradição característica da vida — isto é, o não ser — seria um tenebroso sofrimento para um indivíduo consciente de sua existência. Contudo, perpetuar os afazeres para um ser inconsciente de sua existência é torná-lo objeto. Um objeto móvel, mas um objeto mesmo assim. Penso que, talvez, depois de devanear infinitamente em existência, o objeto móvel iria somente e de súbito parar, tornando-se, desse modo, objeto por completo.

Talvez o medo da morte, paralelamente ao da existência eterna, da imortalidade, torne a vida tão bela, tão preciosa e, ao mesmo tempo, tão cruel. A nossa mente ansiosa, de modo orgânico, permanece em um estado maligno entre o ser e o não ser, clamando, ao mesmo tempo, a vida e a morte. É exatamente por isso que pensar e se aprofundar na morte pode alegrar a vida; e fazer o mesmo com a vida — aprofundar-se na imortalidade — pode maltratar o ser e atrair a morte.

Minha humanização e o fracasso

8ª ANOTAÇÃO

Agora, aos fatos da história das cadeiras que estavam do lado de fora do casarão. O texto que segue, como eu mencionei há algumas anotações, é um exagero dos sentimentos, mas, contraditoriamente, é a única forma de expressá-los com fidedignidade. Além disso, meu enxerido amigo inexistente, aventuro-me nessas facetas outras da escrita também pelo meu deleite. Afinal, toda a cena descrita foi quase absolutamente silenciosa. Não obstante, preencho-me de pensamentos e sensações, de minhas frustrações aos sentimentos.

Fiquei plantado naquele banco gélido, agora desacompanhado, lendo o texto da "pessoa da imaginação", da jovem Estela, e refletindo. "A nova nomenclatura parece ser mais adequada", pensei. Um simples transtorno de personalidade narcisista não contemplaria todos os "sintomas" que Estela apresenta. Seria maléfico demais aprisioná-la em mais um diagnóstico. Por isso, recaímos, Allan Vorckel Strauss e eu, na poetização, a fim de contemplar tudo que ela demonstra ter, além de tornar o patológico, o doente, o marginal e o racional, e um ou mais de um transtorno em uma simples questão: poética e insuperável mas tolerável. Daí *questão da bela imagem e de inspirada adoração*, não transtorno de personalidade narcisista.

Olhei para o relógio, para esse sádico objeto. "Um minuto... Não seja incompetente, apresse-se!" O ponteiro dos segundos parecia ter acelerado o compasso. Com seu tic-tac, o objeto caçoava de mim maldosamente. A incrementada rapidez, evidente que criada pela adrenalina e o medo de fracassar, uma mera invenção, prendeu-me ao ponteiro por mais alguns segundos, perdendo o curto tempo que tinha. Acelerei o passo em direção às cadeiras, mas em minha mente parecia que eu estava correndo de desespero. Guardei a carta de Estela em meu bolso. Corrijo: a carta de seu parceiro de "inspirada adoração". De todo modo, fiz de forma bastante desajeitada, amassando as bordas do papel. Percebendo isso, passei a me castigar um pouco pela precariedade da situação em que me encontrava. Pensei algo como: "Além de estar atrasado, sem jaleco, congelando, bastante agitado e, ouso dizer, à beira de jorrar algumas lágrimas, não consegui nem ao menos tomar cuidado com as posses alheias. Esta carta é a última lembrança que Estela tem de sua cara-metade. Minha falta de cuidado foi um ato egoísta, creio. Eu deveria ter dobrado a carta cuidadosamente e a colocado no meu bolso de trás da calça... Não, não! No bolso da frente! Eu vou me sentar em poucos instantes e a carta amassaria".

Enxerido, não dê grande importância aos próximos trechos. Eu os escrevi em um momento de grande inspiração, mas, para mim, quando os escrevi, foram relevantes. Todavia, são uma exacerbação do que senti no momento do ocorrido.

A poucos metros de distância das cadeiras, senti uma pontada desagradável em meu pé esquerdo. Ignorei por alguns instantes, pois o frio amenizara a dor com seu poder anestésico. Depois de poucos segundos, percebi que eu estava marcando meus passos com rasas poças de sangue que logo perdia seu calor e se tornava mais viscoso. Eu havia pisado em um pequeno pedaço de ferro pontiagudo, uma protuberância afiada. Curiosamente, assim que percebi a ferida, meu pé começou a latejar. A ferida já existia há alguns segundos, mas só senti doer quando me atentei a ela. Penso que, se eu não a tivesse visto, teria voltado ao casarão perdendo sangue, apenas com um pequeno incômodo no pé.

Interrompo a história, curioso meu, para começar um pensamento: a mente é interessante e enganosa. Prega peças em nós. Acredito que nossos pensamentos e sensações, em grande medida, são o produto da interação — ou manipulação — de nossas emoções em relação ao mundo. É certo que o que enxergamos não é real, é fruto daquilo para que fomos condicionados. Talvez meu medo diante do fracasso tenha me condicionado a sentir mais dor — para sofrer, precisamente —, pois o fracasso, apesar de ser visto como algo ruim, é mais confortável. É o que minha tola mente espera que aconteça.

Nunca fui, como mencionei em outras anotações, um bom médico — ao menos não pelo olhar da academia —, portanto a humilhação e o fracasso, como passei por tantas vezes, eram provavelmente certos. Às vezes não confio em mim, então minha mente me faz um favor ao me enganar, ao me fazer falhar. Ademais, ouso culpar o relógio. Como se o objeto, por mais rude que seja, fosse o culpado pelo meu atraso...

A resiliência dentro dessas sensações, desses acontecimentos, nos conforta com o fracasso: "Falhei, mas tentei! As condições eram adversas, sabe? Simplesmente fui azarado... Com certeza, se isso não tivesse acontecido, o sucesso teria sido certeiro, sim!". Uma tolice. Não devo me confortar no fracasso. Talvez tola seja minha mente por jazer em um estado tão acomodado.

Ignorei a ferida, levantei meu braço e meu relógio me disse: "Quinze segundos! Está atrasado, incompetente! Você, corra imediatamente para a sessão... Já!". O ponteiro, com sua indomável rapidez, não cessava em humilhar meu possível fracasso com seu movimento. Cheguei às cadeiras e embaixo de meus pés se formava uma lama horrível, tão viscosa quanto mel. A mistura de sangue com o orvalho do inverno e uma abundância de terra criaram uma substância repugnante.

O sangramento parecia estar diminuindo. O inverno me salvara, cortando a circulação e priorizando os órgãos internos. Gastando os poucos segundos que me restavam, eu disse para mim mesmo em voz alta: "Retraem-se as veias… Resiste a mudança, o nosso corpo: 'homeostase?'… Ao menos disso você se lembra, não é mesmo, querido Dante? Inútil! Quando você sair desta sessão após ter falhado, com o pé envolto em gaze, uma paciente traumatizada e sem emprego, trate de estourar os miolos com uma espingarda, canalha!".

Inspirei profundamente e me recompus. Todo o resto da sessão estava planejado, bastava levar as cadeiras. Contudo, isso não seria tão simples, uma vez que o frio já havia iniciado sua refeição: um médico patético. Nem ouso dizer que fui o prato principal. O inverno não queria o fim de minha vida, apenas perdurar meu sofrimento. Sem dúvida alguma, o inverno estava ocupado demais — utilizava sua potência para preservar carcaças da decomposição inevitável — para se importar com minha morte. Mas aqui minha imaturidade e ego se fazem evidentes. O frio é democrático para os que nele estão. Esfria as coisas homogeneamente e sem discriminação. O fracasso seria todo meu. Não cesso em tentar me enganar.

Estendi meu braço esquerdo e alcancei uma das cadeiras. Fiz força o suficiente para levantá-la, mas ela não se moveu muito. Os pés dianteiros de uma das cadeiras estavam presos na terra, nas raízes e em outras formações naturais. Estou muito confuso como isso aconteceu. Pelo que se apresenta, parece que a chuva do dia anterior amoleceu o chão e absorveu parte do objeto. Como o estilo desse móvel era um tanto antigo, os pés não eram retos e minimalistas. Os detalhes encravados na madeira criavam um padrão em que vejo beleza, mas naquela situação a terra utilizou-os para segurá-la junto ao chão. A estrutura principal do encosto dela estava compreendida debaixo de um arbusto seco, sem folhas. Caso eu tentasse alcançá-la por essa parte, teria meus olhos furados, sem dúvidas. Já bastavam novos buracos por um dia só. Além disso, um dos pés estava enroscado no arbusto e a corda que o segura rente ao seu eixo, para manter a estética dos galhos e folhas, havia prendido outro.

Agachei e me estruturei a fim de provocar um movimento de alavanca sobre meu joelho e, dessa maneira, desprender a cadeira do buraco. Espalmei a mão esquerda na parte de baixo do assento e alojei meu cotovelo no joelho do mesmo lado. A mão direita serviria de apoio para não perder o equilíbrio com o desprender do objeto. Iniciei o movimento de alavanca. Quanto mais força eu empregava, mais dor eu sentia na recente ferida, no pé perfurado.

Não me ocorreu, nem por um segundo, que seria melhor utilizar o outro joelho para não piorar a ferida enquanto eu sentia a dor. Quando desisti, inspirado nas dores agudas, decidi trocar de lado. Para isso, levantei a mão direita e perdi o apoio. Desequilibrei-me. Caí com as costas no chão e lá fiquei. Reconheço ser destoante de meu confiante caráter, mas, naquele momento, eu lamentava pela profissão que havia escolhido. Algumas lágrimas escorriam de meus olhos, mas, de súbito, se formou dentro de mim uma força de que eu não tinha conhecimento. Pensei nos pacientes, na estrutura horrível que estava se perpetuando, no maldito relógio… Pensei em Malda e levantei-me com a fúria de um predador e, ignorando minha ferida e o arbusto, arranquei a cadeira do chão. Foi um sucesso, ou mais ou menos isso.

Sim, fui bem-sucedido em tirá-la do chão, mas a chuva do dia anterior amoleceu a antiga marcenaria e um de seus pés permaneceu plantado, ereto. Não reagi de imediato. Levantei o relógio e ele me apontava outra vez: "Dois minutos de atraso, tolo doutor! Dois minutos de atraso… Que o frio lhe consuma por completo, nem que isso custe minhas engrenagens e meu funcionamento! A verdadeira penalidade é ser posse de tão pequena figura, como você!". Guardei o braço, ofendido pelo objeto.

A ira maléfica de um homem plenamente frustrado e derrotado se apossou de mim. Em um movimento brusco, arremessei a cadeira com toda a força que meu corpo se recusou a manifestar quando precisei retirá-la do chão com cuidado. Mais um pé da cadeira desprendeu-se, ficou em minha mão esquerda como um bastão. O objeto arremessado desfez-se por completo. Apenas restava intacto e limpo o assento acolchoado e levemente úmido. Ainda sobrava, perfeita, uma das cadeiras, seca e formosa. Eu poderia levá-la, mas, se o fizesse, um de nós ficaria inferior ao outro. Não era essa a nova lógica que eu gostaria de implementar. Não era o que eu havia planejado.

Por estar com frio e emocionalmente abalado, utilizei o bastão para descontar minha raiva. O alvo fora uma árvore de maçãs com alguns belos frutos. Aquela macieira era rígida e bem estabelecida. Espanquei e maltratei seu tronco por alguns segundos. O bastão decorado por detalhes se partiu. A pele de minha mão direita, que, assim como o barro, se alojou nos detalhes da madeira, foi rasgada, mas o sangue não escorreu. Estava frio demais e a ferida era muito superficial.

Olhei ao relógio uma última vez: "Três minutos de atraso, como consegue ser tão incompetente...". Interrompi o discurso do objeto, não permiti que me desrespeitasse ainda mais. Fiz um compromisso com meu não fracasso, negando o relógio. Não mais levantaria o braço para ver o horário exposto por seus movimentos. Mesmo que meus sonhos não se concretizassem, que o frio congelasse as engrenagens e que isso tivesse efeitos verdadeiros, os ponteiros não iriam mais me caçoar. Digo — não posso condenar todos, visto que um deles era amigável, movia-se lentamente. O ponteiro mais curto, singelo, dizia com tranquilidade: "Apenas um vigésimo de seu tempo foi perdido, acalme-se, Dante".

Os ponteiros me perseguem, mas o das horas obriga uma reflexão curiosa sobre como encarar a vida. O tempo passa mais devagar quando adotamos outra unidade de medida. Tentei ser otimista. Enquanto o ponteiro dos segundos havia andado cento e oitenta vezes; o dos minutos, três vezes; o das horas, apenas um vigésimo!

Minha criança interior pensou rápido e perguntou se não existiria outro ponteiro, um ponteiro muito menor, escondido; um "ponteiro dos anos" que é conhecido apenas pelos fabricantes de relógios mais experientes. Um ponteiro que se move tão lentamente e com tanta classe que jamais seria percebido por um desavisado. Não passaria de uma sujeira ambulante. Um detalhe que o dono de um objeto como esse — um comum aparelho — questionaria sua própria autoridade e não ousaria dizer que o ponto se moveu, apenas aceitaria que talvez estivesse errado.

Imaginei, a fim de me acalmar, vários ponteiros, e isso se concretizou em minha mente. Cada qual com um tamanho proporcional a sua importância e velocidade. O maior seria o dos milésimos de segundos; esse extrapolaria a circunferência do relógio, caso os ponteiros reais não fossem reajustados. O dos centésimos de segundos viajaria rapidamente. Inferior a esse e superior ao dos segundos, o dos décimos de segundos. Os ponteiros iam diminuindo, passando pelo dos minutos, horas, semanas, meses, trimestres, semestres, anos, décadas, séculos, milênios... O último e menor de todos seria o ponteiro da eternidade — tão reles que beiraria o inexistente. Algo sobre a estabilidade quase incessante do infinito seria dúbio: acalmaria a alma pelo estático, mas ante sua curiosa e paradoxal grandiosidade imaterial o ser se diminuiria ao nada. Desvalorizaria sua própria existência e sucumbiria ao nada, precisamente porque a existência de cada um é absolutamente desprezível. Acredito que viver entre as duas faces da apresentação do infinito, o infinitamente rápido e a lentidão infinita, seja o menos fúnebre. Aceitar sua insignificância pelo que ela é — ou seja, insignificante — e viver no momento presente e apreciar cada experiência, pois sua existência significa tão pouco. Desse jeito, a vida seria mais bela, crua e verdadeira.

De certa forma, a percepção de grandiosidade que procuramos atingir, seja ela um reconhecimento feito pelos outros seres tão insignificantes quanto nós, bens materiais ou amor-próprio, não significaria muita coisa, portanto, por que deveríamos nós reivindicá-las tão enfaticamente? Não sou imune a essas pressões, claro. Mesmo que as questionando, tenho consciência que gostaria de receber prêmios e ser reconhecido, compreendido e amado, para assim tangenciar a completude que se mostra aparentemente como impossível. Mas, porque não posso atingi-las, meu tolo cérebro as condena pela inalcançável realidade que apresentam. Tenho certeza de que, se eu fosse como Aldous — rico, reconhecido e compreendido —, não questionaria a verdade desses valores.

Agora caímos em um paradoxo. Se Aldous de fato era feliz e completo por esses valores os quais ele atingiu com maestria, por que se cegar? Talvez isso justifique minha análise desses pilares. Não é porque tenho motivações para criticar a estrutura, uma vez que não me beneficiaria dela, que as críticas não seriam válidas. Talvez Aldous, ao atingir o que seria o "perfeito humano social", pelos pilares esquizofrênicos que criamos, ao deparar-se com o abismo interno ante essa realidade — a da suposta completude —, cegou-se para justificar o sofrimento e fazer a manutenção dos sagrados valores que construímos. Isso para que outros humanos, os que não atingiram o ponto ao qual ele chegou, possam imaginar que, algum dia, serão completos. Externalizando e expurgando de culpa os valores, e atribuindo o sofrimento a uma questão sensorial qualquer, como a de ser cego.

Verdadeiramente esquizofrênica, mais até que os pacientes, é a noção que criamos dos fatores, ou pilares, para a completude do ser, como mencionados. Os valores da sociedade são válidos e existentes, não há como fugir deles e devemos respeitá-los. Riquezas podem ser formadas, conhecimentos devem ser desenvolvidos, e amor pode ser conhecido e cultivado, mas nada disso deve ocorrer em detrimento da nossa humanidade ou sanidade. De forma esquizofrênica, pensamos que, se completarmos uma dada lista de afazeres na vida, sairemos dela completos. Acredito, contudo, que o humano sofisticado, o que existe pelo advento da sociedade que o molda e o desenvolve, precisa de um pilar essencial para sustentar sua sanidade. Este seria: ser compreendido. Quem não é compreendido torna-se marginalizado e, para tal, há um único caminho: o ostracismo.

O infinito, apesar de único, tem muitas facetas. A mesma reflexão já feita poderia ser construída sobre um ponteiro que se move com uma velocidade tão infinitamente superior à compreensão humana que nada poderíamos em outra grandeza de medida, caso não a aceitássemos e vivêssemos na insignificância da existência. O ponteiro infinitamente rápido se mostraria tão estático quanto o da eternidade, e, por isso, seus efeitos seriam os mesmos. Surge a noção de um aparente antagonismo entre conceitos tão diametralmente opostos, mas eles são complementares e, em grande medida, iguais. O infinitamente rápido e devagar, visto que são inconcebíveis, diminuem nossa vida ao nada, pois nada representamos nesta inacabável reta de unidades de medidas temporais. Isso, por sua vez, pode alegrar um mortal ou se mostrar como um fato trágico. Podemos escolher entre sucumbir ante nossas próprias insignificâncias ou podemos aceitá-las e viver como donos de nosso tempo. Finalizo aqui meus pensamentos e volto ao real, aos fatos.

Os vários ponteiros, em minha mente de criança, preenchiam tão caoticamente o círculo do relógio que os reais se confundiam. Pude ignorá-los. Guardei o braço.

Faria o que fosse necessário para chegar ao nosso encontro e ter um bom desempenho, não me apressaria de modo desnecessário.

Contei com a benevolência de Malda para perdoar meu atraso. Para tal, eu deveria utilizar os objetos à minha volta para justificá-lo. Quebrei a outra cadeira, a intacta e seca, para assim termos assentos e para que nós pudéssemos ficar na mesma altura, mas confortáveis. Quebrando a hierarquia que Aldous tanto empregava: uma bela cadeira para ele e um sofá velho para os pacientes; atrás dele, uma mesa de madeira aristocrática; e, por trás dos pacientes, uma singela parede. O valor disso era diminuir os pacientes ao verem suas posses e poder. Digo, não há valor, mas o resultado e talvez o propósito.

Andei pelo jardim e coletei as maçãs que haviam sido tiradas de seus galhos prematuramente. Não obstante, estavam deliciosas. Expurguei-as da terra com auxílio de uma fonte d'água para os pássaros banharem-se. Não me senti culpado, pois, pelo que vem ao meu conhecimento, eu seria o único *pássaro* dos arredores, dentro do grupo de pássaros imaginários, como descritos por Malda: Penélope, o pequeno *pássaro*, por exemplo.

Utilizei a água, todavia, não para limpar minhas asas, mas, como dito, para esterilizar os alimentos da lama. Os verdadeiros, criados pela natureza, migraram ao sul para terem um inverno mais ameno.

Em um movimento automático, levantei meu braço, mas logo o recusei, negando o atraso.

Faço uma pausa dos fatos para falar de outra conduta que busco aplicar. Como já escrevi, Malda provavelmente me enxerga como um pequeno *pássaro*; portanto, me descreverei e tentarei pensar como tal para entrar dentro do mundo dela — com o maior dos respeitos, evidentemente. Comprometo-me a agir como o pequeno pássaro que me define.

Carregando os dois assentos, as maçãs e uma possível infecção em meus pés com garras, andei com rapidez, mas sem pressa, em direção à porta principal do casarão. Não cometeria o mesmo erro de entrar pela porta dos fundos. As penas que tenho não me esquentam de modo aceitável.

Quase todos os músculos de meu corpo falhavam. Meu pé esquerdo havia parado de sangrar, mas latejava violentamente. Em momentos como esse, gostaria de ser um pássaro, não apenas em imaginação, mas em carne e osso. Gostaria de ser um pequeno pássaro a voar próximo ao chão, com as patas retraídas à pelve, com menos dor. Eu havia parado de me lamentar pelo atraso, mas não deveria perder tempo. Cheguei à porta e segurei todos os objetos que carregava em uma das mãos; utilizando a outra, segurei com força a maçaneta.

Em uma situação mais afortunada, seria perceptível a diferença de temperatura; seria nítida a fronteira entre a maçaneta e o calor humano, o calor característico da vida. Meu corpo havia desistido de distribuir a sensação da vida às extremidades, desse modo a maçaneta parecia ser uma extensão dele. Com os dedos enrolados no toco metálico, pus-me a abrir a porta. Minhas mãos, há alguns minutos, não recebiam mais calor. Pode ser fruto de minha imaginação, mas pensei que lavar as frutas na fonte dos pássaros retirou de mim a última gota de essência da vida. É em momentos como esse que questiono os humanos. Somos tão frágeis. Criamos filosofias e sociedades, mas somos primitivos como os pássaros ou qualquer outro animal. Pois o humano primitivo, aquele que existe dentro de nós, por trás de uma camada de sofisticação e soberba, faz-se presente em momentos em que se desafia a vida e aflora o sentimento de sobrevivência. E este, o primitivo, nos mostra que o humano é um ser simples. Precisa de muito pouco. Precisa, principalmente, de calor. O calor preserva a vida.

Adentrei o casarão. O tapete de entrada é vermelho e cheio de padrões comumente aristocráticos. O sangue que fugiu das extremidades do corpo voltou a correr pelo todo depois de trinta passos.

Por sorte, como disse, os horários que me encontro com Malda, os corredores não têm densa circulação. Os pacientes e médicos estão em atendimento nos dormitórios ou fazendo alguma atividade individual.

Os padrões caóticos, mas ao mesmo tempo organizados, do longo tapete vermelho escondiam com alguma facilidade as manchas do líquido da vida. A evidência do sangramento era algo que me preocupava muito pouco. Eu estava em estado de gozo por perceber o calor voltando às pontas. O calor nutre a vida. Não sentia mais tanta dor. O choque de entrar na sala com uma temperatura tão diferente fez esquecer-me da ferida.

Alguns argumentariam, caso vissem, que eu deveria ter tomado mais cuidado com a arte do tapete. Manchei-o com meu sangue. Esse objeto, por mais que seja alvo de muito prestígio para visitantes, para nós, que o vemos todos os dias, é solenemente ignorado. Eu também poderia dizer que havia construído sobre essa obra de arte. Ou mesmo que não importaria, já que pisamos nela todos os dias e a sujamos de vários tipos de substância. Portanto, por que esta mancha, tão camuflada, seria condenada? Talvez sirva como uma metáfora para o suor e o sangue derramados pelo artesão que deve ter produzido esse tapete e ficado com uma parcela mínima dos seus valores. Concluo: as manchas não seriam vistas, tenho certeza.

Andei ao nosso local de encontro, mas não sem passar pela minha habitação para trocar de camisa. Eu não me condenaria pelas condições, mas certamente deveria estar apresentável. Eu já estava vergonhosamente atrasado, porém tinha que manter a classe.

Perguntas pela humanização

9ª ANOTAÇÃO

Vi ao longe o janelão arqueado do local escolhido para o encontro, e diante dele não havia ninguém. Fiquei confuso, mas não julguei a situação. Caminhei ao local com naturalidade e lá me sentei. Teria algum tempo sozinho, então fiz-me confortável, arrumei a camisa, endireitei as costas e comecei a construir a cena. Coloquei meu assento contra o janelão. O objetivo disso não era inferiorizá-la — afinal nada daquilo que jazia atrás de mim era meu. A finalidade, com o auxílio da luz, era esconder minha face e criar um estado de silhueta em que ela não se desconcentrasse com minhas reações. Porém, não ficaria escuro o suficiente para que não pudesse me ver e, portanto, perdesse a confiança em mim. Malda poderia focar o que é verdadeiramente importante: sua fala.

Esperei mais alguns minutos. Olhei para o relógio e os vários ponteiros haviam desaparecido. Ele me dizia: "Malda está atrasada, muito atrasada: treze minutos de atraso!". Depois de me aconchegar, apoiei o braço do relógio maldoso nas coxas e pude enxergar a velha correndo desajeitadamente. Não reagi a fim de não condenar o atraso — há poucos minutos, eram grandes as chances de eu estar naquela situação. Malda tranquilizou-se e percorreu o resto do trajeto caminhando. Evitei o contato visual para não a apressar, olhei para baixo e atuei como se estivesse tomando nota de algo. Eu a escutei bufando com exaustão, mas ela se estabilizou e disse, como sempre, com a abundância de vocativos: "Dante, meu caro! Perdoe-me pelo atraso, Dante. Eu estava conversando com a raposa. Ela parecia estar sofrendo muito. Eu tive que ajudá-la. Simplesmente tive, Dante!".

Respondi como se eu fosse o *pássaro* que me representa: "Não se preocupe, Malda. Eu mesmo me encontrei com a *raposa* há alguns minutos. Sei que ela precisava de sua ajuda, não se preocupe. Eu estava me banhando na fonte e a vi. Por um segundo, tive medo, levantei minha guarda — pensei que poderia ser uma *raposa* qualquer. Quando percebi que se tratava de Estela, chacoalhei minhas asas e pousei em seu ombro". Ela retrucou: "Sim, Dante, ela estava bastante comovida. [Malda suspirou chacoalhando a cabeça de um lado para o outro] Muito bonito como você fala de suas asas, Dante. [Ela exibiu expressões que me confortaram] Curioso como apenas os pássaros de fora usam a fonte. Demonstra muita coragem de sua parte".

Não respondi com nada mais que uma risada leve para encaminhar a ambiciosa sessão com o restrito tempo que tínhamos. Ela apontou para o assento com um olhar interrogativo, eu acenei com a cabeça e consenti que se sentasse. Ela se sentou e olhou para as maçãs. Falei: "Estas maçãs estavam no alto da macieira. Tive que voar ao topo para pegá-las. Acabei por me machucar. Pousei em um galho pontiagudo e me feri, veja!".

Mostrei o sapato furado. Ela pediu e insistiu para ver a ferida. Eu tirei o calçado, expondo o tecido da meia embebido em um viscoso sangue coalhado. Com os olhos esbugalhados colados em mim, replicou: "É, Dante... São raros os camaradas falantes de asas que ousam voar... [Malda tossiu um pouco] Acho muito corajoso de sua parte, Dante. Entendo você ter se machucado, não deve estar muito acostumado com o céu".

Eu olhei para as maçãs e olhei para ela. Malda estendeu a mão e pegou a mais vermelha de todas. Eu assoviei agudamente em aprovação, como um pequeno pássaro. Ela levantou a cabeça e se mostrou chocada. Eu não reagi para mostrar a ela que eu tinha total conhecimento de minhas asas; não era algo estranho para mim, muito menos encenação. É claro que se tratava de uma encenação, mas eu deveria encenar como se não soubesse que estava encenando.

Ela perguntou se eu não gostaria de comer uma das maçãs. Respondi que elas me lembravam do banho frio, da ferida e do susto com a *raposa*, por isso não tinha vontade de comer naquele momento; talvez depois.

Em um gesto assertivo, coloquei a mão em um dos bolsos. Ao lado da carta de Estela estava um pequeno pote repleto de sementes comestíveis. Comecei a comê-las. Queria que ela se lembrasse, com esse ato, do alpiste a mim conferido — ela exibiu expressões confusas, não parecia estar entendendo. Passei a atuar menos como pássaro, pois isso a estava deixando inquieta. Ninguém havia agido como sua respectiva classificação perto de Malda, pelo menos não fora de alguma zombaria ou por meio de acidentais grunhidos que lembrariam o rosnado de um lobo, por exemplo.

Levei aos dentes algumas sementes de girassol e perguntei se ela havia notado as diferenças do cenário. Conduzi sua atenção à ausência de jaleco, aos assentos, à tolerância com o atraso, ao local não convencional e a proximidade com a qual estávamos sentados. Ela respondeu que ter tirado minha "camada externa de penas" havia me transformado em um ser mais amigável. Sobre o local e as outras condições ainda não tinha uma opinião formada.

Eu transformei a ausência do jaleco em algo produtivo. Não foi intencional; ela não seria capaz de pensar previamente em tal feito, mas não me uniformizar se mostrou produtivo. Isso me aproximou dela porque minha autoridade, ainda que presente, ficou oculta e ela era unicamente representada pela prancheta e pelo gravador de voz, o qual já tinha sido posto a gravar.

Mudei de ideia, peguei uma maçã e fiz minha primeira pergunta, uma pergunta simples: "Malda, como você está?".

Como resposta, eu esperava uma frase adjetivada qualquer e simples, que era de seu costume. A velha abriu um sorriso e se ajeitou no assento. Disse:

"Ah, Dante, a vida é concisa, mas é boa, sabe? [Malda apoiou o rosto em uma mão] Eu acordo, Dante, e vejo os pássaros que se recusam a voar. Pássaros como você, Dante. Vejo a raposa vaidosa e o porco com ódio dos números pares. Brinco com a cadela Olívia, ouço os poemas ruins de Penélope, o bichinho de asas, e falo que são bons. Sorrio e me arrumo para o dia."

Ela pegou uma das mãos com a outra e segurou-as junto ao peito, inspirou profundamente para limpar a alma de tristezas e, mais uma vez, com um sorriso, continuou:

"E, Dante, eu gosto de ajudar os bichinhos, sabe? Eles têm de aprender os segredos, precisam deles para aproveitar plenamente o alimento e suas realidades, Dante. Vejo que você está começando a conhecer os segredos do alpiste. [Malda olhou rapidamente para as sementes em minha mão] Percebo-o mais leve e altivo, elevado, Dante… Gosto de ensinar os animais, então se fosse definir como estou, Dante: eu estou bem!"

Nesse momento, Malda havia se aproximado de mim, de tal maneira que fiquei um pouco desconfortável. Seus olhos esbugalhados e cansados, mas mansos, estavam a pouco mais de um palmo dos meus. Exalando graça, esbocei um sorriso como se achasse que ela não pudesse vê-lo, mas na verdade ela podia, e eu sabia disso. Porém, ela não sabia que eu sabia, portanto o sorriso reconhecido era um truque para transparecer conforto — ainda que fosse um gesto voluntário de minha parte, para ela seria como perceber um acidente. Dessa maneira, não a condenando, mas expressando meus limites para com a ação, insinuei educadamente que ela deveria se afastar. Com o sorriso prévio ao julgamento, Malda não se sentiu criticada, mas, talvez, coagida por um amigo. Ela retribuiu a alegria e voltou ao seu lugar. Complementou:

"Desculpe-me, Dante, [Ela fechou os olhos, estava envergonhada] não tenho muita consciência do lugar de um humano, nem como deveria falar com um pequeno pardal como você. Apenas posso imaginar que um corpo grande como o de um humano pode ser, de fato, um tanto intimidador. Perdoe-me, Dante, ficarei em meu lugar!"

Minhas emoções começaram a varrer qualquer consciência com vigor. Minhas hipóteses se concretizaram, e eu agora sabia exatamente como Malda me enxergava. Esforcei-me para recolher todos os pensamentos e teorias para não transpirar surpresa ante minha própria existência, a de *pássaro* — um *pardal* —, sobre a qual já deveria ter total consciência, afinal sou.

Apenas respondi: "Não vejo problema nenhum, Malda. Sinto-me plenamente confortável. Você seria delicada comigo, tenho certeza. Mas, mesmo assim, devemos manter certa distância em função da seriedade do tratamento". Ela concordou.

Sorri mais um pouco e fiz minha segunda pergunta: "Por que você gosta tanto de ajudar os *animais*, Malda?". Ela respondeu:

"Ah, Dante [Ela fala com as mãos coladas ao peito], os humanos adultos não se deixam surpreender. Fazem as perguntas erradas. Mas como alguns animais são semelhantes aos humanos, Dante — vivem no mesmo ambiente que eles, falam como eles e são, até certo ponto, iguais a eles —, eles não conseguem fugir. Viver com os animais que não falam, Dante, é dolorido demais para os bichos inteligentes. Por isso, contentam-se em viver no isolamento da sociedade, matam-se ou vivem com outros animais falantes como nós!"

Peço licença, leitor querido, invasor de minhas privacidades, mas irei desenvolver meus pensamentos sobre essa resposta. Acredito que Malda pense nos animais falantes — fazendo uma simples diferenciação em relação aos *animais* de sua imaginação e os verdadeiros da natureza — como uma transformação do humano. Não é um estado físico, tanto quanto seria uma posição social. Exemplificando, não haveria como ela saber que um bebê recém-nascido é um *animal* ou um *humano*, pois todos os bebês possuem fenótipos semelhantes. Desse modo, tenho sérios motivos para acreditar que a percepção de uma pessoa como um *animal* ou não se desenvolve a partir da subjetividade ou pelo status de marginalizado que a sociedade emprega. Porque o *humano*, por ser "superior" aos outros animais, domina-os, escraviza ou consome. Classificando, assim, os marginalizados socialmente, ou os emancipados, como *animais*.

Ela continuou:

> "Acho que nós seríamos mais felizes se todos fôssemos animais, Dante. [Malda faz uma longa pausa] A sociedade, Dante, seria mais realizada, diferenciada em seus integrantes e livre de tiranias de uma espécie apenas. É exatamente por isso que, antes de ser confundida como animal e trazida para cá, eu trabalhava com os pequenos projetos de humanos para levá-los ao caminho que lhes conviesse."

Entendi por completo. Antes de Malda ser diagnosticada com esquizofrenia — um diagnóstico simplista, reforço —, ela era uma brilhante professora de Educação Infantil. Convido quem estiver lendo também a questionar esse diagnóstico. De todo modo, ela foi descoberta dentro da patologia que apresenta, porque, desde seu período como professora, ela já classificava as pessoas como *humanos* ou *animais*. Ela chamava cada um de seus alunos pelos nomes, mas também de um animalzinho. Porque as crianças, por serem crianças, não teriam suas realidades muito impactadas — para além dos impactos atribuídos pelos pais, para elas se diferenciarem em um *animal* ou *humano* —, bastava oferecer desenvolvimento interno, e isso era simplesmente brilhante!

As crianças da classe de Malda identificavam desde cedo, por causa da diferenciada educação, algumas de suas vocações e paixões.

Você, enxerido, invasor de minhas anotações e privacidades — caso haja algum insistindo nesta errática leitura —, deve pensar que as crianças não se contentariam com seu *animal*, pois, para uma criança um *gato* pode ser mais divertido do que um *rato*. No entanto, a genialidade de Malda se fazia mais evidente pelo seguinte: ela classificava cada criança com muito mais profundidade que ela classifica os pacientes; ela era mais nova, energética e apaixonada. Malda era capaz de convencer cada um dos alunos de os motivos de seus *animais* serem bons e tão válidos quanto os dos outros.

Colocaria, assim, um *rato* à altura de um *gato*, e os dois à altura de uma *águia*. Faria com que as crianças se contentassem com suas respectivas realidades, construindo uma noção primária de autoestima, valorização das particularidades e maturidade em relação às diferenças — além de uma noção inicial de autoimagem e da consciência do que transmitiam ao mundo.

Por mais que suas habilidades fossem fora do comum, quando se comunicava com os pais, a "patologia" — a *questão*, como prefiro chamar —, denunciava-se; a classificação do mundo como ela enxerga não é contornável. Foi considerada incapaz de exercer sua função e foi demitida. Ela mesma, há anos, internou-se com Aldous para receber amparo; não tinha emprego e não poderia manter-se autonomamente.

Aldous, há tantas décadas, quando ainda era um jovem com olhos intactos, antes da automutilação, era apaixonado pelo ofício. Ele abriu o Instituto Weingarten com apenas alguns médicos e uma população duas vezes maior de pacientes.

É importante enfatizar que todas as informações acerca do passado de Malda não foram extraídas apenas de nossas conversas. Recorri às anotações antigas do ex-diretor para ter um panorama melhor. Eu a acompanho há pouco menos de um ano; no entanto, Aldous a acompanhou por mais de vinte.

Voltando às perguntas. Ela havia finalizado seu discurso falando sobre os "projetos de humanos". As crianças que, por não possuírem mundo interior estabelecido, estavam no estágio prévio à diferenciação entre *humanos* e *animais*. Perguntei: "Por que você prefere trabalhar com os projetos de humanos?". Assoviei um pouco e comi umas sementes. Ela respondeu:

> "Eu os amo [Os projetos de humanos, as crianças, ela quis dizer], Dante, pois eles não são como os adultos. Eles, Dante, raramente são arrogantes e são verdadeiramente curiosos. Algo sobre os humanos adultos, Dante, emana uma aceitação de seus estados... [Malda inspirou e falou expirando] são frustrantes e desinteressantes, Dante. Eles quase nunca assumem sua ignorância fazendo perguntas. Os projetos de humanos, talvez por falta de conhecimento ou por inconsequência, perguntam tudo o que vem à mente. Ao não assumirem a ignorância ante nenhum assunto, os adultos se estagnam em seu conhecimento. A condição de mestre de um tópico implica que nada mais pode ser ensinado ao indivíduo, Dante. Por isso, mesmo sem saber nada, não descem de seu trono de inseguranças. Permanecem tolos, Dante! [Ela riu um pouco, engasgou-se]"

Ela parecia se frustrar com a posição de muitos adultos, com o fato de não se mostrarem vulneráveis o suficiente para perguntar. Não obstante, em mais uma fala que o gravador não gravou por uma falha qualquer, ela dizia que não culpava os adultos. Disse que a aquisição de conhecimento é de um valor tão incalculável que as pessoas que não o possuem são ridicularizadas. Às vezes, até por outro indivíduo com menos conhecimentos ainda: um que agride para não ter seu intelecto abalado por críticas. Não é à toa que os adultos não assumem ignorância.

Reforçou seu ponto com a seguinte frase:

> "Aquele que agride o ignorante é contra o conhecimento. Eu mesma não sei de nada mais do que sei... Apenas sei do que sei, e nada mais, Dante. Para além dos limites de meu conhecimento, Dante, preciso perguntar e pesquisar para saber. Nesse ponto, sou diferente dos outros humanos adultos. Sou uma criança ignorante e amo esse estado. É o único em que o humano pode se manter em movimento... Qualquer outro estado, Dante, representa estagnação insuportável!"

Curioso pensar que a dita louca pode ser a mais sábia entre todos nós. Sem nenhuma iniciativa minha de instigar o pensamento, ela continuou:

"Dante, os projetos, diferentemente dos humanos adultos, ao ajudar-lhes a encontrar quem são em essência, surpreendem-se e ficam curiosos. Perguntam de suas asas, garras, cores, penas, pelos, focinhos, bicos, olhos e caudas, Dante. Os adultos, estáticos e arrogantes, não se deixam surpreender e questionam: 'por quê?'. Uma pergunta estúpida, Dante... [Malda respirou frustrada]"

O assunto parecia ter se exaurido. Portanto, fiz minha próxima pergunta. Essa não teria muita relação com seu diagnóstico ou passado; apenas gostaria de ver seu posicionamento ante alguns temas. Perguntei: "Meus outros pacientes muitas vezes a chamam de 'contadora de histórias'. Você tem consciência disso?".

Ela respondeu muito sorridente, mas dessa vez com os olhos um tanto tristes:

"Ah, Dante, sim... Eles acham que conto histórias, mas é a pura verdade, Dante... A mais pura verdade! Eu entendo, Dante, e tenho consciência de que às vezes são histórias detalhadas demais, e que eu mudo meu jeito de falar. Mas elas são verdadeiras, são sim!"

Ela começou a discorrer, com uma fala aparentemente não muito lógica, sobre criatividade e todos os seres. Vou tentar organizá-la aqui:

Falou, em linhas gerais, sobre como a criatividade seria nossa "língua nativa" — assim como a lógica, o amor, a felicidade, o sofrimento, a raiva, o medo, o nojo, a empatia e a inveja. Dentro dessas línguas nativas dos humanos, ela reconhecia que algumas eram mais fortes ou gerais que outras. Em primeiro plano estariam as "linguagens-mãe": o amor, o ódio e a lógica. E destas, derivariam as outras: a felicidade e a empatia derivariam do amor; o sofrimento, a raiva, o medo, o nojo e a inveja, do ódio. Da lógica, apenas derivaria a criatividade. Mas, ao mesmo tempo, a criatividade não derivaria apenas da lógica. A criatividade é a única subdivisão que, de acordo com Malda, poderia ser associada a qualquer uma das linguagens-mãe, dependendo do contexto. Há a criatividade associada à lógica e aquela não associada; associada ao ódio ou ao amor e também aquela não associada a nenhuma dessas duas... Sendo assim, de certo modo, e de acordo com ela, a lógica era o estado final da linguagem.

De tal classificação, ela começou a dizer como essas linguagens mostravam o humano real. Os humanos, para ela, podem ser, com muita facilidade, seres mesquinhos e ruins, por isso derivam tantas linguagens do ódio. Mas têm também, em contraponto, as linguagens derivadas do amor. Estas, apesar de serem menores em número absoluto, tinham a mesma "potência de existir" que todas aquelas derivadas do ódio.

Por fim, disse que, independentemente da origem, o ser consciente teria "ímpeto de criar" pelo fato de a criatividade derivar de todas as três linguagens-mãe, segundo ela. Continuou dizendo que a mais difícil de se atingir plenamente é a criatividade derivada da lógica, o que quer que isso signifique. Ela disse:

> "Dante, esta criatividade, a que provém da lógica, das matemáticas e das ciências, é um puro estado de frustração contente. Na verdade, acredito que todas são... [Malda faz um silêncio curto] Sim, todas são, Dante. A criatividade é um estado de frustração alegre! O ser sucumbe dentro de si para criar, Dante, e se frustra. Porém, pelo ímpeto de criar, contenta-se trazendo alegria. A criatividade é um paradoxo, Dante!"

Acredito que, para ela, apenas quem de fato se permitisse devanear em criatividade conseguiria usufruir plenamente dessa criatividade. Isso significaria: jazer entre a frustração da introspecção — confrontar sua própria humanidade e sucumbir — e a alegria pela conclusão da arte, qualquer que seja, por causa do "ímpeto de criar".

Ela finalizou com a seguinte frase: (Removi todos os excessos de vocativos para não perder seu valor e sua poesia.)

"Dante, meu querido, a vida é uma constante experiência de poliglota da qual se tira muito pouco; não temos domínio de nada. Mas, enfim, dentro da loucura da realidade, compreendê-la pela criatividade, pela arte em todos os sentidos, talvez seja a forma mais bela de vivê-la!"

Eu tirei uma frase ainda mais curta do discurso acima: a vida é uma constante experiência de poliglota, na qual a arte é apenas uma das maneiras de compreendê-la, e talvez a mais bela de todas.

Instiguei seu pensamento falando sobre arte. Comentei sobre como sujei com sangue o tapete detalhado. Ela concordou comigo: a sobreposição construtiva à arte estabelecida é arte original. "É claro", ela disse, "que apenas adicionar um detalhe qualquer, 'uma sujeira', não criaria arte nova, apenas destruiria a arte consolidada. Entretanto, adicionar significado ao estável é fazê-lo de novo. Obviamente, Dante", acrescentou, "que isso não faria com que o crédito da integridade da obra fosse destinado a quem a alterou, mas ele teria uma parte, uma parcela do crédito pelo sobreposto".

Voltou a condenar quem produz por reconhecimento e percebi que pensamos bastante parecido a esse respeito. Passou a criticar os médicos e os estudos feitos com os pacientes. Ela ainda achava, como demonstrei em anotações anteriores, que estava no Instituto por uma razão especial, que os médicos estariam estudando ela e os *animais,* pois eles possuiriam algum tipo de conhecimento especial que os *humanos* sedentos por reconhecimento queriam descobrir e compartilhar com os outros. Ela não tinha total consciência destes assuntos: sobre sua internação, do Instituto ou o que isso tudo significaria, curiosamente. Sua lucidez era absoluta em muitos aspectos, mas, em outros, ela era como uma criança. Talvez por causa de sua *questão* ela não conseguia enxergar a realidade de maneira total.

Em todo caso, pude sentir que Malda estava mais confortável. Em alguns momentos eu ainda agia como pássaro, mas, para não poluir ainda mais a anotação com descrições desnecessárias, optei por não escrevê-las.

Conversamos por mais setenta minutos. Estávamos plenamente focados nos tópicos de discussão para nos importarmos com o tempo. Atrasamo-nos um pouco para o lanche da tarde. A senhora Dária, a cozinheira — descrita como mesquinha em outra anotação —, guardou nossos lanches na geladeira, com um bilhete escrito em caligrafia ruim, como quem escreveu com muita pressa: "Não se apressem, o lanche estará fresco na hora da fome!". Nenhuma comida fora desperdiçada. Falamos acerca da vida, da morte, do conhecimento, do tempo, de Deus, do amor, do humano e, por fim, havíamos fugido completamente do plano de perguntas que eu tinha feito.

Desviei o olhar e pude ver atrás dela um médico caminhando em nossa direção, encarando-nos e me julgando. Era Giuseppe Karou, um dos fundadores do Instituto. Ele, ao lado de Aldous e outros médicos, deu origem a essa fábrica de prêmios e títulos. Dos médicos fundadores, apenas dois restavam na equipe: Aldous e Giuseppe. Aldous está submetido como paciente ao sistema que ele mesmo criou há muito tempo. Porém, mesmo assim, Giuseppe não se prontificou a assumir a diretoria.

Ele era, depois de Aldous, o médico mais reconhecido e renomado do Instituto. Com o declínio do prestígio que a instituição recebia, Giuseppe não resignou seu cargo nem tentou alterar os afazeres do local para assim obter "lucro intelectual". Ele apenas menosprezava o que o Instituto havia se tornado. Clamava pelos tempos de glória e há muitos anos não fazia nenhuma pesquisa significativa. Mas, como já era reconhecidíssimo por inaugurar a instituição, não era afetado pela estagnação de status que o local exala. Sua imagem ao mundo exterior aparenta ser estável e eterna, como um dos quadros clássicos das paredes do Instituto. Com frequência, sussurra para os outros médicos, ou para si mesmo, sobre quão patético o local havia se tornado. Hoje, ele caminha pelo ambiente como um monarca que se lembra, de forma melancólica e agressiva, dos tempos do reino, mas agora permanece como uma estátua, exalando poder e potência em uma praça qualquer. Evidência do que algum dia já fomos, mas não somos mais.

Ele, ao lado de Aldous, acompanhou Malda durante algum tempo. Giuseppe teve certa influência na sustentação do diagnóstico de Malda e em muitos dos renomados artigos de pesquisa produzidos pelo Instituto. Mesmo tendo tanta influência, interna e externamente, se recusou a se encarregar da diretoria e não permitiu que nenhum outro médico assumisse, por isso recaiu nas mãos de Thomas, o enfermeiro-chefe. Desse modo, Giuseppe teria uma influência indireta no rumo do Instituto; paradoxalmente, Thomas é diretor do local, mas, como não possui status no mundo médico, age como um subordinado de Giuseppe. Além disso, todas as decisões comerciais passavam por ele, por mais que o investimento fosse quase integralmente de Aldous. Ainda assim, para ter qualquer influência no papel de Giuseppe, teríamos de convencer Aldous.

Thomas, como já expliquei em outra anotação, fazia seu trabalho de forma aceitável. Não tinha muita prática com esse tipo de liderança, mas nenhuma catástrofe havia acontecido sob seu comando.

Em algum tempo, nós médicos faríamos uma reavaliação; substituiríamos a diretoria por um de nós. Como não há muita influência externa para as decisões do Instituto, qualquer questão é analisada somente pela coletividade dos médicos. Quase como uma eleição, mas restrita aos funcionários mais influentes. Não sei se concordo com esse nome. Não me parece ser muito democrático... Mudo de nomenclatura: não é uma eleição, mas uma decisão com coletividade de status mais elevado. A oligarquia interna se faz evidente...

Ele continuou seu trajeto com o corpo virado para o lado que caminhava, afinal estávamos em um corredor, e sua cabeça movia-se no eixo do pescoço, a fim de me acompanhar com seu olhar. Não disse nada, mas apontou para seu relógio a fim de denunciar a demora da sessão. Alertando-me que, em poucos minutos, ao fim do lanche da tarde, teríamos uma reunião com os médicos para compartilhar os avanços dos pacientes no último mês. O simples ato de Giuseppe apontar o relógio me deixou ansioso. Isso talvez seria um atestado do meu medo do fracasso e da relação absurda que construí com o objeto. Tenho certeza de que, se contasse sobre meus diálogos com o relógio, possivelmente encontrariam bases para me diagnosticar e internar.

Não havia mais tempo para meu devaneio consciente, para agir como *pássaro*. Foquei por completo o que tinha a dizer. Como sabia que teria que encerrar a sessão, disse que "gostaria de fazer uma última pergunta…" — uma das muitas que de fato estavam em minha prancheta. As outras foram completamente improvisadas. Porém, com estas, as do momento, descobri tudo que queria saber sobre Malda e muito mais.

Ela estava bastante confortável e não sorria mais por cordialidade, mas por pura alegria. Ela disse:

> "Dante, meu jovem; meu querido Dante, me diverti muito com esta sessão, sabia? Há muitos anos não discuto sobre nada. Antes de ser confundida como um animalzinho, eu discutia sobre todo tipo de assunto, Dante. [Malda tossiu e suspirou] Estar aqui por tantos anos me fez pensar muito. Mas, pela primeira vez, alguém de fato me escutou…"

Respondi: "Fico extremamente feliz, Malda. Nossas conversas serão mais parecidas com esta daqui para a frente…". Foram mútuos os sorrisos provocados por uma possível mudança estrutural inspiradora.

Ajeitei-me no assento, olhei para o tecido da roupa de Malda. Era do mesmo polímero que compunha minhas calças. Ela tinha no rosto uma expressão positivamente cobiçosa. Aguardava com grandes expectativas pela pergunta que eu antecipei com minha penúltima fala.

As borboletas e a pergunta que resta

10ª ANOTAÇÃO

Avancei uma página em meu caderno de anotações imediatas — o intermédio entre meus pensamentos e essas folhas —, pausei a gravação e empurrei meus óculos contra a face. Quando estava prestes a iniciar uma nova fita, Malda segurou minha mão de maneira decidida e falou algo como: "Dante, não reinicie a gravação ainda. Gostaria de agradecê-lo fora de qualquer registro ou anotação pelo tratamento que estou recebendo [Cá estou eu fazendo-o, mas acredito que ela fazia referência, principalmente, às anotações oficiais]. Há anos não me sentia assim, como se alguém interessasse-se de verdade pelo que penso, e não por quem me é imposto ser. Isso é um pouco confuso. Eu entendo que o que eu penso lá fora é quem eu sou. Mas aqui dentro reinam as condições deterministas, se eu sou isto ou aquilo, esquizofrênica ou maníaca… Há décadas não sinto que meu eu interior é apreciado. Muito obrigada, Dante… [Nós fizemos um longo silêncio]".

Inspirado por Malda, removi sua mão de meu punho, ansioso por iniciar uma nova gravação, por anotar essa sessão encantadora; empurrei o gravador para longe e olhei fixamente para seus olhos. Eu estava tão vulnerável naquela situação que despejava de mim a essência de minha humanidade. Ao mesmo tempo, fazia-se evidente a humanidade dela. Portanto, nós, em humanidades exacerbadas, encarando um ao outro, aprofundamo-nos mais silêncio.

Não acrescentamos ao silêncio anterior, mas aquele parecia estar mais silencioso. O momento e os fatos que precederam esse instante condicionaram uma percepção do silêncio mais elevada. Porém, pergunto-me agora: como poderíamos nós fazer mais silêncio se já estávamos quietos? Interessantemente, não fizemos mais silêncio do que já estávamos fazendo, pois essa é uma sutileza que tende ao nada, então a mudança do silêncio para o "mais silêncio" deveria ser imperceptível. Mas tudo pareceu mais quieto. Como se as periferias de minha visão ficassem menos nítidas e como se fosse ignorado o cantar de qualquer pássaro, salvo o meu. Talvez quaisquer dois indivíduos nessa mesma situação, sofrendo os mesmos tipos de estímulos externos, poderiam ter uma percepção mais barulhenta do que a nossa, porque o silêncio, para eles, por não possuírem nossa relação social ou terem passado pelas situações anteriores ao silêncio, seria percebido de forma diferente.

Por um momento, deixei de lado qualquer pergunta planejada, um pouco porque esqueci, mas principalmente porque queria que fosse natural e humano, sem a formalidade dessa lista de perguntas escrita com antecedência. Para tal, sem remover meus olhos dos dela, soltei meu caderno e minha prancheta. De modo assertivo, com alguma rapidez para não ser escutado e, talvez, acusado de ataques à ortodoxia, perguntei: "Malda, você sabe por que está aqui?". Concentrei-me profundamente para lembrar tudo que diria e anotar depois. Ela não olhou para mim, continuou comendo sua maçã, fixada em meu sapato. Reforcei: "Você sabe por que não está lá fora?". Com suavidade, ela levantou os olhos; a tristeza e a aceitação que eles expressavam emanavam uma melancolia sepultante. Ela largou a maçã e disse: "Ah, Dante! Dante, meu caro… As cidades são como um relógio suíço que não funciona bem, um relógio ruim… Não ajudaria deixar mais engrenagens, insignificantes e apodrecidas, existirem para atrapalhar a estabilidade geral do objeto. Eu entendo que existem animais como eles ou pessoas como eu que não servem para o mundo lá fora, Dante. A beleza da natureza, os animais, eles não têm paz nenhuma com os humanos. Eles matam qualquer um que entre nos espaços urbanos. Como você esperaria que uma raposa, uma coruja, um porco ou um pardal pudessem viver entre eles? Dante, automaticamente nos tornaríamos de entretenimento, carga ou alimento. Não vale a pena, Dante. A beleza da natureza... nós, Dante, seríamos esmagados... Eu entendo os outros humanos, os lá de fora... Cuidar de animais selvagens traz um trabalho danado e pouco lucro. O que eles procuram, não que seja algo condenável, é a realidade apresentada, é apenas fato, Dante: lucro. Eles procuram o lucro em todas suas facetas...".

Eu tinha preparado uma resposta em minha mente para um argumento como esse, mas, antes de usá-la, peguei mais uma maçã. Essa estava bastante maltratada e um tanto apodrecida. Não pensei muito, mordi. As partes marrons, oxidadas, que talvez teriam passado do ponto, misturadas com as prematuras, criaram uma doçura maravilhosa.

Esqueci completamente o que iria dizer. Por impulso, respondi: "Malda, fale-me, o que seria dessa maçã caso ela não tivesse suas partes marrons?". Ela hesitou; eu mesmo respondi: "Seria amarga, detestável... Simplesmente ruim. De que valeriam os *humanos* se eles não tivessem os *animais*? Um antigo relógio ganha muito mais valor se ele funciona dentro de condições adversas, com engrenagens sobressalentes ou um tanto enferrujadas. Talvez, de fato, ela seria uma fruta mais concisa e com uma aparência perfeita, mas a que custo? A custo de experiências doces e encantadoras como esta que estou tendo agora? [Eu disse após arrancar um pedaço da fruta com os dentes dianteiros] Não trocaria esta maçã por nenhuma outra; muito menos pela primeira que você pegou. Perfeita e homogênea... Quanta chatice! [Eu exclamei, enquanto mastigava]".

Do lado que não fora mordido, cortei um pedaço da maçã com uma faca que eu havia pegado em minha habitação. Pensei em oferecê-lo para

Malda, mas desisti, pois esse gesto poderia ser um tanto inapropriado. Ela parecia estar ficando bastante desconfortável e inquieta. Fiquei alguns segundos em silêncio e ela passou a falar: "Dante, meu Dante... A maior tentação de qualquer animal dessa pequena cidade é simplesmente roer em torno da maçaneta da porta da frente e fugir. Não seríamos bem-sucedidos, Dante. Em uma questão de segundos seríamos detidos. Os da *Família Rica* não conseguiriam nos libertar, Dante. Eles enxergam em nós o lucro, Dante, lucro!".

Inesperadamente, algumas lágrimas me vieram aos olhos. Eu, contudo, tinha tomado o cuidado de me posicionar com as costas ao janelão e, como estava contra o movimento natural da luz, não foi perceptível. Ela havia diminuído sua própria realidade a um estudo qualquer. Uma vida vivida única e exclusivamente em função das pesquisas, e para colocar certificados nas paredes dos indivíduos da *Família Rica*, dos homens gananciosos por reconhecimento público.

Aqui faço um esclarecimento e expresso minha opinião em pensamento: produzir conhecimento como meio para conseguir fama e títulos não é uma ação inteiramente condenável. No entanto, fazer a pesquisa sem nenhum intuito altruísta é reduzir os pacientes analisados à condição de matéria-prima; e o resultado, a algum tipo de lucro: status, poder e suas outras facetas. Esses estados finais da pesquisa devem ser levados como sintomas do sucesso e podem ser apreciados, mas não como forças absolutamente motivadoras do estudo e da criação de conhecimento. Talvez, como disse em outras anotações, eu condene as pessoas que agem dessa forma diante da pesquisa científica por jamais poder estar nessa posição; não me permitiria essa alienação. Talvez não fosse competente o suficiente para a produção de conhecimento, ou mesmo para a manutenção dessa cruel linha de pensamento para, assim, ser premiado. Sem perceber, posso estar condenando-os por pura inveja. Por fim, posso supor que eles se viciaram na substância do poder e não enxergam a realidade com humanidade. Encerro o pensamento e continuarei em esclarecimento.

Reforço os fatos, caro enxerido: os pacientes do Instituto Weingarten não estão presos contra sua vontade. Eles vivem gratuitamente em troca do estudo feito sobre eles. Aldous é extremamente rico e tem condições de fazê-lo. Como alguns já vivem lá há muitos anos, como é o caso de Malda, sentem que seria impossível voltar. Eles não seriam detidos, como ela descreve, mas metaforicamente isso aconteceria.

A maioria esmagadora dos pacientes, de fato, está presa. Não possuem família lá fora ou simplesmente não teriam condições de cuidar de si mesmos. Todos os pacientes têm potencial de autonomia, mas muito suprimido em vez de desenvolvido. O primeiro passo para essa autonomia não pode ser solitário, sem algum cuidado ou ajuda externa, apenas abrindo a nunca fechada, apenas oculta e proibida, porta do Instituto. Deve ser um passo conjunto e planejado para cada situação e contexto.

Eu tenho plena consciência de que os feitos de Aldous e Giuseppe não foram ilegais ou, sem uma segunda análise, condenáveis. Porém, eu não conseguiria viver pensando que esses pacientes estariam presos a mim, que eles existem apenas em função do estudo feito sobre eles, nada mais. Isso seria terrível, francamente…

Não acredito que um local como este, como o Instituto Weingarten, deva ser o fim irremovível dos pacientes, de pessoas inteligentíssimas e absolutamente capazes, como Malda.

Analisando o Instituto de maneira completa, vejo que ele perdeu sua função original: não produz mais conhecimento, tornou-se uma prisão dos classificados como loucos e insanos. Há de ter uma solução: a de todos sermos recompensados da maneira que queremos, mas sem que isso ocorra em detrimento da liberdade daqueles que são diferentes.

Voltando ao real, como última consideração e como forma de demonstrar respeito, pedi sua permissão para levar essa sessão na íntegra aos outros médicos. Disse: "Tenho certeza de que, ao verem suas capacidades, eles irão olhar para você com outros olhos, entenderão você de maneira diferente…". Ela não hesitou nem um instante; quase interrompendo minha fala, exclamou: "Claro, Dante, claro... Eles te respeitam, mas lembre-se: você é tão pequeno perto deles! [Eu me senti ofendido e diminuído por um instante, pois me choquei com o absurdo de uma associação do pequeno reconhecimento que tenho às minhas reais capacidades intelectuais, mas então lembrei da condição de *pardal*] Apenas tome cuidado... Os humanos não gostam de pardais tagarelas. Preferem os que cantam lá fora, Dante, [Os da natureza, ela quis dizer] ou em gaiolas".

Encarei sua fala a partir das metáforas que ela emprega com frequência. Ela se preocupa com o possível boicote à minha reputação por eu trazer algo de uma vanguarda considerável. Os médicos daqui são demasiadamente ortodoxos em seus tratamentos. Ela está certa, devo me precaver.

Eu disse: "Malda, nós devemos encerrar esta sessão, mas foi um imenso prazer conversar com você...". Ela me encarou um pouco confusa: "Um prazer, Dante? Como assim, um prazer?". Eu sorri e reafirmei: "Sim, Malda, apesar de ser trabalho, foi um prazer atendê-la. Aprendi muito sobre o humano hoje. Obrigado, professora. [Soltei uma leve risada] Muito obrigado!". Ela ficou espantada e suas expressões eram características de uma tristeza feliz. Como uma boa saudade, mas que se mostra irremovível.

Essa conversa com certeza a fez lembrar os tempos de professora, os tempos de satisfação pelo agradecimento de um aluno. Tive a sensação de que Malda, ao ser valorizada como a educadora que um dia foi, faria um discurso belíssimo e repleto de poesia para me inspirar, mas, como você pode imaginar, meu amigo em potencial, meu leitor curioso, intrometido, faço esse comentário com o objetivo de descrever o estado de pensamento prévio à quebra de expectativa. Eu carregava no rosto um sorriso radiante, ela retribuiu a ação por alguns segundos. Eu já estava de pé, Malda ainda sentada. Levantou-se com meu auxílio e seu sorriso foi se desfazendo como se fosse combustível para a máquina do corpo endireitar-se e removê-la do assento. Meu sorriso também feneceu, mas em solidariedade pela tristeza que produzi nela.

Parafraseando sua resposta: "Dante, meu caro, não sou mais professora... Nem ao menos me recordava do nome de meu antigo ofício. Agora não passo de uma singela criatura, saudosa dos bons tempos de educação e aprendizagem, saudosa dos tempos em que ajudei os projetos de seres a se tornarem grandes leões ou belos castores: animais com desejo de produzir represas para sustentar o mundo. Dante, eu te prometo: ensinarei o que puder, já que sair daqui não se apresenta como opção".

Malda desviou os olhos de meu rosto em silhueta pela luz do janelão arqueado e olhou para o lado de fora. Ela estava claramente ansiosa por nada, pois não esperava por nada, não havia data final para o período de internação, não se destacava a saída ou o fim. Mas, e esta é a real barbaridade, ela poderia sair a qualquer momento. Era como se ela mesma se algemasse. E as algemas eram invisíveis, por isso, mesmo que tivesse intenção de libertação, seria impossível.

Ela disse uma última coisa antes de sair: "Dante, sei de muito, mas pouco entendo. Não entendo o motivo de a borboleta ter me castigado. Eu ajudei a pequenina a encontrar o azul de suas asas. Ajudei, sim. E hoje ela se engrandece com o azul, com o brilho reluzente de sua própria estrutura. Se fui tão doce com ela, por que me castigar?".

Um curto esclarecimento: a *borboleta*, como estava descrita nas anotações de Aldous, era o filho mais novo de uma família que foi responsável pela denúncia da dita "patologia" de Malda em uma reunião de pais. Os genitores de um jovem, que deveria ter uns 7 anos na época, foram à escola para reclamar dos hábitos que a professora havia provocado na criança. A *borboleta* tinha conhecido outros hobbies. Não mais maltratava insetos, mas os pintava. Não mais atazanava as ovelhas, mas as esculpia em madeira. Os pais não reconheciam aquelas coisas como sendo atividades apropriadas para uma criança. Achavam que o menino precisava de uma "dose de realidade" e não devanear em pensamento tão cedo na vida.

De uma dada perspectiva, eles poderiam ser tomados como certos. A introspecção, necessária para algumas criações, é complexa demais para crianças. Porém, isso não seria motivo para não tentar. Exatamente porque seriam práticas tão difíceis e repugnantes para uma criança que, antes de prosperar dentro de tal, ficaria entediada. O tédio, todavia, provoca movimento. A frustração de não conseguir pintar, de imediato, um belo quadro classicista faz a criança arremessar o pote de tinta contra a parede, mas, talvez assim, ela veja algo de belo no abstrato. Talvez veja uma borboleta na bagunça pigmentada e não a julgue como fracasso; talvez até brinque com as mãos sem medo de acertar ou errar. Apenas percebendo a facilidade de mover os dedos contra uma parede áspera, com o engraxar da tinta. Tendo um contato inicial, dentro da sua linguagem infantil e simples, com conceitos demasiadamente abstratos da física, como o atrito. Ou mesmo vendo nos pigmentos da parede uma possibilidade maravilhosa de inventar o inexistente; nos cheiros das tintas, a inspiração para compreender a biologia por trás das experiências humanas. Ou ainda, de forma infantil, desajeitadamente mergulhar a mão no pote de tinta e perceber que não escorre dos membros como água — percebendo a viscosidade e compreendendo a gênese da mecânica dos líquidos. Assim, com experiências de tédio e frustração, criam-se cientistas e diplomatas, escritores e médicos. Com o tédio e frustração, atingimos o potencial máximo do ser humano.

A criança foi retirada da escola e Malda foi tida como incapaz de continuar no ofício.

Creio que se eu conseguir achar algum aluno de Malda, um próspero aluno com sua vida plenamente explorada em todos seus ofícios, poderei convencer o mundo de que Malda é capaz de viver em sociedade. Depois, expandirei minhas influências e convencerei os meus colegas de que todos são capazes! Mas, antes, devo cuidar de Malda...

Malda, sem concluir a conversa ou ouvir uma resposta para sua pergunta retórica acerca da maldade das *borboletas*, andou na direção da qual veio Giuseppe.

Enquanto caminhava, falou em voz alta, olhando para o teto como se questionasse uma divindade: "Ah! Dante! Você tinha que conhecer a borboleta das asas azuis... Tão simples, mas ao mesmo tempo tão bela! Como era seu nome? Fratucci... Liam Fratucci, talvez? Ah! Não me recordo! Tão belas, as asas e a arte que seu voo produzia! Como tenho orgulho da singela borboleta, Dante!".

Pensei: "Liam… Liam Fratucci? Onde tinha escutado esse nome?". Não o vi em anotação alguma, disso tenho certeza, mas o nome não me era estranho.

Varri meu ombro esquerdo como se estivesse sujo. Olhei para os dois lados e para o relógio; ele gritava: "Três minutos para a reunião mensal, Dante, três minutos! Comece a caminhar imediatamente, médico tolo!". Eu obedeci.

A reunião

11ª ANOTAÇÃO

Com a confiança de um almirante vitorioso, andei a passos pesados e retos, como quem segue uma linha imaginária no chão, e cheguei à porta do salão onde ocorreria a reunião mensal. Antes de abri-la, pensei obsessivamente no que diria: os *animais* e a família rica, o lucro, a *questão de bela imagem e de inspirada adoração*, o sofrimento de Estela, a profundidade dos pensamentos de Malda, as possíveis propostas de reabilitação dos pacientes, o restabelecimento da humanidade de todos, a *questão de força indomável*, Giuseppe e suas ignorâncias, Thomas e suas incompetências, Aldous e suas maldades, Allan e suas ingenuidades...

Eu tinha consciência de que, se de tudo falasse, de nada falaria. Então, escolhi alguns temas e me comprometi a eles. Na reunião, para todos, falaria da profundidade de Malda, de uma possível reabilitação, do trabalho de reumanização e das mudanças nas condutas de tratamento. De forma privativa, falaria com o doutor Vorckel Strauss sobre o processo de reabilitação de Estela ao mundo externo ao Instituto. Ela é uma violinista brilhante e talvez com seus talentos e história, explorando sua arte, possa ganhar algum público e se restabelecer.

Abri a porta — todos já estavam sentados na longa mesa retangular. Restava apenas um lugar, ao lado de Allan Vorckel Strauss. Sentei-me.

Cumprimentei-o com a segurança de que ele apresentaria uma nova solução para a *questão* de Estela. Uma solução que não envolvesse o apagar de uma consciência — a destruição do *alter ego* da paciente. Giuseppe Karou pediu silêncio e iniciou sua fala. Como, por motivos óbvios, não pude gravar nada do que foi dito — apenas anotar —, tudo aqui contemplado são meras paráfrases. Ele iniciou: "Senhores, acomodem-se, esta reunião será longa. Os pacientes estão na companhia dos enfermeiros, por esse motivo o diretor vigente, Thomas, não está conosco".

Não sei onde se sentaria, não restavam cadeiras. Caso procurassem novos assentos, apenas achariam os fragmentos, as partes de cadeiras que eu havia utilizado na sessão com Malda. Ele continuou dizendo que teríamos de discutir sobre o processo das eleições de um novo diretor e sobre as condições e o futuro do Instituto Weingarten. Os médicos começaram seus relatórios. Cada um levou cerca de um terço de hora para descrever seus avanços com os pacientes. Enquanto cada um explicava, anotei um pouco sobre as condutas e os objetivos.

Escutei os três primeiros: falavam com algum entusiasmo sobre os pacientes. Todos eles se recusaram a dividir olhares com os outros médicos, a dialogar com o salão e seus habitantes. Discursavam diretamente para Giuseppe Karou. Ele não retribuía à altura, apenas olhava para suas anotações e franzia a testa, seguido por um gesto de questionamento, fazendo o orador hesitar em sua próxima fala. Eles, ao apresentarem as novas ideias e possíveis estudos, aguardavam com ansiedade por uma resposta ou um gesto de aprovação de Giuseppe, que, novamente, resumia-se a franzir a testa e expor os dentes de forma estressada.

Mais alguns médicos se expressaram. Todos sedentos pela aprovação de Giuseppe, mas ele não mostrava muito. Não desafiava os médicos nem lhes respondia em aprovação. Apenas jazia em sua cadeira, com uma das mãos segurando firmemente uma colher. Uma colher para um chá que estava à sua frente, com um aspecto azedo há muito tempo.

Percebi que a única maneira de ganhar a atenção de todos seria fazendo o movimento oposto. Não oferecendo a Giuseppe o que ele parece querer, mas o contrário. O que os médicos estão fazendo é análogo a procurar por ouro em jazidas completamente exauridas, exploradas. Humilhando-se ao voltar com uma singela pepita ao dono das terras que, há tantos anos, havia encontrado grandes peças de todos os metais deslumbrantes imagináveis.

Observei todos falarem. Tentavam arduamente impressionar Giuseppe. Queriam que ele os olhasse de volta, revelando consentimento ou aprovação. Os médicos descreviam como os tratamentos eram eficazes e que, se mudassem isso ou aquilo, teriam resultados melhores; como, com investimentos e mais ajuda, seriam capazes de extrair algo a mais.

Os outros médicos, os que se davam ao trabalho de valorizar os demais, escutando o esforço alheio, por vezes, reviravam os olhos e suspiravam com intenções de repudiar tudo o que era dito. Pareciam pensar com si próprios: "Como este médico é tolo! Ele acha que conseguirá algo? Tenho dó de médicos tolos como esses!". Apenas para, na sua vez de compartilhar, ser tão ignorado quanto os anteriores, permanecendo até o fim da reunião em reflexão e desapontamento, saudosos do sucesso que jamais tiveram e provavelmente jamais terão por esses caminhos.

Chegou a vez de Allan Vorckel Strauss se pronunciar. Eu estava ansiosíssimo para escutar sua fala e anotar avidamente. Tinha certeza de que Allan teria a coragem de expor nossas discussões e de utilizar a nova classificação das "patologias" para todos seus pacientes em tratamento, não apenas para Estela. Estava certo de que tudo correria bem, de que ele firmaria os pés no chão e traria à luz do dia a vanguarda que eu procurava implementar — a qual eu confirmaria, logo depois, em minha fala.

Novamente, caros enxeridos de minhas anotações privadas, exponho o estado de pensamento prévio para tornar mais pontual e esmagadora a quebra de expectativa. Eu estava fixado em sua fala. Ele iniciou: "Colegas, os afazeres estão correndo como o esperado. Há semanas, Estela não expressa seu *alter ego* maléfico". Maléfico? Como ousa!", pensei. "Ela está sendo muito mais receptiva às pesquisas e outros experimentos. Pouco fala de sua outra faceta. Desse modo, podemos focar o que é verdadeiramente importante: a pesquisa. Sinto que em pouco tempo terei um artigo com suas patologias perfeitamente descritas". Giuseppe acenou com a cabeça, mas sem tirar o foco das anotações. Levantou o braço que segurava a colher como se estivesse fazendo um brinde.

Eu não queria acreditar no que estava vendo e ouvindo. Ele havia mudado completamente de posicionamento. Allan parecia estar bastante favorável às novas abordagens, mas recaiu à ortodoxia para ganho próprio — Estela é uma paciente que representaria uma jazida de ouro novíssima, quase intocada, e o Dr. Vorckel Strauss seria o primeiro a explorá-la; portanto seus ganhos, caso ele seja competente, são quase certos. Mas, como Estela era tão jovem no Instituto e em idade, sua reinserção na sociedade era, provavelmente, muito mais fácil que a de todos os outros pacientes. No entanto, o fim de Estela, se não for reunida com seu *alter ego*, é quase inevitável. Todos sabem disso, mas se recusam a enxergar: esse tipo de cegueira é comum e parece ser contagioso. Veem em Estela um grande pote de ouro, pensam nos fins e nos prêmios, e não cogitam, nem por um segundo, que escavar essa jazida pode ser catastrófico para o ambiente que a abriga. Esse sendo o ser na sua integridade e dignidade: Estela.

Como fui pego de surpresa, não reagi, mas eu estava furioso por dentro. Senti como se tivesse sido apunhalado pelas costas. Como se um amigo tivesse sido pago para me matar e queimar todos meus esforços e conquistas. Ele finalizou sua fala enfatizando como levaria o estudo adiante e como seu trabalho estava prometendo ser bastante frutífero.

Eu havia esquecido todos meus planos de fala e estava preparado para enfrentá-lo ali mesmo. Ele apertou a gravata. Imaginei que as mãos dele haviam perdido o controle e que internalizavam minha raiva e selvageria naquele momento. Um sentimento de decepção tão ruim e primitivo que eu seria capaz de enforcá-lo. Imaginei que suas próprias mãos fariam isso.

Como se ele mesmo se matasse. Não faria, entretanto, com que se matasse de imediato. O processo seria lento e doloroso: com a intenção de que ele percebesse as artérias confrangendo-se: para que o ar ficasse mais rarefeito; para que suas bochechas se ruborizassem; para que os olhos não fossem mais capazes de ver uma cor sequer; e para que minhas intenções não ficassem evidentes em seu sofrimento. Assim como fazia com a jovem Estela.

Giuseppe me removeu de minha própria consciência, de meu devaneio assassino e retomou o controle da conversa, rememorando a importância do foco para os lá presentes. Todos estavam apenas aguardando que ele me passasse a palavra, mas uma visão chocou-o tão profundamente que o médico soberbo se engasgou. Eu não virei a cabeça de imediato para o que ele via. Supus que o tropeço na fala poderia ter sido causado por uma questão subjetiva qualquer. Talvez a memória de um amigo falecido ou de bons tempos que existiriam apenas em fotografia. Tratava-se exatamente disso, mas em carne e osso. Entrou pelas portas, porém não mais vivaz ou aguçado, o velho desalmado em pessoa: Aldous von Weingarten.

A sala ficou em silêncio completo. Nenhum de nós, salvo Giuseppe, tinha autoridade para removê-lo — não Aldous, mas o silêncio. Ele se concentrou: "Ah! Meu grande amigo Aldous, quanta felicidade! Decidiu juntar-se a nós para esta reunião?".

O velho cego já tinha se recuperado dos olhos mutilados há muitos meses, mas, por algum motivo, continuava andando vendado. Como se o estado de cegueira fosse uma opção, como se ele tivesse o poder de removê-la a qualquer momento, caso desejasse. Essa venda branca era apenas um adorno, mas provocava interpretações diversas. Como não era possível vermos os olhos de Aldous, não tínhamos certeza das expressões que ele exibia. Raiva, alegria, impaciência? Não era possível saber. Seu rosto era uma tela vazia, ansiosa pela tinta da imaginação, pela mente espectadora que queria pintá-la e descobrir as emoções daquele rosto um pouco idoso. Eu não tinha vontade de fabricar olhos mansos, agradáveis; eu estava disposto a enxergar o que quer que fosse, mas nada se fez da tela branca, nenhum sinal das cores — um matiz invisível —, das emoções expressivas. Eu não tinha ideia do que pensava.

Ele não estava completamente ambientado, dentro de suas limitações, ao novo cômodo. Aldous estava em uma cadeira de rodas e, atrás dele, conduzindo-o, vinha Thomas. Aldous sorriu um pouco e formou uma reta com os dois pontos que reconhecia naquela sala: Giuseppe e ele mesmo. Os outros médicos, eu inclusive, estavam tão perplexos ao vê-lo de volta em um ambiente de trabalho que ficamos todos mudos.

Ele respondeu: "Sim, Giuseppe, vim assistir a vocês. Não quero atrapalhar a lógica da reunião, continuem [Sorriu e entrelaçou os dedos, então descansou os braços sobre os da cadeira]".

Giuseppe suspirou positivamente e disse: "Muito bem, senhores, continuemos?". Nós aprovamos com nossas cabeças. Ele olhou para as anotações e suspirou outra vez. Direcionou-se para o ex-diretor: "Aldous, você vai gostar deste. Ele está encarregado de Malda, preste atenção!".

Aldous respondeu com um humor que eu não imaginei que ele fosse capaz: "Sim, Giuseppe, estou centradíssimo. Não tirarei meus olhos dele" [Riu para si, pela ambiguidade criada, e acendeu um cigarro]. Giuseppe continuou: "Muito bem, Dante, vá em frente".

Eu endireitei as muitas dezenas de papéis de minhas anotações em um único bloco com o auxílio da mesa. Após o som que essa ação provocou, Aldous exclamou: "Uau, quantas anotações. Tome cuidado para não quebrar a mesa com tanto conhecimento, jovem!".

Apesar de todos terem rido um pouco, ignorei e comecei a discursar: "Senhores, trago para vocês mais uma faceta de Malda. Uma faceta com alguma genialidade e muita profundidade…".

Aldous falou em um tom mais baixo para Thomas: "Tenho certeza de que qualquer coisa que ele irá falar eu já conheço. Fique atento. Quando ele começar um pensamento, eu vou terminá-lo. Escute com atenção e enxergue por mim. Me conte depois sobre as expressões de seus olhos por ter um mês completo jogado no lixo. Veja, veja! Preste atenção, Thomas".

Eu o escutei plenamente, por isso decidi desafiá-lo. Mostraria aos médicos algo que Aldous jamais tinha feito. Olhando para todos, como se estivesse negando Giuseppe, continuei: "O diagnóstico de Malda é condizente com a realidade... [Aldous e Giuseppe demonstraram arrogância], mas muito simplista [Ambos levantaram o semblante indignados]. Ela se encaixa dentro da classificação, mas não apenas dessa. Digo, não acho que ela poderia ser vista em totalidade dentro de um único transtorno, mas, com certeza, ela é muito mais do que apenas a esquizofrenia. Para ser sincero, não entendo o porquê de Malda estar aqui. Ela possui um mundo interior muito vasto e me ensinou muito mais sobre o humano que qualquer professor da universidade. Portanto, por que não poderia ela voltar ao mundo, aos seus ofícios, para ensinar a todos?"

Todos renunciaram às anotações, assim como Giuseppe, que me encarava com agressividade. Estavam interessados pelo que eu poderia dizer a seguir. Ninguém tentou responder minha pergunta, a não ser Aldous. Ele disse: "Ora, se você está tão curioso, jovem, por que não pergunta a ela? Malda pode sair a qualquer momento. Ela está aqui por vontade própria".

Qualquer outro entre nós não responderia a tal figura em toda sua potência, mas, dado seu estado de debilitado e de cegueira, criei coragem. Falei: "Claro que ela quer sair, Aldous, mas por que não a ajudamos?". Ele respondeu: "Como isso serviria a nós, jovem?". Não hesitei: "Em absolutamente nada, talvez até cause prejuízo. Porém, mais uma vez, por que não a ajudamos a se reabilitar?". Ele permaneceu em silêncio por alguns instantes e disse: "Muito bem, jovem, você tem minha atenção. Convença-me de que Malda possui um lado inexplorado capaz de justificar o auxílio para seu retorno à sociedade".

Eu bati com mais força os papéis contra a mesa para organizá-los em uma pilha — o gesto produziu um barulho alto. Aldous parecia ter absorvido todo o senso de humor dos médicos que tinham nos olhos uma seriedade condizente com o momento. Porém, eu e Aldous não conseguíamos parar de sorrir. Estávamos em uma espécie de guerra invisível.

Não houve gritos ou disparos, mas o antagonismo era visível e, pode-se dizer, quase cômico.

Eu comecei dizendo o que estava escrito em minhas anotações mais recentes. Falei sobre a complexidade da tradução que Malda havia feito do mundo, sobre todos os temas que discutimos no encontro mais cedo, sobre o passado de professora e as linguagens do homem, sobre a criatividade e o estado de ignorância no qual ela permanece e adora. Eles escutavam com plena atenção. Aldous era o único que desviava o olhar — direcionava para mim uma de suas orelhas, o que causava o mesmo efeito dos olhos, já que aqueles orifícios eram seus principais sensores, então não me ofendi.

Após discursar com muita confiança sobre todos meus encontros com Malda, fiz uma breve pausa ao falar de vanguardas e descrevi a situação dos outros pacientes, em relação aos quais eu fui mais conservador. Falei nessa ordem para acalmar os ânimos. Ao fim de tais discursos, um médico que estava diretamente à minha frente perguntou: "Mas, Dante, como poderíamos acreditar que Malda é capaz de tamanha complexidade interior? Nenhum humano é dotado o suficiente para, em um encontro curto como o que tiveram, falar sobre tantas coisas. Mesmo se escrevesse antes, duvido que alguém seria capaz disso. Eu não me surpreenderia se descobrisse que você alterou os registros para ser mais convincente. Eu não ficaria surpreso se soubesse que você escreveu isso por completo". Finalizou sua fala e sorriu para os colegas nas cadeiras adjacentes.

Eu não soube o que responder de imediato. Não sabia como refutá-lo. Mas, curiosamente, meu antagonista absoluto nesse discurso, Aldous, respondeu por mim: "Fique quieto, jovem! Você não percebe como é tolo? Ora, se ninguém fosse capaz de tamanha profundidade interna, e, por isso, Dante tivesse produzido tudo que ouvimos, não seria ele capaz de tal profundidade e de muito mais? Ah! Como você é tolo, meu jovem... Dante, continue, por favor. Perdoe-o por sua tolice...". [Disse apontando delicadamente para o médico que me desafiou, agora constrangido].

Com o tempo que Aldous empregou em sua refutação, pude pensar em como provar, sem restar dúvidas, que todos aqueles pensamentos seriam de Malda. O gravador estava em minha maleta, esperando-me tocar sua fita gravada há pouco tempo. Peguei-o e o posicionei no centro da mesa. Começamos a escutar ao "eu" do entardecer deste mesmo dia, iniciando a gravação e relatando a data e horário daquela sessão pouco convencional. Era possível escutar Malda ajeitando-se em seu lugar, como eu tinha presenciado. Pensei que eles pediriam para cessar a reprodução do áudio depois de alguns minutos, no melhor dos casos, mas eles insistiram em escutá-lo na íntegra.

Ao fim da gravação, pouco foi dito. Giuseppe apenas limpou a garganta e perguntou se eu tinha algo a mais a dizer. Eu respondi: "Sim, tenho. Colegas doutores, Giuseppe e Aldous, Malda é extraordinária, e não há como negar. Eu vou provar, eu posso provar... Ainda não, mas vou provar! Encontrarei algum fato e os convencerei da capacidade de Malda como educadora. Vocês não terão dúvidas quanto à minha afirmação, tenho certeza!".

Giuseppe iniciou sua fala de forma esnobe: "Dante, não temos tempo para isso. Você tem muitos outros pacientes para cuidar e, como Aldous disse, não poderíamos gastar recursos com essa reabilitação. Além disso, o diagnóstico de Malda não será discutido, entende, Dante? Compare-se comigo... Ou melhor, não o faça, pois você terminaria esse processo deprimido. Apenas compare seus títulos com os meus, tenho uma vantagem de autoridade muito grande sobre você. Nunca algum dos médicos concordaria com o que foi dito. Não é mesmo, senhores? [Giuseppe dirigiu-se a todos com um olhar imperativo, como se intimasse uma resposta positiva. Todos acenaram com a cabeça] Você não é competente o suficiente nem possui os títulos que eu possuo, por isso fique quieto em seu lugar e comemore pelo trabalho que ainda tem, porque, com seu histórico, eu não ficaria surpreso se você virasse um enfermeiro! [Porque seu sorriso desapareceu, pude perceber que Thomas se sentiu pequeno] Não há argumentos que provem que Malda poderia ser reinserida. Ela, feliz ou infelizmente, morrerá aqui mesmo!".

Eu não soube como responder, novamente. Em minha mente, eu havia me preparado para refutar qualquer argumento e aturar todas as críticas, mas meu ser, por vezes, abala-se com facilidade. Giuseppe estava certo. Eu não poderia, nem se quisesse, enfrentá-lo nesse sentido. É certo que libertar Malda desta prisão se apresenta como uma missão dificílima. Eu, pessoalmente, havia sobrevalorizado minhas capacidades para acreditar que poderia fazer isso. Talvez algum outro médico, emancipado da doutrina do *lucro intelectual*, em muitos anos, possa encontrar alguém como Malda e repensar as atuais condições de tratamento. Alguém que de fato conheça muito mais sobre o ofício para derrubá-lo. Afinal, apenas quem conhece em profundidade a estrutura — suas fraquezas e as potências —, poderá abalá-la. Dizem que sou incompetente demais. Talvez o fracasso seja o fim certo. Como poderia eu imaginar que seria capaz de enfrentar tamanha figura? Poderosíssima! Se eu tentasse quebrar a lógica, provavelmente falharia...

Caro leitor de minhas pessoalidades, caso eu tenha falhado, peço que você não apenas leia, mas que, inspirado em meus corajosos esforços revolucionários, possa dar continuidade ao que iniciei.

Giuseppe construía falas sobre seus diplomas e prêmios de tal maneira que elas eram como uma pura manifestação de sua vaidade; os títulos representam, contudo, alguma competência. São frutos de sua perícia e seu trabalho árduo. Podem ser pepitas de ouro moldadas em anéis brilhantes, mas a escavação foi necessária. Os anéis são títulos e vaidades, mas eles existem pelo poder de consegui-los. Não deveria ser uma coisa ruim portá-los, os anéis; estes deveriam ser ornamentos sutis, objetos feitos para serem expostos apenas em certas ocasiões, como quando questionado sobre tais. Ainda mais que portar dezenas de anéis de uma só vez é ridículo e ofusca, com o brilho conjunto, a beleza individual. Nesse caso, seria melhor carregar uma simples e metafórica barra de ouro, condensando todos os esforços. Quem sabe, desse modo, Giuseppe ficaria com tanto medo de perdê-lo que guardaria em um cofre de localidade desconhecida. Que incrível realidade seria essa!

Eu já estava sentado, mas fiquei tão abalado que parecia ter sido obrigado a me sentar novamente. Como se mais um peso, esse muito maior, fosse colocado sobre meu cadáver.

Durante meu sepultamento, Giuseppe entoava: "Ignorando as ingenuidades de Dante, se mais algum de vocês tem a esperança de vencer em uma batalha de méritos, não tente. Os diagnósticos não devem ser discutidos, pois eles são finais... absolutamente finais e inalteráveis. Eu tenho muito tempo de estudos em meu currículo e não tolerarei nenhum questionamento. Se um de vocês *ousar* [Com muita ênfase na palavra "ousar"] dizer que seu paciente não possui o diagnóstico que lhe foi dado, e se esse mesmo tiver sido atendido por mim ou Aldous, trate de arrumar suas coisas hoje mesmo e ir embora daqui!".

Comunicava: "A partir de agora [Ele se direcionava aos médicos que não haviam se pronunciado], o próximo de vocês que falar de mudanças conjunturais e não trouxer, com elas, progresso visível, trate de ficar quieto!".

Ele bateu a mão que segurava a colher do chá azedo com uma força descomunal. A potência do movimento fez com que a colher se envergasse completamente, além de danificar para sempre o tampo de madeira.

Talvez, caso Malda voltasse a ser professora no mundo lá fora, não apenas minha professora em dimensões da natureza humana, ela fizesse a mesma coisa: mostraria aos projetos de seres, às crianças, que uma colher, apesar de ser feita do mesmo material que os postes das ruas e das grades de lugares como o Instituto Weingarten, enverga-se completamente se for submetida ao estresse. As crianças, assim, trariam questionamentos de uma curiosidade ou uma sapiência grandiosa: "Por que, professora?". Ou seja, não um "Por quê?". tolo como o dos adultos, mas um questionamento de alguém genuinamente ignorante em alguns assuntos.

Crianças são as primeiras a se portarem como soberbas, orgulhosas de seus conhecimentos e sedentas para divulgá-los ao mundo. Mas, em sentido contraditório, como não podem fingir que sabem, pois não possuem experiências como os adultos, ao se depararem com um questionamento, focam perfeitamente o educador para aprenderem. Como o maior dos elogios, eu digo o seguinte: as crianças são como sábios. Sabem muito bem o que sabem e nada mais. Para além das capacidades de seus conhecimentos, são ignorantes e perguntam.

Giuseppe Karou, depois de um discurso retumbante, reafirmou para todos — talvez mais para si próprio —, sua inteligência, seus títulos e seus diagnósticos imbatíveis, suspirou e falou, direcionando-se a Aldous: "Você acredita nisso, meu amigo? A audácia de alguns médicos! Se fosse você questionando-me, eu aceitaria o desafio, mas esses insignificantes? Jamais me submeteria a isso! Já fomos muito premiados... Não concorda, meu amigo?".

Aldous não reagiu de imediato, não retribuiu com a aprovação que Giuseppe esperava. Giuseppe ficou com expressões ansiosas no rosto. Expressões como as que ele havia provocado nos médicos momentos antes.

Aldous respondeu: "Então vamos lá. Já que você aceitaria uma crítica de alguém como eu, imagine que tudo o que foi dito por Dante fosse dito por mim. Começarei por inspirar-lhe: não, não concordo! [Riu de maneira exagerada]".

Meu cadáver jogado na cadeira, absolutamente derrotado, levantou-se para ver a comédia que se construía à minha frente. Giuseppe queria se fazer desinteressar pela conversa, desvalorizando-a. Fazendo com que aquele enfrentamento não acontecesse, visto que ele não tinha nenhum argumento para não apoiar minha empreitada, além do argumento de sermos inferiores demais para questionarmos sua grandiosidade. Mas quando alguém do mesmo nível hierárquico se coloca no lugar da vanguarda — dos originais, dos "loucos" e perdidos —, as coisas ficam extremamente interessantes.

Aldous não esperou a resposta de Giuseppe para continuar: "Vamos lá, Giuseppe! Como nos velhos tempos! Os tempos em que ainda não éramos amigos e tínhamos discussões longuíssimas sobre esse tipo de assunto, sobre os diagnósticos! Vamos lá, pelo seu pobre amigo! Não, Giuseppe, não concordo com você!".

Giuseppe não disse uma palavra sequer. Era possível ver que Aldous divertia-se com tudo isso. Ria de forma intermitente, como se gostasse de ver... quer dizer, ouvir, o amigo sem resposta. Era um tanto sádico da parte do ex-diretor, mas fazia sentido. Aldous não havia adicionado nada, apenas gostaria que Giuseppe respondesse com palavras que diferissem do clássico argumento: "Não argumente comigo; sei mais que você!". Talvez Aldous nem concordasse com o que eu disse, mas ele queria ver seu amigo cambalear em si mesmo.

Eu escutava tudo isso, mas tinha medo de encarar qualquer um dos dois. Eles continuaram a discussão e Giuseppe posicionou-se com ainda mais violência. Foi apenas com um esforço sobre-humano que consegui anotar com confiança. Estava um pouco desnorteado porque, com meu posicionamento, causei discórdia entre tamanhas figuras. No entanto, um pequeno sorriso se pronunciava no canto de minha boca.

Aldous escutava o que era dito, fumava um pouco do cigarro e respondia com muito sarcasmo. Quase ridicularizava tudo que era posto por seu colega. Ele precisava torturar Giuseppe dentro de sua própria incoerência a ponto do homem produzir sons, para o cego perceber e entender os sentimentos.

Peço desculpas por este devaneio, mas, enquanto os dois discutiam, o quadro que estava em minha frente consumiu minha atenção. Uma pintura um tanto grande — deveria ter a largura de algumas jardas e a altura de meio humano. Os pigmentos eram muito bem escolhidos. Produziam uma dualidade curiosa: tons não muito antagônicos, mas claramente distinguíveis. Se fosse observado de relance, poderia ser confundido com um quadro dos encantadores e — por alguns ditos anárquicos — artistas abstratos. No entanto, quando focava os pontos de contraste, era possível distinguir da massa homogênea de pinceladas pontuais um campo de flores mortas, mas que pareciam, por sua graça e luzes, exalar perfumes. Nenhuma delas tinha tons terrenos, pareciam carregar consigo um caráter místico. Ao menos, não pareciam com as flores por mim conhecidas. Alguns outros pontos eram discrepantes das cores escolhidas. Contrastavam-se do preto, branco e vermelho primordial, algumas cores um pouco mais frias. Lamentavelmente, meus óculos estavam na maleta, e o esforço de encontrar os detalhes no que via perturbava minha concentração.

Fiz maiores esforços a fim de focar a conversa como antes. Eles, agora, estavam rindo em conjunto, como se tivesse aliviado todo o peso da discussão que se iniciava. Aldous disse: "Sim, meu amigo, bons tempos aqueles de discussões. Éramos tão jovens!".

Eu alcancei em minha maleta um tecido que envolvia meus óculos para continuar a observar o quadro e, de quando em quando, escrever em minhas anotações.

Encorajei-os a discutirem de fato sobre o que eu havia proposto. Comentei: "Doutores, eu peço que reflitam sobre tudo o que eu disse, sobre os diagnósticos, sobre a reabilitação de Malda, sobre a complexidade de seu pensamento... Sei que vocês me veem como uma ameaça e não pensam com muito respeito sobre mim, mas se lembrem de Malda, do bem que ela poderia fazer ao mundo".

Aldous ficou silencioso, com um sorriso arrogante no canto do rosto. Thomas já estava desinteressado do que era dito, pois o único momento em que algum de seus interesses ou assuntos teria sido contemplado foi para ridicularizá-los, como fizeram com seu ofício. Giuseppe reforçou que eu era um tolo e que pouco tinha em minha cabeça. Disse que eu trazia problemas à reunião por uma necessidade gananciosa de ser notado pelos outros médicos, já que eu seria muito insignificante diante de qualquer um deles. "Talvez até pior que qualquer um dos enfermeiros", acrescentou. Thomas virou o rosto para a conversa, mas, ao ver seu trabalho sendo desvalorizado novamente, ignorou.

Passou alguns minutos discursando para mim e para todos sobre a ignorância que eu empregava em toda minha fala e como eu deveria ficar quieto. Eu, por proteção à minha própria dignidade, fechei a porta de minha mente para os comentários maldosos. Foquei o quadro para me distrair. Giuseppe não mais se direcionava apenas para mim, por isso eu poderia tirar meus olhos dele ou das anotações sem parecer desrespeitoso.

Eu via no quadro, agora com mais detalhes, a técnica que fora empregada na pintura. Traços e pontos de pinceladas posicionados com um planejamento genial. O preto sobrepunha o branco nos momentos corretos, e o oposto também ocorria. Caso o artista fizesse na ordem errada, a ordem de sobreposição de tintas — o padrão, tantas pinceladas no futuro — perderia a coerência e raciocínio subjacentes. Viajei com meus olhos por cada ponto. Procurava, com uma voracidade centradíssima, algum erro no padrão que enxergava. Por vezes, contemplava outros pigmentos na figura. Ignorei-os para continuar em minha missão de encontrar alguma falha naquela obra de arte. Desisti e voltei a observar o quadro em sua integridade. Era como se, mesmo com poucos detalhes, eu estivesse naquele campo, com as flores. A moldura do quadro o estragava um pouco. Era detalhada demais e tirava a simplicidade complexa que a arte exalava. Comecei a reparar nos pontos de outras cores: alguns tons de azul, que pareciam ser borrões do tamanho de uma mão aberta. Utilizei o mesmo critério para distinguir as flores nas imagens azuis. Olhar para as periferias da cor para ver contrastes e distinguir imagens. E parecia que a realidade brincava com minhas emoções. Faziam-se mais nítidas algumas borboletas, borboletas azuis. Meu coração bateu um pouco mais rápido pela coincidência. Atribuí-a um valor irreal: uma coincidência plena. Quase retirando meus olhos do quadro, desloquei-os ao canto inferior esquerdo da arte, para verificar se era de fato loucura, verdade ou uma coincidência cômica. Esse canto estava a uma curta distância da cabeça do ex-diretor cego. Perto do início da moldura, em um tom parecido com o das flores, mas em pleno contraste — pois aquela região do quadro era mais escura —, as seguintes letras: "L. Fratucci".

Toda consciência que existia em meu ser derreteu-se em ansiedade. Eu me endireitei na cadeira rapidamente e trouxe a atenção ao que diziam. Estavam comentando sobre como meu discurso tinha uma essência muito bonita, mas pouca credibilidade. Eu sabia exatamente como fazê-los calarem-se e me escutarem. Bastava trazer à luz o fato de Aldous valorizar um trabalho produzido por um aluno de uma professora tida como louca!

Pense, intrometido, com muita seriedade, seria ela louca?

Minha mente havia racionalizado cada ponto do discurso para se utilizar do melhor dos argumentos e tirar qualquer dúvida acerca da capacidade de Malda. A mente humana, no entanto, por mais sofisticada que pareça ser, é a mente de um animal. Levantei-me, não exatamente como meu cérebro ordenava, mas como um bêbado. Comecei a elevar a voz, não por Malda ou sua liberdade, mas porque queria me valorizar, enaltecer-me, redimir-me dos comentários maldosos. No meio de minha fala, percebi em mim a contradição e a hipocrisia. Eu não mais tentava convencê-los da capacidade de Malda, mas de minha própria. Isso não fez com que meu discurso voltasse ao caminho intencionado e racionalizado previamente. Apenas fez com que me desestabilizasse e me deixasse levar pelo poderoso sentimento; com as expressões empregadas, beirava à violência. Olhares corajosos e surpresos, até sérios, e algumas risadas pontuais eram intercaladas com falas arrogantes de Giuseppe aos outros médicos. Falas como: "Vejam, seus idiotas, seus incompetentes! Está na frente dos seus olhos". Eu falava tudo isso assumindo que eles sabiam de Liam Fratucci ou das *borboletas*, mas as informações não constavam nas anotações de Aldous. Portanto, eu provavelmente soava como um "louco". Apenas gritava com aqueles homens poderosos e estudados com os braços erguidos, apontando para os detalhes do quadro, sem fazer qualquer sentido.

Fui insolente por mais alguns instantes e vi no rosto de Giuseppe que ele se preparava para me interromper. Eu o ignorei e disse a Aldous: "Confie em mim, Aldous. Você conhece Malda melhor que ninguém. Melhor que eu jamais serei capaz de conhecer. Você sabe das capacidades dessa mulher. Você pode não enxergar, mas eu lhe prometo: no canto do quadro está escrito em um contraste evidente o nome de um aluno de

Malda — Liam... Liam Fratucci! Seu tolo, como não enxerga? [Ele riu um tanto da ambiguidade criada] Seu tolo! Médico tolo e orgulhoso!".

Nesse momento escorriam de meus olhos algumas lágrimas de medo e arrependimento. Eu me condenava enquanto falava. Condenava-me por não utilizar um argumento tão forte como aquele, da maneira correta. Giuseppe bateu na mesa a mão que carregava a colher, como se tivesse a intenção de quebrá-la. Disse para mim, quase gritando: "Dante, retire-se da sala imediatamente. Estamos fartos, não é, Aldous?".

O cego não reagiu com o corpo, apenas disse: "Por mim ele poderia continuar, estou deliciando-me [Riu, como era esperado]". Giuseppe repetiu: "Dante, saia daqui imediatamente! Saia já! Se você insistir em ficar aqui, será a última vez!".

Eu ajeitei minhas coisas apressadamente e me retirei. Saí pela porta de trás e tive que passar por Aldous. Achei que ele utilizaria aquele momento como uma última chance para me ridicularizar, mas ele fez justamente o contrário. Com uma precisão muito grande, estendeu sua perna para barrar meu caminho e disse, em um tom bem baixo: "Você foi um tanto ousado. Admiro essa coragem em médicos".

Ele abaixou a barreira e eu continuei andando. Fechei a porta atrás de mim e me segurei para não destruir minhas cordas vocais, manifestando minha frustração. Andei na direção oposta à porta, distanciando-me, e passei pelo janelão arqueado da sessão com Malda. Meu pé ainda latejava, sensação como fruto principal do machucado que fiz no jardim. Eu conseguia sentir o sangue escorrendo pela ferida que tentava cicatrizar-se, mas nunca concluía seu objetivo de restituir a derme perfurada por causa de meus esforços involuntários contrários a essa essencial função corpórea. Eu não mais caminhava com a precisão ou confiança que descrevi no início dessa anotação, mas desajeitadamente e com uma dor desagradável.

Cheguei aos pés de minha habitação e vi, no fim do corredor, a figura de Malda. Ela apenas acenou. Eu disse em um tom elevado para que ela escutasse: "Você estava certa, Malda, eles não gostam de *pardais* tagarelas...

E eu não preciso mais confiar apenas na sua palavra, pois tenho provas: o azul reluzente das asas da *borboleta* é realmente belíssimo!". Ela sorriu como se soubesse do que eu estava falando. Fui à minha habitação e lá permaneci até o fim da tarde em reflexão, tristeza, desapontamento e inquietação...

As cegas ambições

12ª ANOTAÇÃO

O sol tinha se escondido ou então a Terra o negligenciou. Escutei alguém bater à porta. Eu estava fraco demais para levantar da cama, e meu ser havia internalizado um pouco da personalidade sádica de Aldous: com meu silêncio, fiz com que o visitante batesse novamente, mas não era uma ação que me causava evidente prazer.

Refletindo sobre o que escrevo, meu curioso, não mais percebo esse como um comportamento sádico, mas uma crueldade singela. Naquele momento, era como se meu ser fosse ignorante ou indiferente ao sofrimento alheio; ou, nesse caso, complacente para com a inconveniência de fazer aguardar e repetir uma ação. O olhar do visitante não poderia atravessar a porta, ele não veria que apenas aguardava, parado, por um segundo pedido de permissão. Por isso, não seria necessariamente algo que o afetaria de forma negativa, mas para mim, sabendo que o ignorei, percebo a crueldade.

Quem quer que estivesse na porta bateu uma terceira vez. Enquanto caminhava pela habitação, levei minha consciência às sensações da sala: a noite estava quente, exageradamente quente. Não fechei meus olhos por um segundo sequer durante a tarde, fosse para cochilar ou para esquecer da vergonha que passei.

Pensei na noite anterior. Tentava lembrar se tinha sido tão quente quanto essa. "Talvez não esteja quente do lado de fora", afirmei internamente —

mas o cômodo estava. Andei até a janela e coloquei minha mão contra ela. Quase me queimei com o frio, mas, mesmo assim, o cômodo estava com uma temperatura desconfortável.

Pensei nos miados. Fomos amaldiçoados por miados intermitentes, mas incessantes, pela íntegra da viagem lunar, rumo ao oeste, apenas para se manifestar novamente na noite seguinte, com um brilho inexorável — a Lua. Ao amanhecer, os ruídos de todos os felinos haviam cessado. A noite abafada foi acompanhada por uma chuva abundante que embebeu o chão em água; e os ares, em sons altíssimos.

Saí de minha mente e voltei à sala. Posicionei-me para abrir a maçaneta e quando a segurei, em contraste com a situação que passei mais cedo nesse mesmo dia, pude sentir nitidamente a fronteira entre a derme humana, o limite de alguns calores e o toco metálico que se salientava da porta. "Que curioso!", pensei. Naquele momento, mesmo que soe tolo, percebi-me vivo. Por mais que sejamos conscientes, são raros os momentos em que reparamos em nosso próprio existir. Deslumbramo-nos no fim do existir, na morte, no "pós", como os religiosos e céticos; ou somos ignorantes e alegres. Mas, quando um ser percebe a própria existência, a felicidade acaba e ele coloca a vida em oposição à morte, como um estado inevitavelmente alcançável. Não sei por que escrevo sobre isso, meu ansioso, compreendo que se trata de conceitos banais, mas são importantes para mim.

Ainda olhando para a maçaneta, vi no campo de minha visão periférica uma rosa que estava na mesinha das chaves, perto da porta, um ser ornamental — com o vermelho das ternuras e o verde característico da vida. Mecanismos mantidos em funcionamento pela mesma luz que deu movimento à minha silhueta mais cedo. Representando meu destino inevitável, em seu vaso, outro acúmulo de existência fenece lentamente: uma flor sem suas companheiras flores, um ser com fins decorativos que causaram seu próprio fim. "Que vida triste", pensei. A beleza deste ser causou sua morte, pois seres horríveis queriam possuí-la. Quanta inveja! Uma existência resumida em agradar um apaixonado ou homenagear um morto, tão morto quanto a própria flor. Ou, nesse caso, decorar um quarto escuro.

O pensamento melancólico pareceu perder sua importância, tinha de mover o punho para atender o visitante. A peça metálica apenas me consumia e nada produzia, mas com certa dinamicidade meu calor equilibrou-se com o da maçaneta. Com o calor quase igualmente dividido entre as duas partes, esqueci de todas as imagens que me circundavam e abri a porta. Era o doutor Allan Vorckel Strauss.

Ele entrou sem pedir permissão ou me cumprimentar. Andava de um lado para o outro como um pêndulo. As mãos, por vezes, balançavam forçadamente ao lado do corpo ou eram postas, adormecidas, nos bolsos. Depois de quase meia dúzia de voltas, o homem percebeu a estranheza que emanava. Eu me senti como provavelmente sentiram-se Aldous, Giuseppe e os outros médicos, na reunião. Como se ele apontasse para mim borboletas em um quadro qualquer, sem fazer sentido.

Com um pensamento ainda sádico, não intervi. Queria ver o homenzinho egoísta procurar em mim expressões de desconforto ou compreensão para regular o jeito de agir. Expressei em minha face uma indiferença plena para que a totalidade de seus sentimentos se fizessem evidentes. Portei-me como se poucas coisas me impressionassem, como se eu pudesse ter a alma amputada ou ganhar o maior dos prêmios sem que minhas expressões mudassem. O médico ficou desamparado e começou a despejar ordens e questões: "Dante, você percebe o que fez? Falar com os fundadores daquele jeito? Você enlouqueceu, Dante? Está delirante? Você não podia ter feito isso!".

Eu não reagi. Continuei observando-o com um rigor analítico. Queria internalizar completamente a imagem de Aldous em minha pessoa para que ele sentisse com alguma verdade a realidade dos pacientes. Tomava meu café e Allan não parava de falar. Falava como eu havia sido insubordinado, como tinha quebrado todos os códigos, que eu seria demitido, que, se ele continuasse falando comigo, seria desligado de todas as pesquisas...

Respondi a última das falas com um tom pouco impressionado e manso: "Os outros itens que você falou pouco importam, não é, Allan? [Olhei para o relógio, que estava lento, como se eu estivesse com pressa] Mascarou seu grande desejo, a glória da pesquisa, por uma cortina de empatia pelo meu erro... Não me impressiono mais com você. Como poderia alguém ser tão corrupto?".

Ele ficou confuso por uma fração de segundo, não genuinamente, mas tinha pensado em se portar como um tolo para fugir da discussão. Quando percebeu que não funcionaria, desistiu. Acalmou-se e alongou os dedos de uma das mãos contra o baço (impressiono-me no momento que descrevo, pois sei com precisão a região do baço). Inspirou silenciosamente para não transparecer emoções, mas pude ver os botões do seu jaleco subirem e descerem sutilmente. Ele endireitou a postura para trazer credibilidade ao que diria: "Veja, Dante, não espero que acredite, mas eu concordo completamente com o que você diz".

Para questionar essa afirmação e pedir uma resposta sem ter que me expressar por meio de palavras — como se as motivações surgissem dele —, limpei a garganta, tirei os olhos da situação e ajeitei a gola da camisa. Não aguardei muito até o sujeito começar a se justificar: "Dante, meu caro, quando entendi tudo o que dizia, eu já tinha iniciado o tratamento com Estela. O mal já tinha sido feito, não havia como piorar. Seremos reconhecidos pelo estudo e poderemos, com mais credibilidade, levar nossas ideias adiante. Se você quiser, Dante, posso colocar seu nome como coautor, o que acha disso?".

Fabriquei expressões e gestos que denunciavam uma fiel dúvida em relação à fala sobre os danos em Estela serem pontuais. O doutor, sem qualquer incentivo meu, continuou: "Dante, ela está bem. Eu disse a ela que, em breve, quando o estudo fosse concluído, ela seria reunida com seu amor imaginário. Disse logo depois da nossa reunião. Qualquer dano que poderia ser feito não ocorrerá! Simplesmente não há como... Preciso de apenas mais uma semana, dez dias no máximo!".

Foi inevitável, expus minhas emoções e opiniões: "Allan, seu tolo, eu não me importo com a pesquisa. Não podemos finalizá-la, mesmo que ela traga credibilidade, se isso maltratar o interior de Estela. A pesquisa não pode ocorrer em detrimento do paciente!".

Ele não se moveu com meu argumento. Respondeu algo como: "Dante, agora a pesquisa já está quase finalizada. Mesmo se nós pararmos o tratamento...". Eu o interrompi e corrigi: "Se *você* interromper o tratamento, não é? Este sangue não está em minhas mãos, sou um mero conselheiro!". Ele continuou: "Claro, claro, um conselheiro... Se eu parasse o tratamento imediatamente, Estela sentiria efeitos desnecessários. Eu diminuí a medicação ontem mesmo. Quando a pesquisa acabar, tirarei por completo. Não há mais jeito, não há! E, como eu sabia da revolta que isso causaria, aumentei, pontualmente, há uma semana, a dose para que eu pudesse suprimir mais intensamente a personalidade [O *alter ego*, ele quis dizer] e concluir o estudo antes do tempo esperado. A pesquisa foi, e está sendo, como arrancar um curativo rapidamente: com pouca angústia pela antecipação, distante de qualquer tortura [Ele percebeu que duvidei]. Em breve tudo se estabilizará. Na próxima reunião mensal, trarei o estudo completo de Estela com as novas nomenclaturas e processos".

"Allan, não sei como responder a nada disso [Na verdade, eu tinha mil respostas, mas decidi não falar nenhuma]. Apenas saiba: este sangue está em suas mãos!"

Ele ficou confuso, visto que, concretamente, não existia sangue jorrado e Estela estava "bem". O que ele não compreendeu é que eu fazia referência ao sangue do *alter ego*, mas Allan não o reconhecia como um indivíduo, da forma que fazia Estela. Tratava-o como sintoma patológico, pois na instrumentalização das doenças ele o é, então não enxergou o sangue.

Minhas expressões ficavam cada vez mais desgostosas: "Você não viu a *raposa* hoje mais cedo [Ele me interrogou com o olhar e eu a renomeei: Estela, a *raposa*]. Ela estava devastada, Allan. Estou com a carta que foi escrita".

Tentei devolver a carta ao doutor e pedi que ele a entregasse à paciente em luto, mas ele recusou. Disse que poderia ser jogada fora, que não tinha grande importância.

Allan, visando a refutar o que eu disse, respondeu: "Sim, Dante, ela estava devastada, pois eu não tinha conversado com ela sobre o fim do tratamento. Agora que há perspectiva de fim, ela tranquilizou-se".

Falei novamente do egoísmo do estudo. Ele não ajudaria a *raposa* em nada. Existiria apenas para decorar uma parede ou para receber aplausos falsos e invejosos de colegas e superiores.

Apontei para o vaso, para a flor que descrevi como sendo um acúmulo de existência que fenece lentamente, e a comparei com a paciente amputada de almas. E, assim como o da flor, o sofrimento de Estela serviria para fins estéticos, superficiais; e não como consequências de algo belo. Como o desabrochar natural de uma rosa ou prêmios em decorrência de um estudo virtuoso.

Ele se sentiu obrigado a explicar, acredito. "Dante, mas coisas belas estão acontecendo por causa do tratamento. Se nós queremos de fato que Estela viva com dignidade, ela tem que suportar algum sofrimento. Além disso, ela está passando horas ao violino, isso é belíssimo. Vejo nela a mesma serenidade inquieta que vejo em você quando escreve em seu diário."

Allan tentou mudar de assunto. Começou a falar como não consegue compreender o violino. Para ele, é incompreensível como um simples movimento pode produzir uma bela obra musical, mas que, com qualquer variação, tudo se acaba. Eu respondi: "Sim, Allan, com um simples erro tudo se encerra. Cuidado com os erros. Vejo que você cometeu um gravíssimo…".

Pensei que Aldous riria da fala acima, pois ele associaria a gravidade da situação às notas graves do violino. Ambiguidades trágicas pareciam iluminar seu dia, como se isso fizesse alguma diferença fisicamente. Ele riria disso também.

O ingênuo e egoísta doutor percebeu enfim que eu não estava falando de violinos, mas da paciente. Ficamos em silêncio até que os miados recomeçaram. Ele se aproveitou da quebra de tensão da sala para comentar sobre as condutas dele de forma mais calma e organizada; disse: "Dante, eu entendo que você acha que eu estou sendo cruel e desumano, mas tudo isso é por Estela! [Tive a impressão de que ele falaria da pesquisa] Sim, a pesquisa pode trazer coisas boas para todos nós, mas a conclusão pode ser especialmente benéfica para ela. Isso fará com que ela entenda mais sobre si, sobre como o *alter ego* é falso e maléfico...".

Cansado de escutá-lo, finalizei dizendo que eu não iria interferir em nada. Não queria parte alguma da glória ou do sofrimento causado pela pesquisa. Adicionei ao meu argumento dizendo que eu recomendava fortemente que ele parasse o tratamento por completo; que Estela estava sofrendo muito e que não cabia a ele atrelar valores morais, como maldade ou bondade, à *questão* de Estela, à *questão de bela imagem e de inspirada adoração*.

Mudamos de pauta. Voltamos a falar sobre a reunião. Ele me questionava com muita indignação sobre o que eu tinha feito. Sobre como eu seria demitido e desligado das pesquisas etc.

Eu disse que fiz o que cabia às minhas capacidades naquele momento. Ele respondeu que eu deveria controlar como expresso minhas opiniões e percepções. Retruquei: "E você deveria controlar como exalam de si os odores!". Pensei que Aldous riria disso também. O doutor exalava um cheiro horrível de crueldade, como se sua intenção fosse traduzida por suas glândulas e permitida pela indiferença dos seus flexíveis poros. O cheiro era mesmo insuportável. "O suor é um líquido repugnante", pensei. Talvez esse líquido seja sintoma de seu egoísmo, que transbordava em odores horríveis. Odores e líquidos como sintoma do egoísmo e culpa. Ele não condenou a brincadeira. Respondeu caçoando das classificações: "Ah! É minha *questão de podre aroma e inspirada exalação*!".

Nós dois rimos, mesmo com um assunto tão sério permeando o ambiente. Allan percebeu que eu pouco me importava com a glória ou com uma possível demissão, que eu não estava em condições de receber críticas e — como a diplomacia entre nós dois, por causa da piada, fora em parte restabelecida — ele bateu uma única palma, como se ela concluísse os assuntos.

Nós consentimos que as discussões, para essa noite, ficariam inacabadas. A conversa não chegou a nenhuma conclusão. Era evidente que eu havia mudado sua perspectiva, ainda que sutilmente. Ele carregava, agora, expressões um pouco mais preocupadas. Como alguém que antecipasse os desastres de um erro, mas, pelos benefícios da negligência, escolheria ignorá-los.

Parece ocorrer em todos os momentos da história e em todas as relações humanas: as pessoas ignoram os possíveis desastres dos erros pelos benefícios trazidos pela negligência.

Allan virou as costas e começou a andar em direção à porta do cômodo. Ligou a luz e explicou que estava muito escuro e que, se eu quisesse levantar-me espiritualmente, deveria deixar as luzes acesas. Eu respondi que, às vezes, a ausência de luz é mais bonita para as pessoas tristes ou decepcionadas. Ele me interrogou com o olhar. Respondi que a ausência de cor me permitiria imaginar. Apontei a rosa. Falei que, com pouca luz, a existência da rosa seria mais bela, que eu poderia, por causa das poucas cores do estado de silhueta noturna, imaginar uma rosa, ainda enérgica, de todas as cores possíveis, desabrochando.

Antes de abrir a porta, com a mão na maçaneta, olhou novamente para a rosa. Gosto de pensar que ele teve a mesma reflexão que eu tive minutos antes — que ele tinha se percebido vivo e ficado com medo disso. E, possivelmente, seu medo da morte o faria reconhecer que ele estava condenado, que a luz que ele mesmo havia ligado iluminaria e evidenciaria as partes da rosa que perdiam cor, que a morte era certa e um tanto triste, que ele havia condenado Estela a conviver com a morte do seu amor. Porém, não a morte de um amor externo a si, se é que isso existe, mas a morte de uma parte do seu indivíduo. Era como se ela fosse obrigada a carregar, dentro de si, a metade apodrecida de um coração. E, mais maligno ainda, a possibilidade desse amor voltar, de o coração se recuperar e se tornar vivaz outra vez.

Imagino que Estela, caso não tivesse perspectivas do retorno do seu amor, cometeria atrocidades contra si. Mas não quero escrever sobre isso. Tenho medo do poder secreto das palavras, de profetizar certas coisas com meus tolos pensamentos.

    Allan abriu a porta e perguntou se deveria desligar a luz. Eu respondi que sim, que não queria ver a rosa morrer. Ele falou: "Mas ela já está quase morta". Eu respondi que ainda não, mas que se ela não fosse colocada na terra, com os nutrientes que a sustentam, a rosa iria morrer. Reforcei que eu não queria ver isso acontecer. Ele entendeu a metáfora e fechou a porta. No escuro, com a luz lunar espiando pela janela, apenas pude enxergar, na silhueta, uma rosa viva. Preenchi em pensamento um campo repleto de rosas de todas as cores. Um campo com borboletas e raposas brincando amigavelmente. Meu sonho foi interrompido quando alguém chegou com um automóvel. Meu quarto foi completamente iluminado pelos faróis. Allan estava certo: a rosa está quase morta.

O velho amigo do cego
13ª ANOTAÇÃO

Muitas horas haviam se passado desde a trágica reunião. Meu quarto, como mencionado, fora iluminado, por alguns segundos, pelos faróis do veículo que havia chegado. Gosto de pensar que, quem quer que fosse, apagou os faróis não pela inconveniência de uma bateria descarregada, mas porque queria me deixar devanear em imaginação — restaurar o estado de silhueta fosca que refletia das cores mortas da rosa. Virginalmente se recriava em imaginação uma rosa perfeita, com pétalas de um feltro finíssimo e caules verdes, múltiplos caminhos de líquidos da vida. A escuridão, fora do alcance da iluminação angelical da lua, permitia-me imaginar o que quisesse. Talvez assim eu poderia a imaginar um título dos mais renomados em minha parede, um relógio quebrado que não me atazanasse ou a continuação da rosa; outras dezenas de rosas entrelaçadas e encantadas, completando o buraco no espaço, onde o ar ganhava, ou perdia, cor na escuridão.

Tenho certeza, agora falando de Malda, de que ela teve de lidar, em seus tempos de professora, antes das explicações menos míticas das incertezas, com alguns alunos amedrontados pelo escuro. Penso que ela teria utilizado essa bela perspectiva de produzir algo a partir da ambiguidade do inexistente, da escuridão. Os alunos diriam para a professora e ela escutaria atenciosamente: "Os cantos do meu quarto são escuros, tenho certeza de que lá vi um monstro... Sim, sim... vi um monstro, sim!". Malda responderia calmamente e explicaria que não haveria nada no escuro. Ela prometeria que nada iria acontecer. Despertaria nos pequenos projetos de seres uma gigantesca curiosidade.

Ela falaria: "Bichinhos, venham cá... Quando tiverem medo do escuro, queridos, entrem nele. Não neguem o medo, canalizem-no. No escuro não há nada, e dele pode-se criar algo lindo, crianças. Uma grande lição que aprendi na vida, algo que se entende apenas com o envelhecer; portanto, não se condenem pela ignorância. As pessoas, depois de perceberem que não há nada nos escuros cantos dos quartos, bichinhos, investem o ímpeto de criar — a vontade de imaginar nativa dos seres pensantes — para criar a partir da escuridão. [Ela faria uma pausa] Ora, se uma pessoa tem certeza de que algo existiria no escuro e não tem provas para dizer que seria um monstro, então por que não arriscar e imaginar bosques completos? Um ecossistema inteiro em um vértice da sala. Uma pequena sociedade verticalizada, coordenada perfeitamente; afinal, seria um mundo da imaginação, pode ser o que quiserem, queridos".

É claro que ela explicaria com palavras muito mais adequadas, mas eu não seria capaz de fazer uma explicação mais simples e sensível aos pequenos conhecimentos, dos curiosíssimos cérebros de potenciais maravilhosos, de todas as crianças do mundo. Fui ensinado, ou talvez contaminado, com a linguagem dos adultos; e com a pior delas: a linguagem dos acadêmicos. Em contextos adultos, faço-me acreditar que apenas sei usar palavras difíceis que carregam em si pouco significado, como: ademais, fastidioso, balbúrdia, execrável, iteração, fleumático ou inócuo... Ou seja, minha descrição da genialidade de Malda já se demonstra falha, talvez corrigir-se-ia com futuras iterações. Ademais, meu ser fleumático jazeria inócuo, não causaria balbúrdia alguma: seria fastidioso, execrável... Nem eu mesmo sei se essa frase carrega o significado intencionado!

Resolvi acabar com o escuro eu mesmo. Liguei a luz, como Allan me ensinou — essa que tiraria as mágoas de pessoas tristes — e fechei os olhos por um segundo, imitando uma criança, para ver se a mágica luz do doutor reergueria a flor. Ela permaneceu inanimada e pareceu estar mais morta do que antes. Por alguns segundos, vivi em minha criança interior, dentro daquela sala morna. Essa criança secreta que devo guardar dentro de meu coração — junto a todos os pássaros e borboletas azuis que são proibidos de cantar e voar — esperava por sensações mágicas. Esperava pela flor e pelo seu secreto sentimento vivo; queria que se movesse um pouco, até muito, como se ventasse, exalando a mesma graça das míticas flores da aprazível paisagem campesina do quadro de Liam Fratucci. Eu tinha um interesse desejoso por cores incríveis, dezenas delas. Expectava algo impossível e, como esperado, essa palavra descritiva dá razão ao nome e permanece em seu estado próprio: impossível.

Fui até a porta e segurei a maçaneta, mas apenas depois de envolvê-la com uma parte do tecido da camisa. Não queria me perceber vivo. Já bastavam os momentos em que tive de confrontar minhas próprias falhas por um dia só, fossem elas imperativas — como a mortalidade — ou de pura incompetência — como o surto que tive na reunião. Meu pé ainda estava doendo um pouco por causa da ferida no jardim, mas o sangramento havia cessado, finalmente. Todavia, ela sempre me lembra de sua existência... lateja. Rememora a existência de feridas físicas que trazem algum sofrimento e muito ensinamento: não andarei somente de sapatos no jardim outra vez.

Quando saí do quarto, ao fechar a porta, as luzes amareladas do corredor se espreitaram pela passagem, iluminando a flor por um momento, mas deixando de iluminá-la ao final do movimento. No momento em que decidi sair, juntei as cortinas e imaginei que, no escuro completo, aquela sala se preencheria com um potencial gigantesco de materializar o inexistente. Estaria, até o topo, repleta de chocolates, pensariam as crianças; de títulos digníssimos, pensaria Giuseppe; ou que a flor se transformaria em uma pessoa pela qual tenho grande admiração, talvez Malda. Tudo o que fosse criado com a invasão da luz voltaria a ser o que era: reflexos dos objetos de meu singelo quarto.

Meu dormitório é um apêndice negligenciável na face de um dos maiores corredores do luxuoso casarão, perto de uma das extremidades. Percebi uma comoção do lado esquerdo onde tinha uma das portas de entrada. Aldous, com a mesma faixa branca sobre as cicatrizes dos olhos, cumprimentou um homem alto, como faria com um velho amigo. O cego estava na curiosa posição de paciente, mas subvertia as noções de hierarquia ao se apresentar como o dono, pesquisador, fundador e diretor do Instituto. Um observador externo, ignorante dos contextos, poderia dizer que Aldous seria um homem "transtornado" com tendências megalomaníacas, e que o visitante estaria no papel de um médico deixando-o discorrer sobre suas posses e grandezas para dar continuidade à noite, sem interrupções como aquela. Como conheço a figura de Aldous, foi um pouco cômico. Talvez ele também riria disso.

A atenção do homem que adentrou o casarão foi atraída por Dária e outra pessoa — a cozinheira e seu assistente corriam em direção a Giuseppe para avisá-lo de que o jantar estava pronto e seria servido no salão de reuniões, como Aldous havia pedido. Giuseppe me viu e ordenou que eu voltasse para o quarto, para não atrapalhar Aldous e seu amigo, pois não eram frequentes as vezes que ele trazia visitantes para um jantar. Fiz isso. Voltei para dentro, mas deixei a porta entreaberta. Giuseppe se retirou para antecipar o caminho de Aldous e se certificar de que ninguém os incomodaria.

Aldous e o convidado começaram a andar em direção à sala de reuniões. Não seria uma escolha de Aldous passar ou não pelo meu quarto, por isso andavam em minha direção. Saí de trás da porta e os acompanhei com o olhar. Vi no chão, mascaradas e secas, mas destoantes, as rasas poças de sangue que eu havia produzido mais cedo por causa da ferida adquirida no jardim.

Aldous falava com muitos gestos e retinha, mesmo sem ter olhos, a atenção do visitante no local em que eles ficariam. A dupla chegou mais perto e o convidado acenou para mim; senti calafrios violentos por estar interrompendo o ex-diretor e fundador em um momento importante, ainda mais depois de um dia tão trágico e repleto de insubordinação e rebeldia. Mas, como Aldous estava plenamente investido na conversa e nos gestos, e, como nós não fizemos sons, foi imperceptível a quantidade de ar movida pela mão que acenou.

Permiti que seguissem um pouco; pensei em ignorar e deixá-los, mas a curiosidade gritou mais alto e tomou controle de minhas ações. Eles pareciam estar em alguma sintonia. Aldous falava muito mais; não obstante, eles atingiram uma estabilidade de trocas de conversa. Uma estabilidade na qual os dois ficaram plenamente satisfeitos com suas contribuições e efeitos.

Eles estavam a cerca de trinta passos de mim. Eu andava com os olhos fixados em uma prancheta com folhas brancas. Porém, eu consumia os textos imaginários com tanta voracidade que qualquer um que me visse falaria que eu estava lendo um documento seríssimo ou um livro em diagramações estranhas. A prancheta em branco, mascarada de documento, serviria para anotar o que diriam em palavras-chaves e pontos essenciais. A atuação não foi questionada. O visitante nem sequer olhou para trás. A diplomacia e carisma de Aldous são realmente hipnotizantes.

O movimento que me descrevia era o de passos curtos para não atropelar os homens que eu espionava. Além disso, meu corpo não me permitiria projetar uma caminhada tão confiante, visto que eu estava quebrando as regras e os direcionamentos diretos de um superior tão imponente. Mesmo assim, segui-os. Eles continuaram falando em alto e bom som, com gargalhadas intermitentes, sobre a última vez em que se viram. Aldous falava jocosamente sobre alguma venda ou compra conjunta que eles haviam feito como se o convidado tivesse ganhado mais do que o cego ou apenas mais do que deveria; os dois riram.

O visitante, depois de segurar a curiosidade por muitos metros, perguntou algo como: "Mas, Aldous, o que aconteceu com seus olhos?". Ele respondeu: "Ah, não me lembro muito bem". O visitante se impressionou: "Como assim não se lembra? Como uma pessoa tira a própria visão e não se lembra do motivo?". Eles pareciam ter a intimidade necessária para fazer comentários incisivos e um tanto destoantes ou bruscos como esse. Aldous respondeu com um sorriso enorme: "Ah, eu lembro de ter escrito em um pedaço de papel". O visitante interrogou: "Onde está o papel?". Aldous retrucou: "Devo ter confundido com um rabisco qualquer e jogado fora!".

Gargalhou com energias profundas. O acompanhante não sabia se poderia rir do que foi dito, mas logo se entregou à brincadeira.

Distraí-me por um momento. Vi a cozinheira apressando o passo para chegar antes deles ao destino. O barulho que ela produziu com sua marcha poderosa ressoava pelo corredor. O homem mais jovem percorria todas as paredes do casarão com um olhar ingenuamente interrogativo, como se procurasse algo. Aldous retomava sua atenção todas as vezes que isso ocorria com algum comentário hipnótico. Eu, tão conduzido quanto o visitante, anotava em minha prancheta frases e palavras sem muito sentido como: "Lagosta para o jantar!"; "Sim, sim... Não nos vemos há muitos anos!"; "Meu trabalho mudou muito desde que te conheci"; "Alecrim"; "Cozinheira apressada"; "Esqueci meus olhos em casa!". etc. Por alguma loucura momentânea, imperceptível — já que só percebo agora que escrevo —, eu achava que essas frases e palavras soltas eram de primordial importância para minha investigação.

Ao fim do corredor, em vez de virar à direita na continuação do prédio principal, Aldous, com a mão espalmada nas costas do visitante, com um gesto imperativo, fê-lo virar prematuramente. O cego, depois de tatear uma porta detalhada com os dedos, encontrou a maçaneta, não pensou muito e sorriu. Tenho certeza de que já fiz referência a isso antes, mas repetirei. Aldous fez o visitante seguir por um caminho não tão convencional: um corredor reservado aos médicos. Um corta-caminhos para chegar aos cantos do casarão mais rápido.

A porta, ao se abrir, permitiu a invasão da luz amarela; contrastando-se com as poucas lâmpadas mais esbranquiçadas do lado de dentro.

Esperei eles se afastarem um pouco no novo cômodo para que a contaminação em luz amarela não fosse percebida. Adentrei, mas não segurei com tanta animação a maçaneta metálica como fez Aldous: utilizei os cotovelos. De todo modo, caro enxerido, não me senti bem com a ação.

O local onde eu havia entrado era muito menos iluminado que o corredor principal. Aldous obviamente não se importou, mas percebeu que o visitante demorou para se adaptar à escuridão. Ele disse algo como: "Haverá outras luzes mais à frente, não tente ajustar a visão, seus olhos vão ficar cansados. Foi assim que perdi os meus: ajustando a visão de uma forma drástica [O visitante riu de maneira rouca]".

Peço licença, meu curioso, para expressar um breve pensamento: não tenho certeza o quanto Aldous de fato contenta-se com a própria cegueira. Acredito fortemente que, se pudesse, escolheria voltar a enxergar. No entanto, como essa opção é inexistente, transformou sua limitação e seu sofrimento em uma curiosa comédia. Comenta quase obsessivamente sobre seu estado, ridicularizando-o. Como se esta limitação, a cegueira, fosse apenas um fardo conjuntural que ele precisaria carregar pelo peso de suas escolhas.

Os dois estavam, agora, a cinquenta passos de mim. Eu precisava me apressar, pois esse corredor poderia levar a muitos outros corredores escuros no subterrâneo da casa, onde Aldous expunha muitas de suas coleções. Não queria me perder.

Como antes exposto, parte de sua excentricidade se manifesta em suas coleções extraordinárias: moedas, esculturas, livros antiquíssimos, artefatos de leilões, cartas de amigos e amores, pinturas, instrumentos, ferramentas antigas, vinhos e outros itens variados. Essa seção do Instituto Weingarten é o "cantinho do diretor", como ele mesmo a chama, por isso nenhum paciente é permitido. Eles seguiram por um corredor com menos exposições.

Semelhante aos outros médicos, todas as vezes em que passei por esse corredor, fosse por pressa ou por achar que aquela parte era absolutamente reservada ao ex-diretor, nunca prestei a devida atenção ao que era exposto. O corredor mais importante entre todos os corredores escuros não tem obras ou artefatos fixos. São trocados quase mensalmente. Pelo que me veio à memória naquele momento, deveriam começar a aparecer, com o caminhar, algumas estruturas de madeira verticalizadas e vasos ornamentais.

Fixado na prancheta, comecei a andar mais devagar, imitando-os, já que a dupla fez o mesmo. Eles estavam admirando e conversando sobre o que estava nas paredes. Não conseguia ver esculturas e vasos. O exposto, por estar muito próximo da parede, parecia uma extensão dela: como uma protuberância geométrica.

Alinhados, contemplavam as obras que estavam expostas. Naquele momento, como não conseguia reconhecer as criações, pensei que Aldous poderia ter pedido para mudarem a seleção. Com apenas cinco dias de exposição, os vasos e esculturas haviam sido substituídos. Foram pendurados vários quadros. As luzes do teto pendiam inertes e iluminavam as obras por sua angulação.

Quadros abstratos começaram a surgir ao meu lado. Nomes não muito conhecidos. Melhor dizendo: não reconheci nenhum. Eram muito variados. Quadros de cores vibrantes e contrastantes com várias formas geométricas, alguns outros criados com um apelo ao caos de um pêndulo. Como se um balde em movimento fosse pendurado por uma corda e a tinta se entregasse calmamente ao próprio peso, vazando pelas aberturas, criando padrões elegantes na tela.

Os artistas desconhecidos colocaram seus nomes nos cantos dos quadros. Os mais diversos tipos de assinaturas. Algumas mais leves e com letras curvas, outras com cores fortes, escritas ilegíveis, e outras bastante extravagantes. Cada artista querendo se distinguir do anterior, acredito eu. Como se, naquele momento, essa distinção mudasse alguma coisa. Para mim, ignorante ao mundo das artes, eram como símbolos incompreensíveis e pouco distinguíveis.

O visitante olhava para as paredes e o cego pedia descrições dos objetos e das sensações provocadas. Após uma breve conversa, voltavam a caminhar novamente. Quando chegávamos aos quadros, escrevia em minha prancheta algumas descrições breves: "Quadro de cores predominantemente verdes e com pinceladas assertivas"; "Linhas perpendiculares de cores conflitantes dividem a tela em quatro quadrantes, cada um deles com algumas pinceladas de tons diferentes"; "Um quadro de fundo caramelo e tintas com cores vibrantes que foram postas sobre o plano com tanto cuidado que parecem linhas escritas, mas com algum relevo. Acredito que foi utilizada a técnica do balde de tinta pendular".

O visitante produzia alguns sons de espanto e fascínio. Via muito valor nas obras e não queria tirar os olhos delas. Aldous, talvez pela tristeza de contemplar a abstração impossível necessária para recriar um quadro em sua mente, puxava-o pelo braço. Dizia algo como: "Vamos, vamos, temos muito para ver! Ah! Eu não, mas você, sim! Tenho coisas muito especiais para lhe mostrar". O visitante não respondia, seguia com os olhos a obra que analisava, até ser impossível vê-la, pois estariam longe demais.

Andava contra sua vontade, pois queria ver todas as obras com calma. Foi puxado por Aldous, que reforçava: "A comida vai esfriar e quero lhe mostrar uma coisa muito importante! Apressaram o passo; decidi não acompanhar, então mantive o ritmo".

Ao fim do corredor, um pouco mais iluminado pelas luzes amareladas dos corredores principais, o visitante parou, e Aldous, atrás dele, colocou as mãos em seus ombros. Não consegui escutar, mas o visitante colocou uma das mãos sobre a boca, virou para trás e olhou nos olhos de Aldous (como se isso importasse) e lhe deu um abraço afetuoso. Aldous deu-lhe um simples e verdadeiro sorriso. Eles voltaram a andar. O visitante olhava para as paredes e ficava muito impressionado, como se elas remetessem a uma memória distante ou como se provocassem uma emoção intensa.

Escondi-me em uma das bifurcações do corredor escuro. Eles estavam olhando para todos os lados, não queria arriscar ser visto outra vez. Ficaram vários minutos admirando o que estava exposto. Quando o diretor julgou ter passado tempo suficiente, voltou a conduzi-lo. Saíram do corredor escuro; eu fiquei sozinho. Andei às pressas para o final das obras do corredor, eu estava com altas expectativas. Elas foram momentaneamente abaladas. Eram apenas mais alguns quadros abstratos. Quadros com o uso exclusivo de três cores: azul, preto e branco, em todos os tons e misturas imagináveis.

Percebi que, assim como os outros quadros expostos, esses tinham uma técnica particular de posicionar as cores e se apresentar. Uma técnica que não me era estranha: pinceladas delicadas e cuidadosamente posicionadas em um padrão perfeito. De súbito, tudo se encaixou.

Quase deixei minha prancheta cair. Uma voz interior gritou em minha mente: "Aldous conhece o pintor, ele conhece Liam! Aldous me deu o benefício da dúvida, ele quer mudar!". Não queria ser tão esperançoso, todavia. Apenas sabia que algo complexo estava se desenrolando. Algo que eu pouco conhecia, mas em que minha alma insubordinada via valor. Ela tinha certeza de muitas coisas, mas a fiz ficar quieta. Para ter certeza, eu guiei meus olhos ao canto inferior esquerdo do quadro e lá estavam as letras, ao lado da data de criação, contrastantes como sempre: "L. Fratucci".

Eu simplesmente não consegui acreditar, de imediato, no que estava vendo. "Aldous é amigo de Liam... do pintor... do aluno de Malda!", pensei.

Algo bastante curioso chamou minha atenção: havia cerca de quinze quadros com o nome de Liam. Todos com datas muito afastadas. O mais novo e o mais antigo tinham décadas de diferença. A técnica permaneceu a mesma durante todos os anos, mas os temas abordados evoluíram. Os primeiros eram abstratos, mas muito bonitos. Os mais recentes seguiam uma linha mais realista. Alguns tinham flores, outros, rios e montanhas... Até que começaram a surgir animais... Ovelhas, cachorros, gatos, gaviões, corujas, lebres, cavalos e roedores de todos os tamanhos. Todos, sem exceção, tinham borboletas azuis, mesmo que em partes muito sutis.

Aldous organizou uma cronologia das obras de arte de Liam. Imagino que, para Liam, foi magnífico rememorar tantos períodos de sua vida. A evolução de sua arte.

Olhei para o relógio e ele estava calmo, não me disse nada de muito importante; não anotarei a fala dele, meu curioso.

Analisei por mais alguns minutos. Não me detive muito, pois queria chegar à dupla. Esperaria o jantar acabar para falar com Liam. Saí do corredor escuro e fui à sala de reuniões. Precipitei-me; eles ainda estavam do lado de fora. Escondi-me atrás de uma pilastra que se salientava da parede. Aldous e Liam estavam virados para a porta, como se aguardassem alguém abri-la. A porta se abriu e quem passou por ela foi o dito grandioso e louvável doutor Giuseppe. Não estava preparado para isso. Imaginei que eles entrariam sem virar para trás e que só seria uma questão de tempo até Liam ir embora. Giuseppe direcionou expressões sorridentes ao visitante; no trajeto de deslocamento dos olhos para o ex-diretor cego, fui descoberto. Ele me viu e andou furiosamente em minha direção. Pegou-me pelo colarinho como se eu fosse uma criança malcriada e me conduziu a Aldous.

Ele, com muita ira pela minha teimosia e insubordinação, denunciou-me para Aldous, falou algo como: "Aldous, olha quem está seguindo vocês, este verme! [Aldous fez as mesmas expressões de quando brincava com o fato de ser cego, como se não reconhecesse de quem Giuseppe estaria falando. Curiosamente, as expressões dele também denunciavam que ele sabia desse fato, de minha espionagem, mas queria que Giuseppe se explicasse] O Dante, Aldous, esse verme! Ele está seguindo vocês desde a entrada. [Liam observava todos homogeneamente, muito confuso] Além disso, ele está carregando uma prancheta com anotações. Veja isso, Aldous! [Aldous sorriu] Ele anotou tudo o que vocês conversaram, palavra por palavra!".

Giuseppe esperava uma fala de repúdio, mas Aldous só ficou mais sorridente. O doutor que carregava minha prancheta enfatizou, mas não consegui, por motivos óbvios, anotar as exatas palavras: "Aldous, você não pode deixar isso passar! Primeiro a reunião de hoje e agora isso? Essas insubordinações não podem ser toleradas!". Ao que Aldous respondeu: "Leia o que está escrito, doutor. Faça-me o favor!". Giuseppe leu todas as anotações e o ex-diretor direcionava a orelha para a prancheta como se com ela fosse capaz de ler.

Ao final de minhas anotações sobre a conversa, a descrição e análise de alguns quadros, a descoberta de que o visitante, na verdade, era Liam e outras palavras avulsas, Giuseppe perguntou se Aldous não estava preocupado com esses comportamentos e disse que, se ele estivesse na posição de juiz, me condenaria por tudo isso.

Esta resposta não é uma paráfrase, meu enxerido, lembro-me perfeitamente do que Aldous disse: "Certo, que bom que não está na posição de juiz, você seria muito incompetente! [Giuseppe frustrou-se] Vamos, Dante, entre. Temos lagosta!". Eu e Giuseppe, os únicos conscientes dos contextos, chocamo-nos. O médico arrogante, com gestos desajeitados, disse algo como: "Aldous, você vai deixar este verme jantar conosco depois de tudo que ele fez? Eu me recuso a jantar na mesma mesa que ele! Como você vai deixar esse médico medíocre comer na mesa de reuniões conosco? Eu me recuso a aceitar isso! Recuso-me a participar desse jantar nessas condições!".

Aldous, com muito humor na voz, soou palavras semelhantes a: "Você se recusa? Ótimo! Apenas temos três lugares... Muito bela sua iniciativa de ceder um lugar a Dante, Giuseppe, muito bela!".

Giuseppe se fez de desentendido: "Aldous, mas ele não seria capaz de entender nossas conversas. O jantar será desagradável, simplesmente". Giuseppe ignorou o fato de Aldous tê-lo excluído do jantar para me ceder o lugar, empurrou-me e entrou na sala.

Aldous percebeu que Giuseppe havia começado a andar e exclamou com o que pareciam ser olhos e expressões sarcásticas: "Ei, Giuseppe! Não estrague sua ação de boa virtude. Não se pode doar algo e revogá-lo depois!".

Muito confuso, o médico respondeu: "Doar, do que você está falando?". Aldous, puxando-me pelo braço e impedindo a passagem de Giuseppe, supondo que o jovem convidado o seguiria, disse: "Sim, sim... Muito nobre sua doação. Será tópico do nosso jantar".

Imaginei que Liam ficaria muito incomodado com as ações de Aldous e Giuseppe, mas ele parecia conhecer o senso de humor do cego e permitiu que a discussão seguisse sem sua interferência. A única coisa que intimidava a visita era a frustração e fúria de Giuseppe, que suplicava: "Permita-me participar, Aldous... Dante não sabe do que fala!".

Aldous, levantando uma mão — como se esse gesto interrompesse completamente a capacidade do outro médico de falar —, disse: "Ele pode não saber do que fala [Eu não soube como reagir a esse comentário], mas certamente está mais interessado do que você! Veja todas as anotações dele. Você nem ao menos me perguntou o nome do... Ah! Vou deixá-lo com uma curiosidade saudável. Tente adivinhar o nome de Liam e depois conversamos. [Ele fez uma pausa e percebeu que tinha revelado o nome de Liam. Tudo em forma de encenação, pois foi intencional] Ah! Giuseppe, perdoe-me. Falei o nome de Liam e estraguei sua diversão! [Esboçou uma expressão caricata de quem está pensando] Ah! Já sei! Tente adivinhar o sobrenome!". Aldous não deixou Giuseppe responder, fechou a porta e disse: "Vamos, senhores, a lagosta está servida!".

O jantar

14ª ANOTAÇÃO

A frustração de Giuseppe foi perceptível. Soltava alguns grunhidos e pisoteava como criança por ter sido excluído do jantar. Aldous comandava a atenção com sua mão. Trouxe-a à boca e fez sinal de silêncio. Colocou a outra mão à orelha para direcionar nossa atenção aos barulhos do lado de fora; os barulhos da frustração de Giuseppe. Aldous riu um pouco e abaixou as duas mãos em um movimento conjunto, como se negasse todo o conflito causado. Disse: "Senhores, está na hora... Estou faminto!".

Sentei-me em uma das cadeiras com certa hesitação. Liam estava muito interessado nos contextos e perguntou ao Aldous qual foi o motivo da comoção e da troca de pessoas. Não me senti ofendido, visto que ele não perguntava com arrogância, mas com genuína curiosidade. Aldous respondeu que pouco importava, que Giuseppe estava estressado demais para participar; como se a escolha de faltar ao evento partisse do médico excluído. Liam consentiu, chacoalhou a cabeça como se reconhecesse o senso de humor do cego e disse: "Ah! Aldous, quanto tempo, não é, meu amigo?". Aldous respondeu: "Sim, sim... Muito tempo mesmo. [Ele então fez uma breve pausa; o silêncio me incomodou um pouco] Ah! Tive uma ideia. Proponho uma dinâmica: vamos gravar o que será conversado. Sinto que essa conversa será de profunda importância para todos nós. Além disso, acho que meu pequeno museu precisa de algumas exposições mais auditivas. Não consigo mais aproveitar as obras visuais. Então, senhores, se me permitem, gostaria de gravar tudo que será dito, de produzir arte com vocês". Eu consenti. Liam apenas cruzou as mãos e disse: "Meu amigo... [Tossiu e acenou com a cabeça] Vamos! Nunca gravei uma conversa, um jantar... Esses atos esporádicos... Como sentia falta de sua excentricidade, Aldous".

O cego disse: "Ótimo, pois já está sendo gravado!". Tirou um gravador debaixo de sua cadeira e o colocou em cima da mesa. Complementou dizendo que, se em qualquer momento ficássemos desconfortáveis, poderíamos desligar o gravador, mas que ele gostaria muito de ter recordações do momento. Assegurou a Liam que apenas ele e eu teríamos acesso à gravação. Liam riu e disse: "Estou muito relaxado, Aldous. Faça o que quiser com a gravação!".

O cego juntou as mãos e olhou para mim: "Ah! Como pude eu ser tão estúpido, Dante? Não os apresentei devidamente. Liam, este é Dante. Dante, este é Liam". Eu e o artista apenas nos cumprimentamos com olhares, mas Aldous insistiu que confirmássemos a ação com palavras. Trocamos frases receptivas e seguimos com o jantar. De início, era como se eu não estivesse lá. Eu apenas assistia e acompanhava a conversa dos dois.

A organização da mesa era a seguinte: Aldous estava sentado no lugar que Giuseppe ocupou na reunião muitas horas antes. Um lugar de canto de mesa, o mais prestigioso deles. Trouxe, por um instante, meus olhos ao tampo da mesa que ficou marcado permanentemente por um desnível causado pelo golpe da colher, pela raiva de Giuseppe sobre minha insubordinação.

Já estava próximo do dia seguinte, mas a noite era longa e Liam apenas iria embora ao amanhecer, não tínhamos pressa. Liam estava à minha frente, e eu olhava para o quadro do artista. Nós nos organizamos de tal forma que estávamos equidistantes e todos poderiam se sentir em posições de igual importância.

Aldous perguntou a Liam: "Amigo, você se lembra de quando eu comprei este quadro?". Aldous apontou à pintura e Liam exclamou: "Claro, Aldous.

Faz muito tempo... Uns sete anos?". Agora eu havia compreendido sobre o que os dois estavam discutindo mais cedo, no início de minha espionagem. A troca desigual na qual Liam fora favorecido era a venda desse quadro.

Aldous disse: "Meu amigo, sorte sua que tenho grande admiração pelo seu trabalho, pois você me cobrou o olho da cara por esta obra! Não tenho certeza se valeu a pena... Nem ao menos posso apreciá-la!". Liam refutou de forma sutil, com uma das mãos sobre a do cego para que ele soubesse que a fala seria jocosa e amigável: "Se você está insatisfeito com o preço investido, venda-a! Meus quadros estão valendo muito mais que seus preciosos olhos!". Aldous riu: "Disso eu tenho certeza!".

O cego, direcionando-se para mim, explicou: "Você vê a audácia desse jovem, Dante? Se não fosse por mim, ele não seria nada! Eu o encontrei há muitas décadas com dificuldades para vender uma simples obra. Ninguém ousava investir em um artista tão jovem. Eu, no entanto, com meu espírito especulativo e viciado em investimentos de risco, comprei todas elas. Insisti, ao fim da transação, que ele aprimorasse sua técnica, pois ele tinha verdadeiro potencial. O moleque chorava muito como se eu o tivesse ferido. Desde então ele não me deixa em paz! Às vezes ser filantrópico como eu é um verdadeiro fardo!". Liam riu e deu um tapa no braço de Aldous.

Eu havia compreendido por completo. Aldous, há muitos anos, encontrou Liam por acaso nos curiosos e imprevisíveis caminhos da vida e investiu em seu trabalho. O jovem ficou em dívida eterna com o ex-diretor, pois ele fora o único que confiou em suas obras. Hoje em dia, Aldous explicou, Liam era conhecidíssimo no mundo das artes visuais e suas obras já eram motivo de grande inveja e ambição por colecionadores. Quem tivesse uma peça com as letras "L. Fratucci" poderia se reconhecer como um verdadeiro e próspero investidor de arte nova e jovem.

Liam complementou: "Sim, Dante, eu tenho uma dívida eterna com este tolo cego. [Então colocou sua mão no ombro de Aldous] Se não fosse por sua curiosidade eu não seria nada do que sou hoje. Nem mesmo meus próprios pais acreditaram em mim. Quando Aldous me encontrou, eu estava desabrigado, vivendo com uns trocados doados pela gente e sem um lugar fixo. Eu estava fraco e com fome, derrotado. Eu tenho certeza de que Aldous não investiu em meu trabalho por interesses especulativos, mas porque queria me ver desidratar, pelas lágrimas, na sua frente!". Os dois riram.

Aldous ousou fazer barulhos com um sino para chamar a senhora Dária, mas Liam segurou sua mão e disse: "Aldous, você não está chamando um cachorro, isso não é necessário". O velho concordou e abaixou a mão. Em um tom de voz elevado: "Dária!".

A cozinheira entrou logo depois e disse: "Muito obrigado, Liam. Aldous precisa aprender os novos e bons modos. Ele é antiquado, não o culpe!". Aldous tem uma relação muito amigável com a cozinheira. Não levou o comentário como sinal de insubordinação, mas riu em conjunto com todos nós e explicou que, de fato, precisava se atualizar sobre as "novas tendências de tratamento". Ele recusava-se a se tornar obsoleto em seus modos. Pediu para Dária se livrar do sino quando saísse.

A cozinheira colocou o sino no bolso e disse: "Senhores, o jantar está servido. Temos lagosta flambada ao vinho branco, regada com azeite e limão fresco. Como acompanhamento, batatas cozidas ou vagem grelhada". Selecionamos os acompanhamentos que queríamos, e a cozinheira habilidosa montou os pratos lá mesmo.

Ainda que arranjada rapidamente, a apresentação da refeição nos pratos era muito atraente. Outros detalhes, como temperos coloridos, molhos e acompanhamentos diversos, foram adicionados logo depois. Ela, primeiro, montou o prato da visita, depois o meu e, por último, o de Aldous. O cego sussurrou para nós como se Dária não pudesse ouvir: "Senhores, não deixem essa velha se aproveitar de mim. Certifiquem-se de que meu prato está bem montado como o de vocês. Ela é malvada com os cegos. Vocês não sabem como ela me trata na ausência de visitas!". Dária, que obviamente havia escutado tudo, pois não passaria de uma brincadeira, disse: "Trato com muito cuidado, isso, sim! Aldous, não fale mentiras aos convidados. É desrespeitoso!". Ele arrumou a postura como se fosse corrigido por uma professora de etiqueta e disse: "Está certa. Não podemos mentir aos convidados. Dária me trata com muito cuidado!". Todos riram um pouco e Dária disse antes de se retirar: *"Bon appétit!"*.

O velho levantou-se e andou à adega para pegar algumas garrafas de vinho. Falou nomes em outras línguas, e Liam concordou com a escolha do ex-diretor. Acredito que, em certo tempo da vida de Liam, ele foi criado por Aldous. Eles tinham uma relação quase paternal. Liam tinha os mesmos conhecimentos de culturas finas e parecia saber de tudo que Aldous falava.

Enquanto o cego procurava, perguntei ao artista: "Mas, Liam, diga-me: há quanto tempo vocês não se viam?". Ele respondeu: "Como já disse, sete anos; talvez mais...".

Eu queria algumas respostas. Fiz perguntas óbvias: "Muito tempo... Alguns diriam: 'Tempo demais!'. Apenas posso imaginar a ansiedade que você passou enquanto esperava a data desse jantar. Como lidou com a angústia do reencontro?". Aldous, de costas para mim e fora do campo de visão do jovem, chacoalhou a cabeça — ele sabia o motivo da pergunta. O artista respondeu: "Não tive que lidar com sentimento algum. Eu estava na cidade há algumas semanas para uma exposição, e Aldous sabia disso. Não havíamos feito planos. Fui notificado que Aldous von Weingarten me procurava e imediatamente desmarquei todos os compromissos. Arrumei-me o mais rápido que pude e vim para cá!".

Aldous de fato não tinha planos para o jantar, mas ele confiou em minha palavra — ou apenas se entregou à curiosidade —, e, mesmo se eu estivesse errado, ele ainda teria a chance de se reencontrar com seu velho amigo.

O cego, enquanto servia o copo do artista, perguntou: "Liam, acredito que, mesmo depois de tantos anos de amizade, nunca me atentei, com profundidade, às explicações de quais foram as inspirações para seu trabalho...". Liam respondeu depois de uma curta pausa: "Hmm... Não houve um fato pontual, mas um processo. Lembro-me de que foi muito cedo. Eu provavelmente tinha cerca de oito anos. Frequentava uma escolinha enquanto meus pais trabalhavam, e tínhamos um horário reservado para praticarmos artes. Alguns alunos tocavam instrumentos, outros pintavam, esculpiam, brincavam com argila e outros remendavam panos finos com o auxílio da professora para criar vestidos e outras peças de roupa".

"Todos nós fazíamos alguma coisa. Éramos péssimos artistas, mas nos divertíamos. A professora reafirmava que nós, ao apertarmos teclas aleatórias do piano e pintarmos quadros sem sentido ou remendarmos panos destoantes, estávamos produzindo arte — ou que, ao menos, estaríamos aperfeiçoando as ferramentas para algum dia produzirmos arte plenamente. Eu me frustrava muito com minha produção. Não conseguia copiar o que eu via. Tinha uma vontade muito grande de fazer obras que representassem a realidade, mas eu simplesmente não conseguia. [Liam limpou a garganta] Um dia, no entanto, a professora me fez enxergar que todo esse sofrimento fazia parte do processo de aperfeiçoamento, que o potencial de criar um belo quadro realista estava dentro de mim; as tintas e os pincéis usados seriam exatamente os mesmos. Bastava compreender a lógica por trás da organização dessas ferramentas para representar o que eu quisesse. Com isso, acredito que fui capaz de me aperfeiçoar aos poucos."

O cego, enquanto estava com a garrafa de vinho na mão, indicando com os gestos, ao tatear a mesa, que procurava minha taça, perguntou: "E quanto ao conteúdo, Liam? Como sua arte partiu de imagens abstratas aos belos quadros que você produz hoje?". Apontou para o quadro da sala. Eu disse: "Aldous, não desvalorize os maravilhosos abstratos!". Ele concordou.

Liam, depois de saborear o vinho amadeirado, pigarrou a garganta e respondeu: "No início, os quadros não tinham muito significado. Apenas gostava de misturar as cores, mas eu acabei encontrando uma lógica de produção bastante peculiar. Depois de passar a pintar meus quadros abstratos com pinceladas curtas, percebi que uma reorganização dessas mesmas pinceladas criaria um quadro tão abstrato quanto o anterior, mas seria compreensível aos outros. A partir desse momento passei a criar imagens mais realistas. Eu deveria ter quinze anos quando canalizei a técnica. Eu já tinha sido removido de minha escola há muitos anos, mas continuei pintando.

Não sei exatamente o motivo de minha saída, mas foi o que aconteceu... Eu estava bastante feliz naquela escola. Acho que me lembro de meus pais me dizendo que a professora tinha se demitido e por isso eu teria que ir para uma nova escola. [Cruzou os dedos sobre a mesa] Ingressei em uma escola de padres, mas simplesmente não me encaixei. Continuei a pintar, mas meus pais não queriam um filho artista. Fui expulso de casa e passei a viver dos trocados que eu ganhava com o que eu pintava".

Aldous, que agora se encontrava sentado, queria continuar escutando sobre a arte de Liam; interrogou: "E quanto aos *animais*, como eles surgiram?".

O artista respondeu: "Os animais? [Aldous acenou com a cabeça] Ah! Deixe-me pensar... Acho que foram muitas coisas, mas certamente a inspiração inicial foi minha professora de educação primária. Ela tinha uma maneira muito carinhosa de chamar os alunos. Ela apelidou cada um de nós como um animalzinho. Eu tinha colegas de todas as espécies. Desde roedores a grandes felinos. Era muito amoroso. 'Bichinhos!', ela exclamava. Uma professora muito afetuosa. Além disso, não eram nomes sem significado. Eu era a borboleta azul. Ela justificou essa escolha, pois eu produzia arte com belos pigmentos, e eu me movimentava, segundo ela, com a leveza do voo do inseto".

"Os outros alunos poderiam ser leões por serem líderes natos, ou mesmo bichos-preguiça que observavam a todos com indiferença e distância; e, assim, conseguiam compreender a simples natureza da convivência humana. Ela contava histórias sobre os *animais* e nós amávamos! [Bateu uma palma solitária] Eu enfrentava grandes tigres com minha potência de borboleta e todos se contentavam! Os alunos diziam: 'Você não pode rosnar como eu'. E eu respondia: 'Mas você não pode voar como eu, ou ter a beleza que possuo'. Ríamos e brincávamos como animaizinhos. Era tudo muito bonito. A professora observava tudo aquilo, as nossas brincadeiras, com muito amor nos olhos. Ela era claramente muito apaixonada pelo ofício. Nunca compreenderei o motivo de ela se demitir!". Eu olhei para Aldous, ele não retribuiu de nenhuma maneira, mas descansou os braços nas pernas, como se estivesse mais relaxado.

Liam claramente não sabia da história de Malda, de sua patologia ou do verdadeiro motivo do fim de sua carreira como professora.

Aldous, depois de alguns longos goles, passou a direcionar olhares... Digo, expressões para mim que denunciavam que eu estaria certo. Era como se dissesse: "Dante, você está certo, ele foi um aluno de Malda. Um aluno brilhante". Com essas expressões, passo a me perguntar se o fato de eu estar aqui nesse jantar é uma eventualidade, uma fortuna acidental, ou se Aldous sabia que eu os seguiria, que me interessaria pelo evento de uma visita. Mesmo que não tivesse sido planejado, teria Aldous percebido que eu os espionava? E, se sim, por que permitir tamanha invasão de suas privacidades? Ainda não consigo compreender suas intenções. Tanto falo sobre o respeito às pessoalidades alheias, meu curioso, mas... Bom, não me humilharei pela hipocrisia. Sei que você compreende aonde quero chegar.

Aldous, como se tivesse todo o controle da situação, relaxou ainda mais o torso na cadeira para dar espaço às minhas perguntas. Me senti confortável para fazê-las: "A professora foi importante para você?". Exclamou: "Certamente, Dante... Certamente! Ela foi minha verdadeira mãe. Eu lembro de sentir como se aquela sala de aula fosse mais como meu lar que minha própria casa. Todas as noites eu aguardava ansiosamente pelo amanhecer para rever meus amigos e aprender algo de novo. Eu odiava os feriados e fins de semana. Eram hiatos grandes demais para meu coraçãozinho aguentar" Perguntei: "E ela foi uma boa professora?". Aldous riu da banalidade de minha pergunta. "A melhor que já tive! Agora, com essa discussão, percebi do quanto o êxito de minha arte dependeu dessa professora. [Aldous chamou a atenção de Liam] Claro, dependeu da professora, mas principalmente de Aldous" Aldous ficou satisfeito com a correção.

O drama do reencontro ocorreria em breve e Aldous sabia disso. Sabíamos que tínhamos de corrigir a história que Liam acreditava ser verdadeira e contar sobre a patologia de Malda; responder a eventuais perguntas e, mais cedo ou mais tarde, intermediar o reencontro entre eles.

A fim de acabar com o suspense que perdurava, disse: "Sim, Malda é realmente muito especial, uma mulher brilhante!". O visitante reconheceu de imediato o nome e desviou o olhar do prato com a apresentação já destruída, a qual, para mim, lembrava um dos quadros abstratos que vi no corredor escuro. Olhava para mim inocentemente, como se uma criança de oito anos tivesse ressurgido do seu profundo interior. Largou os talheres e se recompôs; perguntou: "O que disse, Dante?". Ao que respondi: "Malda é mesmo muito especial, não concorda?". Liam retirou os óculos — parecia que ele havia sido curado dos males de sua visão — e disse: "Eu não falei o nome de Malda...". "Não seria necessário", falou Aldous, após cruzar os braços.

Liam estava muito confuso. Contamos sobre tudo que Malda havia passado. Explicamos que, na realidade, Malda não tinha se demitido, mas que fora coagida a renunciar ao cargo, que a julgaram como incapaz de lidar com os ofícios de professora.

Aprofundamos sobre a patologia de Malda e sobre o que essa classificação sugeriria. Antes de se chocar com a classificação, disse: "Malda está viva?". Aldous e eu confirmamos. Ele parecia estar bastante ansioso para revê-la. "Ela está aqui?", perguntou. Confirmamos novamente. "Mas por que ela está aqui, Aldous?". Este respondeu: "Malda, depois de ser diagnosticada, ela tentou se sustentar de diversas maneiras, mas não conseguiu. Ela ficou sabendo do Instituto e se internou. Ela mora aqui há décadas". O artista replicou: "Então quer dizer que, nesses anos, Malda esteve tão perto de mim? [Uma pergunta retórica] Tamanha crueldade!".

Eu e Aldous demos espaço a ele. Não físico, mas reservamo-nos. Ele, após alguns minutos em pensamento, ficou muito chocado, como se tivesse descoberto que sua verdadeira mãe estaria doente, condenada. Ele perguntou, lastimando agudamente, após entender o que tudo isso significaria: "Ela é esquizofrênica?". Aldous assegurou que o diagnóstico foi realmente dado.

O artista encarava o prato. Imaginei, ingenuamente, que Liam contemplava toda sua vida; pensava que ela havia sido uma mentira. Pensei que discutia consigo o fato de ter tido contato com uma "louca"; que era um absurdo ter tido Malda como professora, em primeiro lugar. Eu estava plenamente preparado para explicar que nada havia mudado, que ela apenas recebeu um nome que a descrevia sob certos olhares analíticos, os olhares médicos.

O aluno questionou: "Hmm... Esquizofrênica? Faz muito sentido!". Eu não soube como responder à naturalidade do artista. "Explique", disse Aldous. "Ora, ela criou os apelidos, mas eles não foram breves, momentâneos ou passageiros... Agora, pensando em tudo que passei por um ponto de vista amadurecido, o jeito que Malda usava os apelidos era um tanto obsessivo; como se preferisse nossos nomes de *animais* aos de batismo. Ou como se fossem verdadeiros, naturais."

Eu endireitei os fatos: "Seus pais foram os principais responsáveis pela demissão de Malda [Liam não se impressionou, como se soubesse da capacidade deles] Eles perceberam o uso dos apelidos e exigiram que fosse feita uma análise psiquiátrica. Os diretores aceitaram o pedido. Eles tinham certeza de que, ao cumprir esse pedido, Malda poderia voltar a dar aulas o quanto antes. Quando foi conferida a ela a condição de esquizofrênica, atou-se a isso um status irremovível. Como se a conjuntura da classificação diagnóstica mudasse alguma coisa e a incapacitasse completamente de viver em sociedade".

Liam, incomodado com os efeitos da classificação, fabricou expressões preocupadas e questionou: "Mas o diagnóstico serviu para algo?". Eu respondi: "Sim, serviu, mas não para ela. Seus pais encontraram no diagnóstico de Malda um bode expiatório para todas as insatisfações acerca do método da professora. Como você próprio disse, Liam, eles não queriam um filho artista. Atribuíram a culpa de sua paixão à professora. Curiosamente, ela acredita que não cabe a uma pessoa obrigar outra a produzir arte. O que pode ser feito é estimular a arte em alguém. Para Malda, os humanos teriam ímpeto de criar! Seria uma força nativa em todos, que conduziria à produção de arte e conhecimento. Porém, isso não vem ao caso...".

Recaiu sobre Liam, evidentemente, uma dose de culpa. Como se herdasse dos seus pais a culpa pela condenação de Malda. Acho que, de certa forma, até eu o culpava.

Mas pense, meu curioso! Estou certo de que, se você leu o que há em minhas anotações até o presente momento, concorda com pelo menos uma parte de minhas críticas — se não lê porque concorda, deve ter muitas ressalvas sobre o que escrevo… De todo modo, convido-lhe a pensar: é justificado o diagnóstico de Malda? Não pensa ser absurda uma condenação com fundamentos tão fracos?

Repito-me, pois sinto que não fui claro o suficiente. Gosto de pensar que quem lê assim o faz porque concorda com o que digo. Em outro caso, não concorda. Mas, justificado pelo meu ponto de vista sobre a ciência e o conhecimento, independentemente do posicionamento de quem invade minhas privacidades, tenho-lhe, pelo bem ou pelo mal, como um amigo, talvez como um colega do conhecimento, não? Então, meu amigo enxerido, convido-lhe a pensar sobre o diagnóstico de Malda, sobre a atitude dos pais de Liam ante a obsessão dela e sobre o poder de um nome, de uma classificação… Como pode ser "louca" se carrega tanta linguagem, tanto ímpeto, tanta humanidade? Como pode ser "louca" se é tão genial? Pense sobre tudo isso… Tome seu tempo, meu intrometido, o papel está em suas mãos!

Aldous, para explicar a situação com mais profundidade e, talvez, expurgar um pouco de sua própria culpa em consentir e contribuir para o sofrimento de Malda, adicionou alguns fatos sobre o passado da ex-professora. Disse que, imediatamente após ser diagnosticada, ela sentiu os efeitos da classificação. Ela foi demitida, ou, como consta em seus registros antigos, "coagida a renunciar ao cargo de professora", e tudo à sua volta, inclusive o que era produzido por ela, parecia se desvalorizar ou receber o valor da dita loucura. Tudo que era falado pela esquizofrênica era tratado como "discurso de 'louca'" ou simples mentira. Ele também explicou que os meses seguintes aos da classificação foram caracterizados por mudanças estruturais na vida de Malda. Ela havia "enlouquecido" mais pelo ostracismo providenciado pelo nome do que pela "patologia" em si.

Peço desculpas, novamente, meu amigo, por interromper os fatos da reunião... Se desejar, pode continuar no próximo parágrafo. Escrevo tudo isso, mas de certa forma desejo que você leia. Meu corpo não consegue compreender tamanha crueldade; meu coração, que reconheço pulsar um sangue de hemácias anárquicas, tortas, metaforicamente falciformes, batalhadoras e insubordinadas, palpita de forma feroz por essa realidade tristíssima... Não me conformo com tudo que ocorre! Escrevo isso, pois egoísmo é uma substância que contamina pouco minhas veias excessivamente humanas... Minha mão insiste em escrever o que mais me incomoda em toda a história de Malda, um sofrimento incoerente: não sofre porque é "louca", mas porque é dita ser. Não deciframos completamente o humano em seu mais puro estado, em todas as suas linguagens, e ele, soberano de si, se pronuncia como um fogo feroz... É uma chama tão simples, mas inextinguível enquanto estiver viva. Uma forma quente como o calor de minhas ou de suas mãos, como o calor dos abraços inexistentes entre os médicos e seus pacientes, entre dois humanos que, por algum motivo verdadeiramente louco, enxergam-se e são compreendidos como diferentes. E esse fogo da essência das pessoas tem como matéria-prima a humanidade de cada um, por completo incombustível. Essa chama que se apaga de tão inalienável, como qualquer outra, antes de aprisionada. Tanto querem portá-la nas mãos... Desejam tê-la para si, como que aprisionada em uma joia de um dos anéis vaidosos. Consigo vê-la, essa chama de cores indomáveis e impossíveis de serem replicadas, refletida na superfície dos olhos arregalados e gananciosos de quase todos os médicos daqui ao contemplarem cada "louca" existência. Não sei a quem agradecer pela natureza da chama, mas agradeço por não dar esse gosto aos gananciosos da *Família Rica*, por tristemente se apagar antes de ser aprisionada ou descrita com perfeição!

Aldous continuou falando como, após a classificação, os pensamentos e ações de Malda começaram a destoar mais da realidade e do que eram consideradas condutas comuns e aceitáveis. Ela, por alguns anos, teve dificuldades em pagar todas suas despesas e, de quando em quando, faltava comida. Como consequência dessa mudança drástica, ficou mais delirante do que antes. E esse adoecimento da sanidade de Malda pôde ser usado pelos responsáveis pela classificação como justificativa; poderiam dizer: "Vemos aqui os efeitos da esquizofrenia. Era óbvio que ela perderia o controle eventualmente. Foi bom... Foi ótimo, ouso dizer! Ainda bem que a diagnosticamos com antecedência. Seria uma tragédia se ela tivesse perdido o controle na presença dos alunos. Fizemos algo bom... Algo louvável! Salvamos aquelas crianças!". Porém, reforço: falharam por não enxergar que parte da "insanidade" de Malda surgiu pela classificação, e não pela condição dela.

Aldous disse que ela foi enviada, antes de se internar com ele, por alguns meses, para um instituto como o nosso, mas com condutas muito mais desumanizantes e arcaicas. Disse que Malda foi submetida a diversos tipos de tratamentos. Tratamentos que, no tempo em que eram amplamente utilizados, foram considerados contribuições grandiosas à ciência e renderam diversos prêmios. Porém, hoje seria difícil distingui-los de torturas.

Essas falas me surpreenderam muito! Elas demonstram uma mudança drástica no que eu imaginava ser os pensamentos de Aldous. Angustia-me um pouco pensar que provavelmente não compreenderia a profundidade dessas mudanças de posicionamento e do peso de sua culpa, caso não tivesse sido convidado a participar desse jantar.

São falas importantíssimas, portanto atente-se, caso aqui ainda estiver, meu enxerido. O cego começou a contar sobre uma médica chamada Nina. Ela era a assistente de um de seus antigos colegas de pesquisa, foi a principal responsável pelo fim desses tipos de tratamentos e hoje em dia está aposentada, mesmo que muito jovem para isso, posto que tinha desistido de lutar contra um sistema corrupto e egoísta que insistia em se restaurar depois de qualquer pequena revolução — restaurar-se com o objetivo de *lucrar*.

Aldous admitiu que Nina o desprezava, pois ele era uma evidente manifestação desse fenômeno. Lugares como o Instituto Weingarten foram a solução encontrada pelos médicos da mais alta casta para continuarem seus estudos, mas de forma mascarada. Aldous concordava que, de certa forma, o que ele havia criado era muito semelhante aos antigos manicômios, mas com uma fachada mais bela. Os fins eram os mesmos: segregar os "loucos" e *lucrar* sobre essa condição.

A tortura e os tratamentos foram substituídos por medicamentos mais leves e o isolamento. Ninguém poderia atribuir culpa a Aldous, pois os pacientes, como ele argumentou por tantos anos, "podem sair a qualquer momento". Com isso, a sociedade, os médicos e os próprios pacientes consentiram com a nova faceta da internação psiquiátrica.

Aldous parecia se culpar um tanto por isso. Falo de novo que fiquei bastante impressionado pela aparição da culpa. Eu havia construído, em minha mente, uma imagem de Aldous que destoava completamente da que conheci hoje. Não me repreendo por isso, afinal só o conheci de fato nesse jantar. Imaginava que Aldous fosse mais como Giuseppe: orgulhoso, arrogante, egoísta e frio. Por um lado, essas descrições não são tão inúteis assim. Elas certamente poderiam descrevê-lo em algum momento de sua vida, mas a cegueira parece ter mudado o médico. Ele está mais leve e triste, mais humano, menos condenável... Como se, com a cegueira, ele tivesse passado a enxergar os efeitos de seu ofício e suas pesquisas.

Virou para mim e disse: "Ah, Dante, você se encantaria pela Nina! Uma mulher bastante genial e com ideais parecidos com os seus. As lutas que ela travou contra esse sistema foram belíssimas — contudo, não renderam prêmios, mas um afastamento fatal da comunidade científica, mesmo que essas tenham se provado efetivas. Fez um trabalho completo com os pacientes, utilizando a expressão como forma de compreensão dos internos e como reabilitação [A última palavra da sentença me chamou muito a atenção]". Ele parecia culpar-se ainda mais.

Conversamos mais um pouco sobre o diagnóstico e seus efeitos. Aldous adicionou mais fatos sobre o passado triste e obscuro de Malda. Fatos dos quais eu não tinha o menor conhecimento. Aprofundou-se nos tratamentos aos quais Malda foi submetida. A discussão caminhou mais um pouco, mas a fita de gravação exauriu-se. Perdemos cerca de vinte minutos de conversa com esse erro. Quando percebemos o que tinha acontecido, trechos importantes…

Apenas me recordo de um dos "tratamentos". Um experimento que não funcionou e tinha pouco fundamento. Não obstante, foi testado diversas vezes: um médico propôs que Malda fosse inserida em uma espécie de câmara fechada. Uma câmara na qual a concentração de oxigênio era facilmente controlável. A hipótese por trás do experimento era a seguinte: se Malda tivesse muito pouco oxigênio, algumas regiões do cérebro seriam desativadas por danos aleatórios, e ela sairia da câmara essencialmente retardada. Os resultados dessa mudança seriam uma pessoa com comportamento muito mais manso pelas limitações físicas do cérebro. Isso faria o enfermo viver de forma adestrada, de modo harmonioso, em sociedade.

Aldous contou que Nina assistiu à apresentação inicial desse método e se indignou imediatamente. O cego disse isso e virou o rosto para mim como se imaginasse que eu faria o mesmo. Nina, tendo conhecimento do que seria testado em Malda, ajudou-a a fugir e conseguir abrigo antes que as mudanças estruturais causadas por seus esforços revolucionários ocorressem.

Felizmente, o seguinte foi gravado:

Liam perguntou: "Mas por que Malda foi classificada como esquizofrênica se ela era tão lúcida?". Respondi: "Ora, ela ser esquizofrênica ou não implica em um simples fato: em dizerem que ela se encaixa dentro dessa classificação. Então, de certa forma, ela é esquizofrênica porque disseram que ela é!".

Aldous limpou a garganta e deu de ombros, duvidou do que eu disse: "Sim, de fato, Malda é esquizofrênica porque assim a nomearam. Porém,

Dante, seja razoável! Por mais funcional que ela aparente ser, ela possui traços inquestionáveis de esquizofrenia".

Para trazer mais alguma reflexão à discussão sobre a lógica do diagnóstico, propus um exercício sobre a classificação. Eu disse:

"Julguemos que exista um reino apenas composto por pessoas esquizofrênicas; com suas diversas variantes e subcategorias, particularidades e meandros. O cidadão comum de tal sociedade seria, assim como qualquer outro, esquizofrênico, certo? [Os dois concordaram] Agora, pensem no seguinte caso: surge uma pessoa sem essa patologia. Suponhamos que, por divergir do padrão, ela fosse classificada. Tentem não atrelar valores morais à classificação nesse momento [aceitaram o pedido].

"A classificação não é boa ou ruim, inicialmente. Assim como se pode classificar um mamífero por certo órgão genital, um macho ou uma fêmea. É apenas um entendimento do mundo, uma lógica de classificação, uma sintaxe de pensamento...

"No entanto, quando passamos a diferenciar essas pessoas não por suas capacidades, mas por nomes redutores, como os títulos das classificações de uma pessoa em relação ao 'normal', cria-se uma estrutura excludente que não tem sentido. É claro: uma pessoa esquizofrênica pode, sim, ser mais 'incapaz', em certos quesitos, quando comparada a uma pessoa 'normal'. Porém, apenas nesses casos a classificação teria algum efeito.

"Julguemos, ainda, que fosse atrelada à pessoa não esquizofrênica, no reino esquizofrênico, uma dada classificação com efeitos segregatórios; não causaria mudança alguma nela mesma, apenas um efeito social, isto é, externo. O simples ato de nomear uma pessoa não altera em nada o que ela é [Aldous pareceu se chocar um pouco com a obviedade da afirmação].

"Um ser é classificado apenas pela divergência ante seu ambiente. Quando está em uma massa homogênea de pessoas, o indivíduo é adequado, 'normal'. A classificação é uma força externa. Nesse caso imaginário, a classificação dos não esquizofrênicos seria feita pelos esquizofrênicos, que seriam o padrão, os adequados. Nenhum esquizofrênico se classificaria se estivesse rodeado de outras pessoas como ele. A classificação é relativa."

Os dois não responderam nada após essa fala. Aldous reforçou que a lógica do diagnóstico existe e que não devemos lutar contra ela, mas adaptá-la. Reforçou, também, que Malda tinha traços do diagnóstico a ela conferido.

Liam levantou os braços na altura da cabeça e fez um movimento que os cruzou, como se com isso limpasse o ar de alguma névoa. Aquilo foi um gesto de questionamento: "Mas, mesmo assim, se ela era e continua sendo absolutamente funcional em sociedade, como você mesmo admite, Aldous, qual a justificativa da classificação em primeiro lugar? Eu percebo que faz sentido, e que ela talvez se encaixe nessa *sintaxe de pensamento*, mas, ao mesmo tempo, não faz!".

Eu me precipitei e respondi com certa arrogância: "Ora, os médicos, por serem orgulhosos, não conseguem admitir que não sabem de coisa alguma, ou que seus diagnósticos não são absolutos e finais. Admitir que um paciente não se encaixa completamente dentro de um diagnóstico parece ser uma tarefa impossível".

Aldous: "Sim, há médicos que fazem isso, Dante, mas seja razoável, por favor".

Percebi que eu tinha sido um pouco drástico com meu viés taxativo, mas não queria ser descredibilizado, por isso justifiquei a fala fazendo uma analogia para os diagnósticos que pouco contemplam os pacientes: "Mas, Aldous, pense nesta situação: um médico prescreve um medicamento para um paciente. O remédio funciona, mas, quando é ingerido, causa um mal-estar nele. O paciente, querendo ter uma experiência melhor com o tratamento, diz: 'Doutor, este remédio está me causando males'. Desse ponto de vista, um médico que não soubesse a resposta tem opções: dar uma resposta incorreta; prescrever outro medicamento pela ignorância do mal causado; dizer que não tem certeza e que precisaria consultar colegas; ou, simplesmente, dizer que esse remédio tem reações negativas em certos organismos.

"Alguns poderiam dizer que prescrever outro medicamento não é, necessariamente, algo ruim, mas eu argumentaria que mudar o medicamento, julgando que o médico fosse arrogante o suficiente para fazê-lo — unicamente porque não sabe a resposta, mesmo que o novo funcionasse —, seria maléfico ao paciente. E os cientistas, os médicos principalmente, precisam ter, em primeiro lugar, os interesses do bem comum sobre os próprios".

Aldous: "Claro, Dante... Isso é óbvio, mas pense por este lado: julgando que você fosse o primeiro médico a atender Malda e que seu diagnóstico fosse levado a sério por todos. Caso você, ao ver a situação de Malda, não conseguisse enxergar um diagnóstico que a contemplasse fidedignamente, e assumisse que não consegue classificá-la dentro da medicina contemporânea, você perderia toda credibilidade e outro médico teria a coragem de fazê-lo. Malda seria condenada à *simplicidade dos diagnósticos* e você seria descredibilizado. Se um médico deve buscar o maior bem comum, e caso Malda fosse, nas duas situações, condenada, o melhor para todos — no caso para você — seria tentar catalogá-la dentro dos padrões".

Algumas palavras utilizadas por Aldous me surpreenderam. Repeti: "'Condenada à simplicidade dos diagnósticos'... Aldous, você está bem?". Liam ficou confuso com minha surpresa, e Aldous respondeu: "Sim, Dante, estou bem. Ande, fale! Você ignorou tudo que eu disse?". Mudei de tom e produzi um sorriso: "Ainda bem que está gravado, senão ninguém acreditaria!". O cego apenas resmungou um pouco. Continuei: "Você disse: 'condenada à simplicidade do diagnóstico'. Então você concorda com meu discurso?". O ex-diretor ficou decepcionado com minha necessidade de escutar uma resposta dele quanto a isso: "O que você quer que eu fale, Dante? Sim, eu concordo com você. Passei os últimos meses ao lado dessas pessoas, como paciente, tratado como se eu fosse louco pelos meus próprios subordinados. Eu aceitei de início, mas, por mais irracional que a escolha de me cegar parecesse, eu estava completamente lúcido. Ao menos, não menos lúcido do que estou agora! E, sim, não pude deixar de notar algumas limitações e crueldades de nossos métodos. Li vários de seus escritos. [Ele riu para si] Quer dizer, escutei o que leram para mim. Comecei a entender seu ponto de vista... Faz sentido. Tive que ficar cego para ver a realidade...".

Suprimi meus ânimos para não transparecer arrogância e perguntei: "Então, Aldous, você percebe que esses pacientes, em sua grande maioria, depois de uma reabilitação e treinamento, são capazes de viver com certa autonomia? [Aldous queria me interromper] Digo, é óbvio que dificuldades surgirão, pois a sociedade não parece muito disposta a mudar. Por tal, os próprios habitantes do Instituto precisam aprender a lidar com a intransigência de nossa realidade. Também, é certo que temos a estrutura para fazer isso. Algumas alterações no Instituto poderiam concretizar o sonho de Nina. Ora, se você acha que deve algo a ela ou apenas passou a acreditar nos ideais da médica, por que não arriscar?".

Liam interrompeu com outros gestos confusos que chamaram minha atenção e com tosses forçadas para atrair o cego: "Mas, do jeito que você fala, Dante, quase penso que os diagnósticos são inúteis para alguns dos pacientes, para Malda principalmente".

Respondi: "Vou falar o que Aldous me disse inúmeras vezes: 'seja razoável'. É claro que alguns diagnósticos, de fato, não ajudam no tratamento ou no condicionamento do paciente à sua nova realidade, apenas com o nome. No entanto, eles estão longe de serem inúteis. Por mais gerais e simplistas que pareçam, eles descrevem, com certa verossimilhança, a realidade de muitas pessoas. Os diagnósticos, se utilizados corretamente, podem ser benéficos aos pacientes. Ser classificado em um grupo de pessoas, para alguns, pode ser bastante cruel; mas, para outros, pode ser mais confortável e seguro. Como se o que a pessoa diagnosticada passasse não fosse uma realidade cega e incompreensível. Muito pelo contrário. Explicitaria que essa realidade já seria vastamente conhecida e estudada. Bastaria ajustar o diagnóstico à respectiva realidade, e assim poderíamos ter um tratamento correto.

"O problema surge quando, atrelado ao diagnóstico, o paciente recebe um estigma social de 'louco'. Como se o simples ato de classificar alguém o colocasse em uma categoria de pessoas passíveis de serem segregadas.

"Se com o diagnóstico viesse atrelada apenas uma sensação de segurança, como se soubessem pelo que o paciente está passando, e se isso trouxesse um maior bem-estar ao classificado, os diagnósticos poderiam ser muito positivos. Mas, agora, pense no caso de Malda: uma mulher que perdeu uma parcela grande de sua vida por causa das consequências da classificação. Ela poderia, com segurança, viver o resto da vida dela sem ser estigmatizada e nada de ruim ocorreria. Porém, simplesmente por causa do diagnóstico, ela perdeu o emprego, empobreceu e passou as próximas décadas de sua vida buscando por um lugar onde ela se encaixasse. E, mesmo no lugar onde se encaixou, ela foi presa e segregada [Senti que o coração de Aldous se confrangeu com o final de minha fala]".

Liam perguntou a Aldous o porquê de ele não ter acatado as ideias de Nina completamente. Ele respondeu que, quando foram propostas, elas exprimiam uma vanguarda quase intragável. "Reabilitação, não medicalização; liberdade aos pacientes; arte para 'curar' esses loucos?!", perguntou encenando para si, como se estivesse em frente a Nina há muitos anos.

Na época, o modo desumano como os pacientes recebiam amparo era tão naturalizado nos meios médicos que era muito difícil concordar com uma médica de opiniões tão fortes e destoantes. Finalizou dizendo que, além disso, a pouca preocupação com o bem-estar e a humanização dos pacientes era muito vantajosa aos médicos egoístas, pois os cientistas e quem os premiava concordavam completamente com esses modos, então nada era contestado.

Nina foi uma peça importantíssima para o que os institutos são hoje. Comprometeu-se por inteiro com a causa que adotou e arriscou tudo por ela. Contudo, os institutos mantêm semelhante lógica, apenas com uma aparência menos violenta. Além disso, como a grande maioria dos médicos desejavam ficar conhecidos, toda lógica se enrijecia, fazia-se inabalável…

Além disso, como os médicos premiados eram os mesmos que consentiam com os tratamentos e que formavam opiniões, os outros que renunciaram à vaidade dos prêmios não conseguiam fazer muito a respeito. "É como um nó de forca", explicou; quanto mais o condenado se debate, mais apertado o nó fica. Aldous assumiu ter feito parte desse grupo de médicos egoístas em algum momento de sua vida, mas foi redundante. Era óbvio pelos prêmios ostentados na parede.

Eu alterei o foco do assunto e enfatizei que os institutos não precisam ser como são, que os pacientes devem ser libertados, que devemos encontrar Nina e reviver a chama revolucionária que existia em seu interior. Eu disse tudo isso e mais: Malda era a candidata perfeita para um teste de reabilitação. Aldous caçoou de algumas palavras que usei: "libertados", "chama revolucionária", "não precisam ser como são". Ele as repetiu com as mãos à cabeça, imitando um louco caricato. Eu desmistifiquei o que tentei dizer anteriormente, falei que há maneiras de melhorar a qualidade de vida dessas pessoas e que devemos fazer isso.

Aldous — que já estava um pouco embriagado, e acredito que por descrença ou conservadorismo — perguntou abruptamente: "O que você sugere? Se está tão certo de que Malda pode voltar a viver em sociedade, você deve ter um plano perfeito! Vamos, mostre!".

Eu não me permiti beber muito do vinho, porque queria estar sóbrio para escutar tudo que o cego diria. A bebida, exercendo seu maior propósito, revela as verdades ocultas. Apreciava a bebida de forma distanciada, tomando muito pouco dela. Descreverei alguns de meus atos e pensamentos: após ouvir sua fala fiquei em silêncio, apenas levantei a taça de vinho, coloquei-a contra a luz e percebi como o líquido se comportava, onde refratava e refletia. Fiz o líquido avermelhado girar em um movimento circular, ausentando-se no centro e escalando as paredes do recipiente. Trouxe-o ao meu nariz e percebi os cheiros amadeirados novamente. Tomei um gole lento e silencioso para apreciar os gostos da bebida, assentei a taça na mesa, limpei os lábios com um guardanapo de tecido caríssimo, recebi olhares de Liam, que aguardava minha resposta de modo ansioso, acalmei-o com um gesto: "É exatamente esse o problema, Aldous. Não posso fazer isso sozinho. Não estou em uma posição de poder, não angariei prêmios ou credibilidade, contatos de pessoas com ideais parecidos ou a coragem necessária para os concretizar. Eu precisaria da sua ajuda e da ajuda de muitos outros médicos para transformar esse lugar! Você, Aldous, tem habilidades e posses que muitas pessoas apenas poderiam sonhar em ter: prêmios, glória, reconhecimento... Sua ajuda é essencial para a concretização de meus sonhos. Para sua pergunta, portanto, não tenho uma resposta. Esse é o fardo — e, talvez, o charme — da vanguarda. Não há manual, não há protocolos ou padrões... [Liam reconheceu que eu fazia uma referência singela e secundária aos diagnósticos] Devemos, em conjunto, criar uma solução. Se para te convencer e conseguir sua ajuda eu precisaria, neste momento, trazer-lhe um plano perfeito, então trate de avisar Malda que ela não tem escolha; eu simplesmente não seria capaz!".

Aldous começou a rir sozinho. A risada transformou-se em tosses fortes. O artista colocou sua mão na de Aldous. Fez isso, acredito, para que ele se sentisse seguro. O cego se recuperou e respondeu lentamente, movimentando a cabeça de um lado para o outro: "Se você soubesse quão inúteis esses títulos são... Apenas escrevi e organizei o que vi! Afinal, o que seriam as pesquisas, senão uma organização mais compreensível do visível? De fato, trabalhei arduamente por eles, mas não passam de um pedaço de papel enquadrado, uma medalha ou pergaminho. Claro, isso não removeria as qualidades que eles têm ou o status que eles emanam, mas, para um cego, são objetos simples. Percebi isso quando, há poucos dias, pedi para Thomas me ajudar com uma coisa. Eu havia esbarrado em uma moldura e o vidro que protegia os conteúdos foi quebrado. Pedi a Thomas que ele jogasse tudo aquilo no lixo — que o quadro que fora derrubado tinha pouca importância para mim, que não valeria o importuno do conserto. Ele fez silêncio por um segundo e respondeu algo como: 'Você quer mesmo que eu jogue fora seu prêmio mais valioso?'. Eu, de imediato, repreendi a pergunta como se a ideia surgisse dele. Depois daquele momento, eu percebi que os títulos, por mais valiosos que sejam, representam muito pouco do humano. Eu poderia rasgar aquele prêmio lá mesmo e isso não faria de mim menos merecedor dele ou menos habilidoso. Apenas perderia a verificação de que, algum dia, fui alguém de valor, alta relevância, uma pessoa de destaque... Como se isso importasse... Porém, depois de a cegueira atacar não apenas minhas percepções visuais, mas as percepções das fraquezas e potências humanas, eu entendi que não passam de objetos simples. Como não posso vê-los em minha parede, é como se não existissem...".

Vendo que o cego se condenava por algum dia ter vivido em função dessas conquistas, confortei-o com a seguinte colocação: "Um pedaço de papel, mas um pedaço de papel que todos desejam! [Exclamei quase forçosamente para dar mais ênfase à minha fala] Por mais que eu tenha repreendido os premiados em vários momentos de minha vida, caso recebesse prêmios, imediatamente os penduraria ao recebê-los! Por mais que todos tentassem negar o valor desses títulos, suas funções e efeitos sempre existiriam, e, a partir deles, o desejo por obtê-los e, talvez, com isso, a motivação para criação de conhecimento, o aperfeiçoamento. Então, de certa forma, essas construções de prêmios, por mais loucas que sejam quando racionalizadas, não devem ser profundamente questionadas, pois elas funcionam!".

Fiz uma pausa para beber mais um gole, percebi outros sabores e continuei: "Aldous, com essa conversa, construímos as intenções para algo belíssimo! Me dê o benefício da dúvida mais uma vez, como fez com o convite de Liam, e vamos descobrir de que modo as coisas devem ser feitas! [Fiz mais uma pausa para arrumar os talheres à minha frente e para acalmar meu interior que estava alucinado, inquieto pela ousada tentativa de convencer o ex-diretor] Seremos premiados pelos motivos corretos? Talvez! Se sim, que seja! Não importa, mas há uma chance! O que você acha disso? O deleite da libertação dos pacientes será como reencontrar um velho amigo e, com ele, construir um abraço caloroso!".

Conversamos por mais uma hora inteira, mas decidimos não gravar. Ficamos receosos em recordar essa parte da discussão; caso essas informações caíssem nas mãos erradas, mesmo sendo bastante gerais e prematuras, poderiam despertar forças de sabotagem.

Já estavam um tanto embriagados e cansados, mas ainda bastante lúcidos. Como disse, evitei beber em demasia para prestar a devida atenção à discussão. Os outros dois, mais bêbados do que eu, passaram alguns minutos discutindo e caçoando falsamente das obras de arte criadas por Liam. Este, tão bêbado quanto Aldous, um pouco mais relaxado pelos sutis efeitos da bebida, ressaltou os "erros" que existiam na figura pendurada na parede. Erros que eu tentei perceber horas mais cedo, na reunião, mas simplesmente não consegui. "De fato, apenas o artista pode ver as falhas e inconsistências mais obscuras em sua obra!", eu disse, antes de servir mais vinho para os dois que bebiam; eu recusei outra taça, já que a minha ainda estava cheia. Todos rimos e continuamos as brincadeiras. Eu fingi estar mais alterado pela bebida do que realmente estava para não se sentirem desconfortáveis com minha estratégica sobriedade.

Depois de vários minutos em algazarras de pessoas levemente embriagadas, Aldous levantou um dedo ao ar, de repente, e pediu silêncio. Nós respeitamos o pedido como se fôssemos recrutas e ele, um general experiente. Ficamos quietos e endireitamos a postura. Até mesmo a senhora Dária ficou em silêncio. Ela estava removendo os pratos com crustáceos destruídos e levando as bebidas embora, já que Liam e Aldous estavam bebendo por três pessoas, pois, como eu disse, permiti-me apreciar o líquido vermelho, majoritariamente, de forma distanciada. Reforço: queria ter total consciência do que conversamos, queria lembrar da mudança drástica que percebi em Aldous. Uma alteração provocada pela simples mudança de perspectiva; por perceber o tratamento pelos olhos dos pacientes. Uma cruel metáfora. Removeu os próprios olhos e, com isso, pareceu ter dado espaço a um novo par, mas estes apenas se materializaram em sua mente.

Voltando à sala: Dária se ausentou do local carregando pratos e bebidas. Aldous pediu mais silêncio, mas logo insistiu que continuássemos a conversa. Eu e Liam passamos a agir como se falássemos de assuntos de importância. Aldous não participou da discussão imaginária. Depois de alguns momentos, ele chamou nossa atenção. Ele fez sinais que davam a entender que alguém estava nos escutando. A cegueira o fez mais habilidoso com os outros sentidos.

Aldous não tinha muitas informações sobre quem nos escutaria, mas decidiu seguir seus instintos ousados para concretizar um palpite quase cego. Pressionou o botão do gravador para iniciar o registro e exclamou: "Giuseppe, entre!". Nada aconteceu, mas Aldous insistiu: "Vamos, Giuseppe, revele-se!". Liam começou a rir da loucura do cego, ele falava com as paredes, e elas pareciam não revelar vida alguma! A risada foi precipitada. A porta começou a dar espaço para novos ares, mais gelados. A sala estava muito quente, por isso percebi que a porta tinha sido aberta antes de ver o criminoso.

O movimento da porta foi silencioso, mas emanava vergonha. Giuseppe entrou com leves expressões de choque, pelo palpite do cego, e cruzou os braços como se nós fôssemos culpados de algo.

Aldous finalizou sua taça e começou a discursar com um tom de despedida e agradecimento: "Giuseppe, eu preciso lhe dizer: você *foi* um médico brilhante! [Giuseppe alegrou-se, mas percebeu a conjugação do verbo] Eu devo lhe agradecer por todos os anos de trabalho. Suas pesquisas foram essenciais para o êxito do Instituto Weingarten. Porém, devo lhe dizer, não tenho certeza que você se encaixará nos caminhos que o Instituto pensa em traçar". "Que caminhos, Aldous?", interrompeu. O cego continuou: "Silêncio, tolo! Não interrompa alguém que está te elogiando! [Fez uma pausa] Continuando, você foi um médico brilhante, mas precisamos de profissionais com outras visões e maiores competências". Giuseppe ficou vermelho como o vinho em nossas taças. Aldous: "Sinto que você não teria as capacidades necessárias!".

Eu fiquei um pouco chocado porque, para mim, Giuseppe representa o que há de mais competente entre os médicos.

Giuseppe estava muito frustrado; respondeu: "O que disse, velho? Você está brincando? Quanto você bebeu? Mais do que o necessário, estou vendo! Eu sou um dos médicos mais premiados deste lugar; quase tão premiado quanto você! Como ousa dizer que eu não seria capaz, cego imundo! Não faz sentido!". Aldous não falou uma palavra; queria, assim como eu fiz com Allan, ver o médico se descabelar e despejar todos seus sentimentos à sala. De uma coisa tenho certeza, Aldous podia estar um pouco alterado, mas estava no controle de seus próprios pensamentos. Acredito que Liam, Aldous e eu superestimamos os poderes do álcool e fingimos estar mais bêbados do que estávamos pelo simples deleite das brincadeiras "bêbadas".

Aprofundo-me em um pensamento: a faixa por cima das cicatrizes permite ao outro imaginar o que convier. Aldous fez uma fala, que, por mais chocante e irônica fosse, era suave. Giuseppe, todavia, respondeu com muita violência e pouca hesitação. Como se ele estivesse vendo, no local onde os olhos de Aldous estariam, expressões que caçoavam de toda sua vida e seu trabalho. Enquanto, para mim, Aldous tinha olhos piedosos e agradecidos. E ainda, para Liam, talvez se concretizasse a realidade de maneira que não fosse capaz de transgredir a ausência: eram simples cicatrizes por trás da faixa.

O médico irado continuou: "Eu tive piedade de seu declínio e permaneci ao seu lado, tão estagnado quanto você!". O cego respondeu sorridente: "Se é um sofrimento tão grande para você — e eu não acho que você se encaixará —, ótimo, uma demissão mutuamente benéfica!". Giuseppe ficou boquiaberto e Aldous completou: "Giuseppe, eu realmente espero que você consiga enxergar o que eu vou dizer: a cegueira te atacou, meu amigo. Atacou como me atacou por tantos anos! Tente enxergar, Giuseppe!".

O médico, que parecia querer esganar o ex-diretor com suas mãos fechadas como se Giuseppe se preparasse para socá-lo, respondeu: "Como ousa, Aldous? Tantos anos ao seu lado... tantas pesquisas, prêmios...

sucessos conjuntos! Canalha! [Aldous permaneceu quieto] Ótimo! O Instituto Kron me fez uma proposta há algumas semanas e eu ignorei. Vou aceitar e você me verá no topo de todos, você verá!!". Aldous disse olhando alternadamente para mim e Liam: "Será que ele sabe? [Apontou para a faixa nos olhos e nós rimos]".

Percebi, com essa interação, que ficar quieto e se demonstrar educado para com seu inimigo pode ser tão cruel, senão mais, do que atacá-lo diretamente. O jeito como Aldous fez o homem se destruir nos próximos minutos foi belíssimo, como uma cruel obra de arte. "O que foi que Aldous disse?", você se pergunta, caro enxerido: nada, ele se reservou.

Giuseppe disse algumas palavras tristes a Aldous e logo ficou farto, pois não obteve as respostas desejadas após seu violento monólogo. Foi embora, mas não sem antes falar que Aldous não deveria entrar em contato, que eles não seriam mais colegas em pesquisa alguma... Aldous apenas respondeu que estava velho demais para novas pesquisas e que em sua parede não caberiam mais prêmios. Disse sadicamente que tinha certeza que novos prêmios caberiam na parede de Giuseppe, por isso entendia sua ânsia.

O despertar dos objetos
15ª ANOTAÇÃO

Jantar finalizado. Liam decidiu que não estava em condições de reencontrar Malda. Mostrava-se um tanto alterado naquela noite, e, se programasse o encontro para a manhã seguinte, os males da bebedeira o atacariam de outra maneira, mais sutil.

Aldous insistiu que ele ficasse, mas o artista falou que tinha muito para pensar e que um pouco de solidão faria bem. Além disso, ele queria se reapresentar para Malda — posto que não é mais criança, mas um homem — de uma maneira mais elegante.

Thomas, agora nas funções de mordomo, conduziu o artista à cidade; dirigir naquele momento seria clamar pelo fim. Como seu último pedido, o artista solicitou uma fotografia recente de Malda. Estava muito curioso quanto à imagem da paciente e insistiu que lhe déssemos uma cópia. Liam entrou no carro desajeitadamente e foram embora.

Aldous e eu permanecemos plantados à porta do casarão. Ficamos minutos em silêncio, apenas apreciando a vista que ansiava por se tornar crepuscular. Sabíamos que deveríamos retornar em algum momento, mas o silêncio estava muito agradável. Alguns pacientes já estavam acordados e fariam barulhos. A paz silenciosa nos penetrava e acorrentava.

O cego, depois de inspirar profundamente, disse: "Descreva-me o que você vê, por favor...". Virei meu rosto em direção ao dele, mas ele não reagiu, obviamente porque não me enxergava. Eu perguntei, sem esperar uma resposta — pois entendi o que ele desejava —, mas queria saber os motivos: "O que você disse?". O cego respondeu, suspirando, algo como: "Ah, Dante, por muitos anos, em noites inquietas como esta, depois de muito refletir, eu vinha a este mesmo local para observar o amanhecer. Sinto muita falta dessa faceta do visível! Você poderia fazer a gentileza de descrever o que enxerga? Não pense em mim como seu superior, mas como um amigo saudoso de uma memória inalcançável. Se não for incômodo, faça esse favor ao seu amigo cego!".

Pedi alguns segundos para observar e comecei a descrever: "O Sol ainda não nasceu, mas já está claro... Eh... O céu está um tanto escuro. Sim, bastante escuro! Há algumas pedras que formam a estrada e plantas verdes...".

Não consegui me aprofundar... Compreendo agora que eu estava tomado pela emoção do pedido. No momento descrito, todavia, falei para o cego sobre os efeitos da bebida, inventei fatos como uma maior suscetibilidade aos traços da bebedeira que eu, tanto quanto ele, deveria carregar. Aldous pensava que eu tinha bebido somente alguns goles a menos que eles. O cego ficou bastante decepcionado e condenou minha incapacidade contextual. Ele me deu uma ideia: "Dante, eu ouvi como você escreve, é um tanto belo! Ouvi suas regulares anotações e o exercício de descrição dos quadros de meu acervo. Pegue seu caderno, descreva a paisagem e leia para mim, por favor... Use poesia, cores, cheiros, sons e qualquer outro artifício que você achar necessário e cabível. Apenas desejo perceber o mundo pelos seus olhos, o que os objetos despertam em você!".

Eu me sentei no chão, ele fez o mesmo. Iniciei a escrita sobre o que via e o que essas visões provocavam em mim, a começar com o que eu não conseguiria ver:

> *Pouco sei de minhas capacidades de escrita, mas com sua fala elogiosa fui remetido às peças artísticas, portanto pintarei para você a paisagem que me chega aos olhos. O casarão que existe atrás de mim revela a potência de tantos seres — os esforços coletivos para a construção de uma estrutura maciça e bela. O interior das paredes, caso analisado em sua singularidade, não se diferenciaria de nenhuma outra estrutura. Mesmo que não seja perceptível, consigo imaginar os sons da madeira se contorcendo como se lentamente estivesse se decompondo por trás do gesso e dos tijolos — de maneira oculta. O exterior, por outro lado, produz admiração notável em todos. Não posso dizer que descrevo o que não vejo, pois seria uma mentira, mas descrevo o que me vem à mente quando penso... Penso nos esforços necessários para o construir e nas memórias das pessoas que o habitaram. Penso que aceitamos as coisas não como consequências, mas como fatos. Não nos lembramos dos meios para os fins, mas do que nos é visível, do que é de fácil consumo, de fácil compreensão.*

Minha mente agitada condenava-me por negligenciar meus olhos. Me senti obrigado a descrever o que estava diretamente à minha frente. Continuei:

> *Vejo uma pequena estrada. Deduzo que seja uma bifurcação de outras estradas e imagino que exista com estas outras estradas o potencial maravilhoso de chegar a todos os cantos do mundo. Como se somente bastasse superar a covardia para começar a caminhada e, em algumas medidas de tempo qualquer, chegaria aonde quisesse. Penso também em quem as construiu, quem mandou construí-las e, a partir disso, na complexidade da maneira como nós nos organizamos e como aceitamos certas coisas imaginárias.*
>
> *A estrada de paralelepípedos se compara, em minha mente, às pinceladas pontuais e obsessivamente planejadas dos quadros de Liam Fratucci. Vejo no chão, nesses paralelepípedos, misturadas, várias*

intensidades da cor cinza — como se estivesse exposto um gradiente das combinações entre preto e branco, um matiz excludente, apenas composto de cores escuras em um degradê inconsistente. Essa imagem se compara, também, às memórias da curta infância. Memórias de brincar em estradas como essa, e perceber como outras pequenas civilizações se aproveitavam de nossas estruturas para se organizarem.

Imagino que agora sou criança e que observo formigas, pequenos pontos pretos, facilmente negligenciáveis, na totalidade desse quadro móvel, mas que demonstram a complexidade e diligência do método da pintura natural. Essas pequenas existências inexistentes, possivelmente — mas não com certeza, imaginárias, devotas à sua rainha, tão vivas quanto qualquer outra vida — estão seguindo os caminhos nas fronteiras dos pedaços de pedra que formam a estrada. Questiono-me se o carro de Liam matou alguma delas. Se sim, se deveríamos nos importar ou aceitar. Fabrico, em minha imaginação, também o cheiro da gasolina queimada para completar a figura e o que ela evoca em mim.

Meus óculos estão um pouco embaçados, como se as lentes tivessem sido pintadas com uma fina camada de aquarela branca: singela, mansa, transparente, mas não totalmente; opaca, mas não impenetrável; essa camada é resultado de uma batalha travada entre os resilientes calores humanos e o frio do ambiente. Com a visão pela aquarela turva e fixada nas fronteiras dos pedaços de pedra perfeitamente esculpidos, os que formam esta estrutura horizontal, sigo as formigas imaginárias à terra. Agora penso que as vejo; não sei mais se são imaginárias ou se existem de verdade... Olhando para o chão logo ao meu lado, há destaques verdes que quebram a monotonia do solo de barro — pequenos brotos de todos os tons diferentes, um espectro completo.

Os pequenos punhados de vida, tão frágeis à primeira vista, apenas tentam sobreviver. Reflito, vendo esta corrida pelo Sol, se eu deveria proteger um dos brotos com alguns galhos para o privilegiar, ou se deveria, cruelmente, arrancar um ou outro broto do chão pela minha simples vontade. Eu me justificaria com o imaginário atropelamento das formigas, como eu poderia se eles pudessem. Caso alguém explicasse com a ignorância do motorista, eu fingiria andar desatento e pisaria em todos.

No entanto, contento-me, neste momento, em apenas imaginar minha potência e controle sobre outros seres.

Desde minha outra tentativa de descrição, a que reiterou meus limites, percebo que o céu se substitui em cores. Largos pincéis fazem o trabalho divino de trazer o dia... Ah! Não consigo, por mais que tente, me desvencilhar da descrição da carta do alter ego de Estela. Contaminam tudo o que vejo, as belas palavras de amor. Para serem adequadas ao que se apresenta, são necessárias simples substituições contextuais. Para não ser acusado de plágio, dou os devidos créditos às brilhantes facetas dessa mulher: "...um inverno ameno, um inverno de climas tíbios, agradáveis, repleto de nasceres-do-sol em cores frias e quentes: azuis e vermelhos criam um tom homogêneo que recebe o dia sem conflitos".

Poderia escrever muito mais, mas Aldous parecia estar farto de esperar depois de quase uma hora, então li o que escrevi até o momento e, inesperadamente, consegui descrever um pouco dos céus e sobre o que as nuvens provocavam em mim. Isso tudo sem ter escrito antes.

Agradeceu por dedicar aquelas palavras, mesmo que "um pouco cruéis", disse ele, para saciar seu desejo pelo visível. Ele me deu alguns tapas nas costas e voltamos ao casarão. Fitei o Instituto do topo ao chão e percebi que o imaginava de maneira completamente infiel. Contentei-me com minha descrição das sensações porque, se ousasse descrever sua imagem, teria falhado.

Aldous, ao entrar, ficou um pouco desorientado e perguntou onde eu estava. Assegurei-o de minha presença com um toque e dizendo: "Aqui!". Ele apertou minha mão como se fizéssemos negócio e disse: "Não vejo a hora!". Eu respondi: "Eu também não! Estamos com os ideais alinhados".

Ele corrigiu: "Não, seu tolo, eu literalmente não consigo ver as horas! Que horas são?". Eu hesitei, mas respondi: "É perto das sete da manhã. Cinco para as sete, para ser exato". Ele respondeu: "Eu estou brincando com você, Dante! Vá descansar; algum outro médico pode preencher suas obrigações de hoje". Eu agradeci, mas falei que tinha muito a fazer. Ele consentiu com a cabeça e começou a caminhar. "Até mais!"

Eu andei até a cafeteria, onde alguns dos pacientes já se deliciavam com a primeira refeição do dia. A senhora Dária estava servindo ao velho Elias algumas bolachas para acompanharem o café. Ela serviu a porção, mas Elias, o velho com a *questão da força indomável* — novo nome atribuído para o horrendo "transtorno obsessivo compulsivo" —, não pôde se segurar e insistiu que uma bolacha fosse adicionada para que ficasse no padrão adequado, o padrão dos números ímpares. A senhora Dária pediu desculpas, mas afirmou que ela não poderia alterar a porção, disse algo semelhante a: "Se o senhor quiser, pode remover quantas desejar, mas, se eu lhe der mais uma, outros pacientes serão prejudicados".

Elias pode ser bastante violento quando seus desejos acerca da paridade dos números não são acatados. Percebi a cor de sua pele avermelhando-se e decidi intervir: "Dária, dê uma de minhas bolachas para Elias, por favor. Comi muito ontem à noite!". Ela perguntou se eu tinha certeza; confirmei. O senhor Elias agradeceu e apertou minha mão, chacoalhando-a exatamente cinco vezes. Para ter certeza do padrão, agradeci-lhe por aceitar a solução encontrada. Dessa vez, todavia, conduzi as mãos. Chacoalhei exatamente três vezes. Ele me encarou com um olhar de muito respeito e disse: "Um bom dia, doutor!".

Com essa curta interação, recuperei em minha mente o estranho comportamento dos pesquisadores do Instituto. São raras as vezes em que eles descem de seus pedestais de grandiosidade para entenderem os pacientes dentro de seus delírios. Exatamente por perceber isso, decidi acatar todas as "loucuras" com que me deparasse naquele café da manhã.

Sentei-me à mesa com outros doutores e eles conversavam sobre suas pesquisas e os avanços que procuravam fazer. Poucos deles de fato olhavam para mim. Vez ou outra nossos olhos se encontravam, mas o contato durava menos do que um segundo. As notícias sobre meu jantar com Aldous e a estranha demissão de Giuseppe Karou já tinham se espalhado, até mesmo os pacientes conversavam sobre isso. Ignorei-os como fingiam me ignorar e passei a observar meu entorno.

Vi que Olívia — a *cadela*, de acordo com os olhos de Malda — estava ao lado de outros três pacientes com os rostos muito próximos à parede. Os médicos caçoavam dos "loucos" que tentavam descobrir sons no inanimado. Percebi que, quanto mais os rostos dos pacientes moldavam-se com o que escutavam, mais "loucos" se juntavam por curiosidade. Decidi que não poderia condená-los até saber o que escutavam. Levantei-me e fui à parede.

Alguns dos "loucos" imediatamente voltaram aos seus lugares, pois achavam que seriam repreendidos. Assegurei-lhes que isso não aconteceria. Aproximei meu rosto da parede e tentei aprender a escutar. Produzi expressões muito concentradas para perceberem que eu não caçoava deles, mas que tentava compreendê-los de maneira genuína. Fiquei por alguns minutos ao lado dos pacientes tentando respeitosamente os decifrar. Vi com minha visão periférica um dos médicos descrevendo a Aldous o que estava ocorrendo. O tolo tinha certeza de que Aldous faria brincadeiras, zombando dos "loucos" e de mim, o médico tão louco quanto eles. Mas Aldous apenas sorriu um pouco e tirou seu jaleco. Fez o médico que explicava segurar seus pertences como se fosse um servo, então se juntou a nós.

O primeiro dos loucos, o que iniciou todo o processo, soou palavras semelhantes a: "Aldous, aproveite os seus sentidos aguçados e nos fale o que escuta".

O cego não reagiu, apenas deu continuidade à ação. Parecia estar muito concentrado. Aos poucos, muitos pacientes, enfermeiros e até alguns médicos se juntaram a nós. Chegamos a um ponto que intervalos foram necessários para que todos pudessem escutar os segredos das paredes. Toda a face do salão estava ocupada por curiosos, meu amigo enxerido!

    Depois de alguns minutos daquele jeito, perguntei ao paciente que iniciou esse movimento: "Ari, pode ser tolice minha, mas não escuto nada. Estou tentando... O que eu deveria perceber?". Parafraseio o que ele, com bastante agitação, me disse: "Ah! Você também? Sim, sim, pois é... Está assim desde que entrei no salão. Não escuto nada!".

    Aldous retirou o rosto da parede e começou a rir demasiadamente; exclamou: "Ah! Vocês não enxergam, doutores? Por mais insana que fosse a ação, o louco foi coerente. Sim, nada escutamos!".

    Impressionante a confiança que cedemos aos nossos líderes. Somos, às vezes, tão cegos quanto eles e apenas aceitamos o que fazem. Não há reflexão ou pensamento racional guiando nossas crenças. Portanto, basta ter pessoas influentes ao seu lado para que qualquer revolução se concretize.

Discurso de um *pavão*

16ª ANOTAÇÃO

Há uma semana não escrevo em meu caderno. Decidi reservar esta anotação para o reencontro entre Malda e Liam. Seria contraproducente falar de qualquer outro assunto antes deste! Sobre meu caderno, caro amigo curioso, penso em chamá-lo de "diário" novamente, mas meu coração fraco e abalado não aguentaria ser associado com atividades consideradas, por vezes, infantis, como se eu fosse inferior. O profissionalismo das "anotações" alegra meu pensamento, mesmo que ninguém se importe.

O momento que Liam havia prometido voltar chegou. O dia amanheceu especialmente claro, e, com o apartar de minhas pálpebras, vi uma imagem que me provocou uma sensação bastante estranha: a rosa morta de uma semana que estava começando a se decompor. Suas cores pareciam ter se misturado para pintar a flor de um tom de marrom desagradável. Estranhamente, ao ver a rosa morta, não fluíram por mim calafrios de fraqueza, mas uma felicidade tremenda para com minha existência. Decidi que não trocaria aquela rosa por nenhuma outra, por mais bela que fosse. Esperaria ela decompor-se por completo para, então, pensar em uma substituta. Banhei o defunto em alguns aromas: perfumes artificiais para trazer ao semblante morto alguma graça vivaz. Como enfeitar um putrefato para um funeral ou — jocosamente, é claro — para um jantar importante. Como se fosse meu dever esconder de todos o fato de a rosa não ter vida, para que sentissem seu cheiro e se alegrassem com a estranha leveza da morte, confundida com vida em sua grandeza, por causa dos aromas falsos.

Levantei-me com muita tranquilidade. A rosa, por sua simetria natural e perfeita, mesmo que em estado de decomposição inicial, acompanhava-me por todos os cantos do quarto, sempre com alguma face principal virada à minha — uma flor muito respeitosa.

Tomei conta de meus afazeres diários e abri a porta. Dessa vez, todavia, não envolvi a maçaneta com um pano. Deliberadamente decidi me perceber vivo. Se eu descrevesse a sensação dos batimentos cardíacos em minha mão e da troca de calores com a maçaneta como sendo deliciosos, eu estaria desvalorizando o que senti.

Fui ao escritório de Aldous para conversar com ele sobre a visita do ex-aluno de Malda, o artista. Cheguei aos pés da porta gigantesca e bati sete vezes. "Um número um pouco exagerado de batidas", alguns poderiam dizer, mas percebi que já tinha produzido seis batidas e não queria ser desrespeitoso com Elias, caso ele escutasse. Não queria perturbá-lo tão cedo no dia.

O cego abriu a porta e me deu passagem. Ele nem ao menos perguntou quem era, apesar de não ter sido uma visita programada. Ele apenas disse palavras semelhantes a estas: "Somente um louco bateria em uma porta com consciência para não incomodar outros loucos. Bom dia, Dante". Sorri de maneira delicada, impressionado com a percepção e a análise do cego.

Sentei-me no sofá onde ficariam os pacientes; de imediato, senti-me diminuído e analisado. Não por alguma ação de Aldous, mas pela própria sala. Uma sala muito ampla até para os padrões do casarão. Um cômodo exageradamente grande para o que nele se encontrava: uma mesa, uma cadeira, um sofá, várias pinturas e outros prêmios enquadrados, um piano de cauda tingido de um preto lustroso — como um espelho fosco — e outras decorações singelas.

Vendo seu escritório pela primeira vez, entendi uma coisa: mesmo que a sala apresentasse, à primeira vista, pouca profundidade material, era luxuosíssima. Dei-me conta de que o luxo não vinha dos bens materiais, mas da distância entre eles. Aldous podia, pois tinha um dos maiores cômodos do casarão, expor sua riqueza e poder pelo espaçamento entre os móveis. Isso porque, mais que qualquer outra característica, espaço é luxo. A amplitude de uma sala e, por conseguinte, como o habitante organiza suas posses dentro dela podem dizer muito sobre seu caráter; até sobre sua humildade ou orgulho. Se a sala fosse menor, mas contivesse vários itens de grande valor, eu poderia inferir que Aldous seria um homem inseguro; um homem que renunciara um pouco do conforto para expor a todos suas riquezas. Não era o caso. Era uma sala simples e muito elegante. Dessa maneira, sua exibição é extremamente sutil e — arrisco dizer — admirável; pois ele poderia ter e expor todas as posses que desejasse, mas decidiu não o fazer. Gosto de imaginar que isso seja mais um dos efeitos da cegueira: como se, por ele não conseguir ver nada que o circundava, as coisas tivessem perdido o valor ou como se ele não enxergasse motivos para expor suas posses. Entretanto, não posso confirmar. Até o momento, eu apenas conhecia a sala por descrições feitas pelos meus colegas, e, por mais fiéis que fossem, não falavam sobre bens materiais mais específicos e sobre sua disposição. Permanecerei em imaginação.

Voltando aos fatos da sala, Aldous me serviu um café fresco feito pela senhora Dária e começou a falar sobre a logística do reencontro: "Não sei exatamente o que Liam planejou; apenas devemos assegurar que seja agradável para todos os envolvidos. Devemos nos certificar de que Malda não ficará desconfortável com a visita". Eu me surpreendi, outra vez, com a preocupação de Aldous em relação à paciente. Definitivamente, ter vivido com os "loucos" como paciente tinha o mudado. Achei estranha a decisão, mas Aldous voltou ao seu cargo quase inesperadamente; ninguém do Instituto o questionou.

A senhora Dária veio nos avisar que o artista estava estacionando e que ele estaria conosco em breve. Ela também avisou que Malda estava conversando com outros pacientes na sala de convivência — para que soubéssemos o local da surpresa. Aldous pediu a Dária que acompanhasse Liam pelo restante do caminho, para se certificar de que ele não seria visto por Malda.

Esperamos alguns minutos em um silêncio interrompido apenas por perguntas de pouca importância um ao outro. Perguntas as quais não merecem um lugar nesta anotação. Até que ele me interrogou sobre Estela: "Você sabe quais foram as conclusões da pesquisa do dr. Vorckel Strauss sobre a jovem Estela, Dante?".

Eu respondi que o estudo já deveria estar perto do fim. Allan havia prometido que levaria apenas uma semana para concluir os trabalhos e que teria uma pesquisa digna de prêmios. Ignorou o fato da pesquisa premiada, disse que tinha conversado com o médico e sabia dessas informações; alterou o rumo da pergunta aos seus desejos: "E sobre a paciente, como ela está em relação ao processo e à ausência da cara-metade?". Eu respondi: "Ela está bem, porque tem perspectiva de retorno. O medicamento foi suspenso há pouco tempo. O *alter ego* de Estela deve se manifestar em até uma semana". "Ela está esperançosa?", perguntou. Eu respondi: "Está muito alegre e esperançosa, é muito bonito de se ver, doutor!".

Ele não respondeu, apenas suspirou e, quando pensou em complementar, alertou-me de que alguém se aproximava da porta com seus poderes sobre-humanos. Parecia querer falar sobre algo de grande importância, mas descontinuamos a conversa por causa da interrupção.

Liam Fratucci entrou bastante inquieto. Ele estava vestido com um terno elegante, muito arrumado, e carregava um grande objeto debaixo do braço; um objeto com um formato explicitamente geométrico, coberto por um tipo de papel marrom. Era óbvio que se tratava de uma pintura, mas não questionei ou denunciei o fato ao cego.

Ajudei Liam com o quadro, colocando-o no sofá, e insisti que tirasse uma peça da roupa. Justifiquei, de modo a fazer piada, dizendo que ele não estava indo para um funeral. Aldous respondeu, mas sem sua risada característica: "Ao menos não agora...".

Liam concordou, tirou o paletó e a gravata e desarrumou a camisa um pouco. Aldous espalmou as mãos uma única vez e iniciou a caminhada ao salão de convivência. Nós dois seguimos o cego. Chegamos ao salão de convivência e reparei em uma herança curiosa: era o único cômodo da casa que ainda tinha barras nas janelas. Não soube como reagir àquilo de imediato, apenas aceitei o fato e prossegui; tentei ignorar.

Malda estava no centro de um grupo de pacientes sentados. Eles discutiam sobre todo tipo de coisa. A ex-professora mediava os debates "insanos". Enquanto dois pacientes discutiam sobre o café da manhã e especulavam que um deles tinha sido envenenado, outros dois discutiam sobre a falsidade das estações do ano — falavam como, no Instituto, ocorriam de maneira diferente. Nós três assistimos à "louca" como se fôssemos alunos; tínhamos muito a aprender com ela.

Direcionava-se aos outros pacientes com verdadeira curiosidade quanto às suas insanidades. Dizia coisas do tipo: "É mesmo? Como funcionam as estações do ano, então?". ou "Sim, sim... Talvez você tenha sido envenenado mesmo, mas quais seriam as motivações da senhora Dária?". Aldous apenas pôde apreciar a ex-professora por meio das frases de intermédio entre os debatedores, mas eu e Liam nos encantamos com a maneira como ela lidava com os pacientes; desde os gestos aos olhares e sorrisos.

A observação durou mais alguns minutos, mas me senti como um espião, tal qual na semana anterior. Então, eu disse aos homens que assistiam ao meu lado: "Senhores, está na hora".

Liam entendeu a que eu fazia referência, era óbvio, e começou a se aproximar. Quanto mais próximo ele chegava, Malda desviava mais os olhos dos pacientes para vê-lo. Ela pareceu não o reconhecer à primeira vista. O artista, querendo que a memória tomasse conta do reencontro de forma natural, apenas se juntou aos "alunos" e apoiou o quadro no chão. Aldous me perguntou o que eu pensava que iria acontecer, se ela o reconheceria ou se medidas mais impositivas seriam necessárias para reerguer a memória longínqua do seu interior. Eu respondi que eles logo iriam se perceber, que, em breve, Liam se sentiria verdadeiramente como aluno e Malda, como professora. Desse modo, a mente naturalmente associativa tomaria conta do resto.

    O artista permaneceu naquele lugar por quase vinte minutos sem sequer dizer uma palavra, parecia uma criança hipnotizada. Sei dos minutos porque o relógio me contou. Esse relógio me maltrata na maior parte do tempo, mas ele foi amigável; delicadamente, sugeriu: "Ele está sentado há um terço de hora, doutor Dante. Quanta paciência!". Mesmo que ele tenha sido respeitoso e tentado iniciar uma conversa, guardei-o no bolso para que não tivesse mais chance de me atazanar.

    Agora, eles discutiam sobre arte. Não sobre técnicas comuns, mas sobre a beleza das coisas, a arte na Natureza. Malda dizia que "a Natureza sabe o que faz", já que é natural. Comentava sobre a movimentação bela e intuitiva das águas de um rio e da caótica e invisível proliferação do pólen das flores. Dizia como tudo isso era belo. Falava como apenas percebemos a polinização, na maioria dos casos, não pelo fenômeno em si, mas por seus efeitos: as flores. Liam apenas escutava; até que produziu coragem e levantou sua mão, respeitando a hierarquia da classe. Malda, um pouco confusa com a formalidade, deu a palavra ao jovem. Liam, com uma voz feliz, usando palavras parecidas com estas, perguntou: "E as borboletas, professora, seriam suas cores e voo tão belos quanto os outros encantos da natureza?". Malda começou a responder: "Sim, claro… Algumas borboletas são muito lindas; tão lindas quanto…". A ex-professora hesitou, começou a respirar profundamente — ouso dizer que bufava —, colocou uma das mãos no coração e juntou o queixo ao peito; parecia estar com falta de ar. Naquele instante, rememorava os períodos de educadora. Não sei dizer o que ela sentiu, em primeiro momento; talvez dor profunda ou felicidade avassaladora.

    Alguns pacientes tentaram dar amparo, mas perceberam que se tratava de alegria. Malda exclamou: "Fratucci, Fratucci! A borboleta, a borboleta das asas azuis!". Liam não sabia se poderia, mas abriu os braços e aguardou ansiosamente que Malda aceitasse. A professora, por falta de consciência das condutas sociais ou carinho acumulado, entraria em um abraço mesmo que não fosse oferecido. Foi uma cena muito alegre e emocionante de expectar, senti-me muito feliz de estar presente ali.

Observamos o reencontro com cuidado, sem atrapalhar. Permanecemos como quadros ou como qualquer outro artifício ornamental, estáticos. Pensei que Aldous me pediria uma descrição dos eventos, mas ficou em silêncio e com um grande sorriso no rosto. Ele só me disse algo como: "Muito obrigado por isso, Dante. Se não fosse por sua insistência e insubordinação, eu não veria este belo reencontro". Pensei em fazer uma brincadeira com sua cegueira, mas decidi reservar-me.

O abraço durou mais alguns segundos. Liam estava de costas para nós; a professora colocou o rosto no ombro de Liam, com as pálpebras cerradas em nossa direção. Ela, depois de trocar algumas palavras baixas com o artista, levantou os olhos chorosos e os chocou com os meus. De súbito, levantou-se; ela queria nos apresentar, então disse: "Ah! Liam Fratucci, estes são Dante Portofino e o renomadíssimo Aldous von Weingarten!". Liam corrigiu os fatos: "Sim, Malda, eu os conheço. Foi Aldous quem me trouxe até aqui". Aldous negou com as mãos e complementou, dizendo: "Não posso levar toda a glória pelo reencontro; apenas fiz o intermédio. Quem provocou em mim a vontade de rever Liam foi Dante". Malda: "Sim, sim... Eu sabia que nosso Dante saberia o que fazer com as informações. Ele é um homem inteligente, esse nosso Dante... Apenas contei sobre o voo maravilhoso das borboletas, Aldous; de suas cores e estruturas, e ele percebeu o restante, diretor". Questionei e ela explicou: "Dante, meu caro, eu tinha certeza de que vi, há muitos meses, quando tive a chance de encontrar a porta da sala de reuniões aberta, Dante, o canto de uma moldura e algumas borboletas. Imediatamente me lembrei da técnica do jovem Fratucci, Dante!".

Consciente de que, em breve, por causa do quadro misterioso de Liam, Malda teria um novo contato com a arte do jovem e, assim, suas memórias seriam transformadas, perguntei sobre qual técnica ela estava falando. Ela esclareceu: "Ah, Dante, é muito difícil colocar em palavras o encanto de Liam Fratucci; a arte dele simplesmente conquista todos os olhos, Dante! Um posicionamento muito bonito das cores e pinceladas. Lembro muito bem...

Lembro, sim, Dante! Pinturas abstratas, mas com a mesma complexidade que qualquer quadro 'perfeito' que ele ansiava em fazer. Um jovem muito inquieto e ambicioso, Dante. Tente imaginar o mais admirável pensamento lógico e organizacional; agora pinte esse sentimento com um pincel embebido de muito amor em uma tela; essa, Dante, é a técnica de Liam Fratucci!".

Liam interrompeu minha interrogação sobre a memória de Malda e direcionou a conversa para as questões afetivas. Malda estava, agora, ao lado de Aldous; e eu, ao lado de Liam. Produziu-se nas expressões do artista alguma angústia. Porque ele, pela primeira vez, viu lado a lado seus verdadeiros pais, seus mentores, inspirações e guias, de forma antagônica pela hierarquia do Instituto: Aldous e Malda.

O jovem estava um pouco deslocado, quase desconfortável. Não tinha certeza de como agir diante da professora naquela situação de paciente. Ela percebeu sua inquietação e disse: "Não se preocupe, borboletinha, acalme-se. Nada precisa ser dito ou perguntado. Pense que é como se nós ainda tivéssemos aquela idade dos bons tempos de escola. Teremos tempo para tudo, Liam, podemos ficar em silêncio por enquanto. Vamos apreciar a saudade que está se diluindo nesse reencontro".

Liam, tendo percebido que toda a pressão fora removida do momento, relaxou um pouco mais. Ele levantou o quadro embalado e disse a ela: "Malda, tenho um presente para você". O cego ficou surpreso. A paciente: "Ah, borboletinha, que bela iniciativa! Sabe, Liam, uma pessoa muito sábia uma vez me disse que oferecer um presente é uma boa maneira de se iniciar uma amizade, ou, no nosso caso, restaurar uma memória distante! Posso abrir?". Todos os outros pacientes, os que participavam das discussões insanas, assistiam ao reencontro com atenção e curiosidade, não sabiam dos contextos. Aldous chacoalhou a cabeça, não como repúdio, mas com uma postura impressionada; com um sorriso irônico, mas verdadeiro; e com os braços cruzados.

A professora direcionou-se aos pacientes e começou seu discurso: "Jovens…". Ela explicou o contexto — a boa fortuna que ela testemunhava — e elogiou minha perceptividade e "ímpeto" de fazer aquele reencontro acontecer. "O bom médico", ela falava. Sempre produzindo falas com o uso abundante de vocativos. "Dante, Dante...", ela dizia.

A professora desfez o laço em torno da embalagem de papel marrom e suspirou em choque verdadeiro. Esclareço: digo que o choque dela foi verdadeiro, pois difere das expressões que produzimos para alegrar outras pessoas. Malda, por suas insensibilidades ou ignorâncias irremediáveis quanto às condutas sociais, raramente se faz diplomática para agradar os outros. Seus elogios e suas reações são genuínos; e Liam, pela educação que recebeu, aprendeu a não esperar nada em troca de um presente — fosse elogio, agradecimento ou qualquer outra reação —, ou mesmo que ela o aceitasse; afinal era uma oferta, e não uma impositiva forma de manifestar carinhos — inescapável, senão cedendo. Portanto, o suspiro verdadeiro de Malda foi muito bem recebido.

O quadro revelou-se para todos. Os pacientes não produziram sons de imediato; em breve tentarei analisar o que isso poderia ter significado. Aldous me cutucou no ombro; queria uma tradução do visível para sua realidade, mas eu mesmo estava um pouco paralisado. Revelou-se um retrato com um apreço finíssimo pela técnica e pelos detalhes. A ex-professora em uma forma perfeita, com os cabelos arrumados — algo que tinha grande disparidade com o real — e uma roupa bem escolhida. Não estava com vestimentas caras ou características da alta classe, mas exatamente a roupa que se encaixava à paciente. Uma postura elevada, e, diferentemente de tantos outros retratos de médicos e de pessoas importantes, ela carregava consigo um sorriso. No seu ombro, descansando de tantos voos, um pardal; nas suas mãos, mais bela que qualquer anel dourado, uma borboleta de asas azuis.

Em um primeiro momento, choquei-me absolutamente. Eu não sabia como Liam tinha conhecimento de minha outra existência, mas logo me lembrei. Depois de uma ou duas taças, enquanto Aldous foi a outra adega pegar mais vinhos, tive uma necessidade súbita de me revelar como *pardal* para ele e, fingindo estar embriagado, contei ao artista que eu era o único médico na mesma condição que ele; que estava sob a *questão de tradução do visível* — ainda não tenho uma nomenclatura fixa...

Quando descrevi a obra ao cego, senti que ele invejou que eu seria o único na mesma profissão que ele que recebera uma classificação, mas não permitiu que transparecesse muito.

Os pacientes, mesmo que o quadro deixasse óbvio, não reconheciam a ex-professora na pintura. Perguntavam se não era alguma médica de algum instituto, uma figura fictícia ou uma irmã poderosa de Malda. Depois de muito explicar, de mostrar as características em comum entre a representação e a realidade, eles acreditaram e celebraram.

Minha análise sobre a reação dos pacientes: eles, por estarem na posição que estão, jamais imaginariam que uma "louca" seria contemplada em um retrato magnífico. Era como se a velha esquizofrênica tivesse feito o inimaginável, porque fora colocada à altura do renomadíssimo Aldous von Weingarten; e, naquele momento, como o diretor estava em suas condições humanas, sem prêmios que o circundassem, aparatos médicos ou seus olhos, Malda era colocada em uma posição de maior respeito que a dele, ouso dizer. E, além disso, o quadro que continha o retrato de Aldous também foi feito por Liam, mas há muitos anos, então a técnica tinha evoluído bastante.

As mãos do cego tentavam permanecer quietas, o braço inteiro estava estático, mas as mãos não conseguiam esconder: acusavam agitação. Estava ansioso, queria descobrir os conteúdos do quadro. Por mais que a tinta tenha desníveis, o sentido do tato não revelaria muitas informações sobre cores e objetos. Um dos pacientes deu um pequeno tapa na mão de Aldous e disse: "Não se pode tocar em obras de museu!". Depois de tal, olhei para seu rosto, tentei perceber seus olhos e, pela ambiguidade da faixa que os cobre, pude imaginar olhos que conviessem à situação. Então, por mais repetitivo que seja — pois eu não conseguiria descrever de outra forma —, os olhos que se produziam eram ansiosos. Malda, sensível como sempre, percebeu que o médico se sentia excluído do grupo, que desejava ver a obra, mesmo que fosse impossível. Exigiu que todos fizessem silêncio e que fosse feito um esforço coletivo para descrever as imagens.

Já tinha cumprido minha função de reuni-los e apreciado o quadro suficientemente; decidi dar espaço ao grupo para que eles pudessem concluir a atividade de descrição com a professora. Sentei-me em uma mesa e comecei a escrever em uma página de rascunhos minhas anotações. Fiz alguns esquemas sobre os fatos do dia descrito nesta anotação e alguns desenhos. Tive cerca de trinta minutos de atenção plena às minhas notas, mas logo troquei o foco. Allan Vorckel Strauss andava em minha direção; ele estava calmo, mas apressado.

Chegou à minha mesa e apoiou uma prancheta com alguma força. Queria induzir em mim um questionamento, que eu perguntasse sobre algo, provavelmente sobre Estela e a pesquisa. Percebi isso, mas fingi ignorância. Queria ver como ele introduziria o assunto que o inquietava. Allan, com o rosto virado aos pacientes, à professora, Aldous e Liam, disse algo como: "Muito bonito o reencontro. Fiquei sabendo do evento ontem mesmo, depois de ter uma conversa muito importante com Aldous; ele me explicou a situação".

Allan tentava arduamente provocar em mim curiosidade sobre o tema da conversa, mas não cedi. Apenas respondi: "Sim, sim, é muito bonito tudo isso. O primeiro abraço foi encantador!".

Ele desistiu. Percebeu que a iniciativa não surgiria de mim e que se humilharia muito tentando chamar minha atenção; disse palavras semelhantes a: "Doutor Portofino [Tirei os olhos da mesa; eram raras as situações em que utilizavam meu sobrenome], tenho ótimas notícias!".

Fiz um gesto que indicava que ele deveria introduzir o tema, mas sem dar muito valor, pois eu tinha um forte palpite sobre o que se tratava. Continuou: "Muito bem, doutor. A pesquisa feita sobre Estela está pronta!". Eu respondi: *"A votre santé!"*, com um tom um pouco irônico. Ele ficou confuso. Traduzi: "Um brinde a isso!", levantando a caneta das anotações. Ele sentiu a indisposição de minha parte. Ignorou e continuou: "Dante, a pesquisa está brilhante. Uma descrição plena do transtorno... [Allan pausou e corrigiu sua fala] da *questão* de Estela. Algumas breves análises e pensamentos. Está ótima, confie em mim!".

Eu disse que confiava. Ele, buscando uma reação minha ou algum consentimento em relação à pesquisa, complementou dizendo que "*com certeza, seremos premiados*". Questionei: "Seremos?". Ele disse: "Sim, coloquei-o como coautor!". Não perdi a compostura. Eu sobriamente disse que isso não era um desejo meu, que ele poderia levar todo o crédito, que eu não queria ter parte nesse trabalho, por mais premiado que fosse...

Ele aceitou meu pedido e disse que tiraria meu nome do trabalho final, mesmo não compreendendo as intenções. Continuou falando dos prêmios que o esperavam e do reconhecimento que receberíamos e, com isso, da influência que teríamos no mundo médico, por mais jovens que fôssemos. Seria uma influência muito maior do que aquela naturalmente atrelada a nós. Ainda que ele tivesse intenções secundárias positivas, não pude deixar de notar sua vaidade.

Visando a me entreter durante sua exibição, internalizei os olhos de Malda e imaginei que ele fosse um *pavão*. Um *pavão* que tentava me seduzir com seu leque maravilhoso de penas.

A descrição se encaixaria perfeitamente. O pavão, por mais lindas que suas penas se apresentem e por mais que possam parecer encantadoras e inocentes ao observador, possui uma intenção ao exibi-las — uma intenção ao mesmo tempo egoísta e altruísta: reprodução. Egoísta, porque com isso revelaria seus instintos e provocaria prazeres em si mesmo; altruísta, porque com isso poderia contribuir com a prevalência da espécie.

Traduzindo para o contexto: egoísta, pois se apropriou de Estela para ganho próprio e por vaidade; altruísta, pois poderia ser utilizada como plataforma para alcançar outros patamares de influência e fazer coisas ditas boas, como mudar a estrutura ainda mais e encontrar mais doutoras ou doutores transformados, tais como Nina e Aldous. Mesmo que eu não goste de admitir, atrás de todas as intenções estava a vaidade cega por alcançar posições de maior poder.

Ainda imaginando-o como *pavão*, perguntei: "Ótimo, fico muito feliz pelos resultados da pesquisa, mas como está Estela?". Ele respondeu que ela estava bem e admitiu ter ido um pouco além do que tínhamos combinado, que tinha aumentado a dose do remédio ainda mais para tirar qualquer possibilidade de um retorno precoce do *alter ego* em um momento tão crítico do desenvolvimento da pesquisa.

Fugiu da pergunta com a exposição dos seus planos com a pesquisa. Disse que ele fora convidado para apresentar seus achados em um congresso privativo no Instituto Kron, o mesmo em que Giuseppe aceitou a proposta de trabalho. Eu parabenizei e perguntei sobre o congresso. Ele explicou que seriam quatro dias de apresentações no próprio instituto, que iria partir "hoje mesmo", para se hospedar em um dos quartos do próprio local, pois eram vagas limitadas que seriam preenchidas por ordem de chegada.

Ele explicou que, mesmo depois do fim do congresso, aproveitando que estaria perto de sua cidade natal, iria visitar sua família. Tinha requisitado alguns dias de férias que seriam descontados de sua cota anual. Ele explicou que voltaria em no máximo um mês, mas não menos que duas semanas. Eu aplaudi levemente e disse, em um tom amigável e jocoso, para ele aproveitar ao máximo os dias com a família, pois seriam descontados de sua cota.

Ele riu um pouco não por achar engraçado, mas para me alegrar, por diplomacia.

Voltei a perguntar sobre Estela. Ele disse que ela tinha total consciência de sua condição, que tinha compreendido que o *alter ego* não era real. Porém, mesmo assim, este deveria se manifestar em breve, caso ela desejasse. Ficou explícita a opção de seguir com o medicamento, mas ela escolheu suspender. Ela era "muito mais feliz", disse o médico, citando a paciente.

Perguntei novamente sobre a perspectiva de retorno. Ele afirmou, depois de uma longa fala sobre a meia-vida do medicamento no organismo de Estela, que, dependendo de como seu corpo reagisse à ausência do remédio, o *alter ego* poderia retornar e em um piscar de olhos, ou devagar e em partes.

Também explicou que Estela tinha consciência de que não voltaria imediatamente após o fim do tratamento, que as substâncias ainda estariam no seu corpo. Mas que, mesmo assim, estava bastante esperançosa para voltar a receber sua "cara-metade" em seu corpo.

Comemorei com gestos, mas no meu interior não consegui sentir tanta animação.

O médico, muito orgulhoso com seus feitos, despediu-se com alguns toques e seguiu seu caminho, pois um táxi o esperava. Ele apenas queria contar sobre a viagem e justificar sua ausência. Antes de ficar muito distante, todavia, exclamei: "E quem ficará responsável por Estela na sua ausência?". Ele respondeu que Thomas, o enfermeiro-chefe e outros médicos que se voluntariaram para que ele pudesse ir ao congresso tomariam conta, mas que Estela era bastante independente e que, com a perspectiva de retorno do *alter ego*, estava bastante calma — respeitava e acatava todos os pedidos.

Ele complementou, já seguindo seu caminho bastante lentamente. Disse que Estela estava preparando uma apresentação para os outros pacientes e médicos, que a jovem utilizaria todo o tempo investido em suas tristezas sobre a ausência de sua cara-metade para o receber com uma apresentação de violino. Eu questionei, dizendo que, mesmo que o *alter ego* já estivesse de volta, se Estela tocasse, o "ser da imaginação" não a escutaria. Ele explicou que a relação do *alter ego* com a paciente era bastante complexa; que mesmo que ele não estivesse no controle, poderia sentir as coisas direcionadas a ele. Portanto, mesmo que não fosse membro da plateia, sentiria os efeitos da música. Complementou dizendo que isso, e muito mais, estava descrito em detalhes na pesquisa que seria apresentada no congresso do Instituto Kron.

Finalizou dizendo que já estava tudo planejado e organizado para "a tarde do dia de hoje, daqui uma semana". Disse que eu apenas deveria aparecer no local indicado e apreciar a apresentação, pois suas habilidades são maravilhosas. Falou que seria muito bom para os pacientes; "uma quebra da rotina", enfatizou. Eu confirmei minha presença e o doutor foi embora.

O primeiro ato do *espetáculo*

17ª ANOTAÇÃO

Os fatos desta anotação me inquietaram de tal maneira que apenas os escrevo após uma semana. Enfim, compreendo a preocupação de Aldous com Estela. Ele me fez perguntas, na última vez que nos vimos em um encontro formal, para as quais eu já sabia as respostas. Repetirei, todavia, para refrescar minha memória ou poupar o esforço de algum leitor outro: um enxerido. Reforço também aos intrometidos que ousarem ler minhas privacidades, que ao menos aprendam com minha frustração e honestidade.

Ele perguntou sobre Estela e seu estado mental na ausência de sua "pessoa da imaginação", o *alter ego*. Essa pergunta era evidentemente retórica, pois todos os médicos, procurando saber sobre ou não, tiveram contato com a deterioração da sanidade da paciente nas últimas semanas.

Respondo, agora com novas informações e profundidade, à pergunta do cego: Estela estava destruída antes do fim do tratamento. Um tratamento que se provou frutífero, mas em detrimento de uma felicidade. Reitero o egoísmo estúpido de Allan Vorckel Strauss. Tamanha corrupção seria necessária para perceber o sofrimento de uma paciente e, ainda assim, dar sequência a uma pesquisa que, por mais benéfica que pudesse ser ao desenvolvimento e concretização de ambições das quais compartilho, tinha fins egoístas e vaidosos.

É claro que a maldade sutil e estrutural do Instituto Weingarten se expõe em situações como essa. Uma situação em que a paciente tinha, aparentemente, total controle sobre o tratamento. Isso significa que poderia escolher parar quando quisesse. Portanto, qualquer efeito colateral ou dano seria atrelado à paciente e não ao médico. Fossem efeitos físicos ou morais. Ademais, a paciente foi coagida tão profundamente a acreditar que sua condição era ruim e estranha — ou seja, que deveria ser investigada e estudada — que, como resultado dessa coerção, ela escolheu passar pelo tratamento completo. Um tratamento que, por definição, removeria do corpo de Estela uma vida, não a dela, mas a de seu *alter ego*. Mesmo consciente do tratamento, no dia em que a encontrei do lado de fora do casarão, em um tempo congelante, ela, quase sem roupas, agia como se fosse culpada pela ausência — ao que tudo indicava, perpétua — de seu amor e os efeitos disso: o fim das cartas de amor e dos dias nos quais sua consciência era substituída por outra.

Por mais que soubesse dos efeitos do tratamento e de suas consequências, eu não compreendia completamente a sua "pessoa da imaginação" e a importância dela para sua felicidade.

O nível basal de sofrimento que sentiria sendo inserida em uma sociedade segregadora e que condena os diferentes, sem a classificação, já seria perceptível. Porém, o sofrimento, por mais flutuante que fosse, se estagnaria, acredito, em algum momento. Com a segregação pela internação, ela recebeu o estigma dos transtornos. Já dentro do Instituto, classificada como "enlouquecida", ela teve a chance de, por meio do estudo do Dr. Vorckel Strauss, compreender sua questão. No entanto, perdoe-me, eu do tempo futuro ou enxeridos, por ser repetitivo, mas se manifesta o egoísmo do doutor. Ele sabia dos efeitos e consequências da dor que Estela sentiria — e que ela acabou de fato sentindo — e mesmo assim permitiu que ela decidisse os rumos do estudo. Ou, ao menos, fez acreditar que tinha influência sobre ele e que teria culpa na morte do *alter ego*.

Não falo com o doutor desde que partiu ao congresso no Instituto Kron. Ele está agora, provavelmente, passando alguns dias agradáveis com sua família, inconsciente da tristeza de Estela.

Como explicado pelo próprio doutor, por causa da permanência do medicamento no corpo da paciente, sua outra personalidade teria de demorar um tempo mínimo para voltar a aparecer e manifestar-se; sobretudo porque foi suprimida de maneira tão drástica.

A expectativa de permanência — a qual não foi calculada apenas pelo doutor, mas por mim mesmo — seria de até uma semana. É claro que o medicamento ainda existiria dentro de seu organismo, mas em quantidades muito desprezíveis para serem consideradas ou fazerem efeito.

Em outra anotação — na anterior, se não me falha a memória —, expus, após uma conversa com seu médico, o quanto Estela estava esperançosa com o retorno e como vinha se preparando para sua apresentação de violino aos outros pacientes e médicos. Durante a semana após a suspensão do tratamento, ela treinou quase todos os dias por muitas horas. Eu passava por sua habitação e apenas podia escutar sua graça e talento.

Um dia, contudo, decidi entrar, após pedir permissão e bater à porta, para escutar a moça tocar. Ela não teve a mesma crueldade que tive com Dr. Vorckel Strauss ao fazê-lo bater outra vez; permitiu-me entrar imediatamente. Esse dia estava um pouco chuvoso e triste, mas a melodia que tocou foi tão bela que me fez ignorar a chuva. Esclareço: ressignifiquei os sons assim como fiz com a rosa morta e apodrecida.

Ela me contou, enquanto eu escutava seus talentos — a habilidade com o instrumento —, sobre como ficou sabendo que ela seria um dos nossos testes de reabilitação, tal qual Malda, e que estava muito animada para voltar ao "mundo real", da forma que ela descreveu, com sua cara-metade. Curioso pensar o jeito que Estela utilizava as palavras: "mundo real", como se este mundo — que evidentemente é o mesmo — fosse falso. Talvez por apresentar uma realidade tão artificial...

Criou-se, com a data limite esperada para o retorno da cara-metade, uma ambiguidade, ou uma incerteza, muito cruel, porque quanto mais perto chegávamos da data, maiores eram as chances de o *alter ego* voltar, mas, ao mesmo tempo, menos tempo teria para fazê-lo. Então quanto mais perto do *alter ego* ela chegava, mais longe ela parecia estar dele.

O dia da apresentação de Estela enfim chegou. Foi, para alguns, um dia muito feliz, que diferia da rotina repetitiva, mas para a Estela foi simplesmente horrível.

A paciente foi submetida a um exame para verificar as quantidades do medicamento em seu corpo e ficou evidente que eram absolutamente desprezíveis. Era como se a meia-vida do remédio tivesse se reduzido à metade; tamanha era a necessidade — o ímpeto, alguns diriam — de Estela de receber seu *alter ego*, que penso que foi vontade de seu corpo metabolizar o medicamento mais rapidamente.

Não revelamos essa informação a ela de momento, porque em teoria ela ainda teria ainda alguns dias para voltar manifestar os pontos da sua *questão*. Era como se Estela tivesse sido "curada" da "patologia" que a "açoitava". Porém, a "cura", como pensado no "exercício sobre classificação", durante o jantar que tive com Aldous e Liam, era relativa. Para Estela, a "cura" seria a própria doença. Desde que a conheço — e isso seria após sua classificação como "doente" ou "louca" — nunca a vi tão debilitada. Surpreendentemente, a "cura" que age como enfermidade e sofrimento, e a "doença" que age como saúde e felicidade.

Como eu explicava, o dia da apresentação de Estela chegou e com ele, na prática — já que não existia mais o medicamento em seu organismo —, a data limite para o aparecimento do *alter ego*.

A paciente que se apresentaria em breve ajeitava-se em seu lugar. Alguns dos internos, os com questões mais sérias, demandaram um esforço dos médicos e enfermeiros para organizar a plateia, para que não houvesse desvios de atenção durante a apresentação.

Enquanto tudo isso acontecia, Aldous veio falar comigo. Ele disse algo como: "Eu já tinha consciência dos efeitos". Questionei. Ele complementou dizendo que o medicamento usado no tratamento de Estela tem um histórico de supressão absoluta e definitiva de outras personalidades quando utilizado por períodos longos ou em doses altas. Também relatou que Allan Vorckel Strauss sabia desses possíveis efeitos e, mesmo assim, decidiu continuar com a pesquisa. Irritado com o segredo do médico cego, perguntei o porquê de tal decisão. Ele respondeu que alterar o método de tratamento não dependeria dele e, como o Dr. Vorckel Strauss já teria forçado todos os limites da paciente e, por conseguinte, do medicamento, era praticamente certo que o "alter", como ele mesmo chamou, não retornaria. Ele escolheu, quando tomou consciência de que não tinha outra solução, esconder o fato de mim e de todos os outros médicos para que o sofrimento não fosse dividido desnecessariamente ou "antes da hora", nas palavras do cego.

Assegurei-lhe de que entendia o lado dele, mas que, independentemente do segredo, Estela sofreria com a perda. Complementei: como nós apenas sentiríamos os efeitos da perda em solidariedade — pois não conseguiríamos, nem se quiséssemos, sentir sua dor —, não pudemos preparar a paciente para o sofrimento que inevitavelmente sentirá. Ele não se ressentiu. Apenas falou que ele não acha que errou em poupar a paciente do sofrimento extremo por mais tempo. Disse que, naquele momento, mesmo que por causa da ignorância, jazia entre a morte e a vida de seu *alter*, e isso seria melhor que apenas a morte. O cego se retirou.

De modo surpreendente, ele era um dos poucos que estava de pé. Não entendi as motivações por trás da postura. Não seria como, ao ficar de pé, ele fosse mais capaz de enxergar o espetáculo ou como se o som fosse mais nítido; ao menos não de forma perceptível. Enfim, algumas coisas não podem ser explicadas.

A "proeminente" violinista, que já recebia esse adjetivo antes da internação, estava pronta para tocar. Todos fizeram silêncio e, antes de começar o espetáculo, lembrei-me de uma conversa que tive com Estela. Não gravei o encontro com ela, a partir desse momento, não tenho certeza do motivo, recuso-me a chamar de "paciente". Portanto, segue uma paráfrase com alguma poetização — isso porque eu não seria capaz de reproduzir de memória a fala de nenhum artista sem recair à poetização, então me perdoe pela infidelidade: "Dante, o violino canta para mim. Canta como cantava, com sua escrita, meu amor. O violino, com sua madura altivez, valoriza-me. Faz-me mais bela, como via em mim meu amor. Quando toco, meu corpo entra em ressonância absoluta com meu sofrimento e com o próprio instrumento. As belas melodias do violino atingem meus ouvidos como as cartas de meu amor atingiam meus olhos. Sinto-me no palco. A dor é modificada e dissolvida, por alguns instantes, em arte...".

Ponderando em cima dessa fala, lembrei-me do outro artista que conheci recentemente: o órfão por abandono, Liam Fratucci. Imagino que meus pais, já falecidos há tantos anos, caso encontrassem o jovem Fratucci caminhando sem rumo pelas ruas, no mínimo o ajudariam com alguns trocados por sua arte — isso se não decidissem adotá-lo. Não adotariam por amor abundante, mas para suprir a necessidade deles por um filho interessante. Acredito que "inconveniente", mesmo que nunca tivessem dito, seria a palavra utilizada por eles para me descreverem, caso pudessem, mas não estão vivos; e isso me traz uma mórbida satisfação.

Minha indignação e insubordinação, por muitos vista como inconveniência, sempre fizeram parte de meu caráter. Lembro-me de meus pais me levando a conservatórios para aprender algum instrumento. Passei por todos, do piano ao violino, mas nunca me encaixei. Tentavam, mesmo que fosse impossível, gerar em mim amor pela criação e cultivo de arte, mas isso não aconteceu. Não nasci com o ímpeto de criar, ao menos não para esse tipo de arte ou conhecimento. Meus pais me fizeram passar por esse processo, ou tentativa de processo de aprendizado, não por minha vontade ou para induzir em mim ímpeto, mas por eles mesmos, pois queriam um filho menos desinteressante para apresentar aos amigos. Queriam agregar valor a mim como se eu fosse um objeto.

Imagino que Liam seria uma boa adição à família Portofino. Tenho certeza de que eu o odiaria de início, pois ele seria exatamente o que é para mim: o inalcançável. Eu me relembraria, a todo momento, com sua simples existência, que eu seria o filho pouco impressionante. Enquanto Liam seria o prodígio, o gênio, aquele que traria muito orgulho à família. Eu jamais poderia me gabar disso. Não sou portador de talentos ou simples genialidade. Tudo que tenho é minha indignação e curiosidade...

Penso ainda, no pior dos casos, que meus pais se utilizariam da bela arte de Liam para impulsionar em mim, a partir da rivalidade entre os filhos, algum ímpeto de criar. Mas, com os anos, eu perceberia — depois de minha inveja por suas habilidades passar — que ele seria o filho que sofreria, no final das contas. Ele viveria em função de meus pais — que, seguindo esse raciocínio, seriam "nossos pais". Ele seria como os pacientes são, ou ao menos eram, para Aldous. Liam seria o verdadeiro objeto.

Estela tocou o primeiro acorde com o instrumento, mas foi muito curto, apenas para dizer a todos que estava por iniciar o ofício da tarde, que os resultados de sua obsessão pela arte do violino seriam apresentados em poucos instantes. Lembrei-me de Nina e de sua relação com a arte para ajudar os pacientes. Tentei imaginar o que ela acharia de tudo isso... Tenho muita vontade em conhecê-la, sinto que ela seria uma aliada indispensável para esta vanguarda.

A violinista iniciou o movimento, mesmo que fosse tão habilidosa, com um olhar fascinado pelo instrumento, como se aquela estivesse sendo a primeira vez que o encontrasse. Porém, os movimentos surgiam naturalmente. Via nela a curiosidade de uma criança e a sabedoria de uma idosa.

Gosto de imaginar que Estela, desde criança, clamou enfaticamente por um violino, como se tal fosse natural a ela; mesmo que o instrumento seja criação humana, póstuma ao sempiterno determinismo genético. Talvez ela carregue, dentro de si, algum gene recessivo antigo, longínquo, dos violinistas e outros músicos. Parecia que, por causa desse determinismo, lágrimas correriam por seus olhos na primeira vez que escutasse o som do instrumento.

Acredito, com o que vi e com minha ignorância, que o violino seja o instrumento dos perfeccionistas, pois a precisão empregada por Estela era — ouso dizer — impossível de ser replicada. Como se, caso alguém tentasse tocar exatamente a mesma música, com o mesmo instrumento, soaria diferente, mesmo que imperceptivelmente pelo rigor quase teimoso — ou talvez obstinado — do instrumento. Da mesma maneira que o sofrimento de Estela seria traduzido por uma mão menos firme; e o violino, por ser um instrumento muitíssimo sensível e sensitivo, soaria mais desesperado ou triste.

Ela exigiu, antes da apresentação, que fosse colocado um espelho à sua frente, em um vão na plateia, para que ela pudesse se ver, caso desejasse, e, desse modo, inspirar-se no momento da música, ao perceber sua técnica perfeita e o resultado de sua disciplina. Com os dedos precisamente posicionados nas cordas, os olhos fechados e algumas expressões de aflição, evocou, com o arco, os primeiros instantes da música. De modo inesperado, o corpo estático e preciso tomou movimento completo. Balançava a cabeça; enquanto fazia, ensinava-nos o encanto da meditação em som.

Parecia utilizar — e acredito que isso seria inconsciente — o instrumento para procurar dentro de si, de sua própria personalidade, sua cara-metade, o *alter ego* morto.

Os olhos fechados, para minha intuição, diminuiriam a qualidade da música, mas os momentos em que ela olhava ao espelho para corrigir sua postura e racionalizar o posicionamento dos dedos, mesmo que ainda muito agradáveis, soavam mecânicos. A cegueira temporária e voluntária a permitiria ignorar todos os outros fatos da sala: a plateia e, de alguma forma, a si mesma; sua beleza e arrumação, para focar a música; para focar os outros sentidos. Sentidos, naquele momento, muito mais úteis à música. Os olhos fechados negavam qualquer racionalização e davam espaço aos instintos de *raposa*, talvez pelo imaginário gene recessivo dos músicos. Por isso digo: os olhos podem ser bastante traiçoeiros.

O movimento intensificou-se rapidamente. Seu pé movia-se um pouco, como se tentasse imitar a mão esquerda que segurava o arco. Em poucos instantes, a música se tornou outra; delicada, mas muito assertiva e — arrisco dizer — quase violenta. Dessa forma, com o violino, Estela se desmoronava em angústia e sofrimento. Porém, assim o fez com a mais alta classe.

O arco do violino saltitava pelas cordas quando o toque era mais leve. O peso empregado na mão tornava o fluxo nas cordas estável e constante. Parecia que Estela triplicava o tocar em sua mente; ou talvez se olhasse no espelho para duplicar sua imagem, para soar e parecer como um quarteto e trazer a orquestra para seu interior, elevando-se.

A partir de certo momento, não mais abriu os olhos. Apenas ignorou seu semblante no espelho e tornou à orquestra interior. Depois de tocar por muitos instantes — o que não aborreceu a plateia, que assistia com atenção, hipnotizada —, percebi que os dedos no braço do violino estavam vermelhos. Mudaram de cor completamente e quase sangravam. Alguns fios do cabelo solto haviam sido arrancados pelo incessante ir e vir do arco. A música — pois ela tinha ignorado o mundo exterior — estava maravilhosa, mas sua imagem se destruía.

Seu rosto contorceu-se com uma nota bastante aguda e iniciou um novo movimento; igualmente violento, mas muito mais triste. Algumas lágrimas escorriam dos olhos, mas confundiam-se, depois de correr pela face, com o suor da pele. Sons eram produzidos pela voz da violinista, inspirado, ou talvez coagido, pelo coração sofrido. Não obstante, o cérebro inconsciente parecia comandar os pedidos do coração e ordenar sua voz, escrava do sofrimento, a encaixar os pequenos gritos nos momentos perfeitos, para que com a música produzisse em todos o sofrimento que ela sentia. Uma solidariedade impositiva.

Estela tratava os pacientes e médicos horrorizados e curiosos como uma plateia que havia pagado para estar lá. Tudo em função do sofrimento pela morte de um amado. Um movimento catártico. A música alegrava-a da maneira mais insana. Respirava o ar em vibração pelos sons e se afogava nele. Parecia sufocar-se, mas não se incomodava. Não estava fraca ou debilitada. Por mais destruída que se apresentasse, a potência da música corrigiria a imagem incondizente. A paixão era visível. A paixão pela música, e a dos apaixonados que sofrem por uma perda impossível.

Porque ainda não chegamos à data final e definitiva do reaparecimento, ela vive na dúvida — na incerteza de seu amor retornar, e, por isso, sente dor. Porém, ao menos naquele instante, a dúvida justificava a vida e o sofrimento. Como nós, os médicos, sabíamos da previsão pelos testes quantitativos, o *alter ego* de Estela provavelmente jamais retornaria. Então, para nós, parecia que Estela procurava seu fim em meio à apresentação, no palco.

Mais uma nota destoante. Essa, todavia, bastante grave. Iniciou um novo movimento. O tom do violino denunciava despedida, dor, angústia e melancolia, mas era elegante e sofisticadíssimo. O sutil serpentear da coroa de Estela era imitado por alguns dos pacientes inconscientes do trágico, da infelicidade do partir de uma consciência. Interpretavam tudo aquilo como entretenimento ou diversão. Não percebiam o evaporar de uma vida pela ordem de um médico vaidoso.

A simples existência do *alter ego* de Estela justificaria todos os fatos da vida, dos negativos aos positivos. Arrumar-se ao amanhecer sabendo que ele lhe tomaria a consciência, e queria estar bonita para seus olhos. Aperfeiçoar sua relação com o violino e tocar para ele, como se estivesse em sua frente, escutando. Perfumar-se para que pudesse sentir sua preparação em render seu corpo a ele. A existência dele justificaria essas e tantas outras vaidades, além da dor e da vida em si.

Ficou muitos instantes no mesmo tom. Encerrou o movimento com uma nota bastante suave e grave. A inexpressividade do rosto de Estela era ambígua. Exalava dela tanta emoção, mas a face parecia morta, como se a emoção que se manifestou em sons tivesse se abastecido de felicidade ou mesmo de tristeza para existir. Não atrelando a ela, naquele momento, nenhuma das duas, apenas demonstração de emoção gutural, resquício de vida, uma rosa a fenecer...

Seu rosto relaxou por um instante e ela abriu os olhos para o último movimento, o mais violento e avassalador de todos. O final foi simples, mas espetacular. Suas veias se fizeram evidentes nos delicados braços, os cabelos enrolavam em si mesmos e no arco, os dedos sangravam, mas ela permaneceu imperturbada, e os olhos estavam abertos por completo. Era certo que ela se culpava pela possível morte de sua cara-metade. Calmamente balançava como se um forte vento existisse. Aceitava a morte... Caminhava, em música, não tão depressa para o fim. Formou-se uma gruta de humanidade e todos podiam ver, caso quisessem, a complexidade de seu interior, além da perturbação e do sofrimento que a consumiam. O resto da alma era arrancado pelo arco e despejado para fora, manifestava-se em sons. Criava música tão alucinadamente que parecia querer incendiar a todos com o atrito de seus movimentos. Talvez por uma labareda de emoção ou um simples abuso, a crina do arco do violino se partiu. Naquele momento, pensei que os violinos são inúteis para os surdos, mas com o sentimento da música, pelo ímpeto empregado, talvez um surdo fosse capaz de apreender não a música, mas o sofrimento, e, assim, chorar por empatia. Ou mesmo, pois aconteceu, um cego choraria pelos sons; ou um amputado, não como Estela, criaria métodos para bater palmas. Mas essas não foram soadas. Todos jazeram estáticos; horrorizados ou impressionados, talvez os dois...

Intervalo

18ª ANOTAÇÃO

O instrumento não mais poderia produzir sons. O espetáculo havia sido finalizado por forças externas, invisíveis. Estela reproduziu o último instante do movimento de modo agudo, como se o arco se transformasse em faca sobre as cordas, mas eram elas que estavam afiadas, por isso o último suspiro da crina que se partiu logo depois. Parecia que o violino estava cansado de manifestar, por tantos minutos, os gritos do arco e ordenava que partisse a si próprio para não mais escutar seu sofrimento.

    O corpo da violinista, que pela maior parte do espetáculo permaneceu móvel, como o de uma dançarina, adquiriu certa rigidez estranha ao final. Imagino que essa mudança no comportamento aborreceu o violino — pois o instrumento tem muita personalidade, além de um temperamento colérico — e decidiu fissurar qualquer relação entre a musicista e ele mesmo. Talvez o violino, aproveitando-se da impotência do arco — isto é, de ele não poder fazer música sem o corpo oco de madeira —, sussurrou coisas horríveis para que ele se partisse e não produzisse mais qualquer som. Fez com que o arco se tornasse inútil, mesmo que fosse uma simples ferramenta para traduzir os sentimentos em música. Ah! Mas que risível devaneio!

    No entanto, aconteceu no momento perfeito — penso que foi a intenção da violinista, que deliberadamente decidiu aborrecer o instrumento a ponto de coagir todos os fios da crina a partirem de uma vez. A crina do arco do violino, ao estourar, provocou uma última vibração nas cordas e — por mais que elas pareçam subordinadas ao violino, por serem menores — obrigou-o a soar o último grito de sofrimento da musicista.

Todos os membros da plateia, com algum tipo de lógica inconsciente e coletiva, levantaram-se em pequenos grupos e voltaram suas atenções aos afazeres do dia. Pareceu que a solidariedade impositiva tinha sido efetiva. Os que assistiam perceberam que não era uma apresentação, por mais digna que fosse, que clamava por palmas. A jovem violinista repelia com seus olhares a necessidade de elogios ou sorrisos. Fez entender, mesmo com silêncio completo, que aquele foi um movimento de despedida e sofrimento, que ela pedia apenas por solidariedade e companhia em seu momento mais escuro.

Eu, assim como todos que assistiam, decidi — porque pareceu ser um instinto natural de meu corpo — seguir com o dia sem qualquer reação além de uma solitária lágrima.

Estava marcada, porque temos um calendário rígido, uma reunião com Malda para iniciar sua reabilitação. Aldous entrou em contato com a médica aposentada, Nina, pois eu disse ao cego que a chama revolucionária haveria de ser reerguida. Apontei à Malda e expliquei como Nina se apaixonaria por suas traduções do mundo que enxergamos. A médica com certeza será uma peça essencial, definidora, para o futuro da ex-professora.

Malda veio até mim enquanto eu olhava para o relógio; e ele, para minha surpresa, estava calmo... Disse-me: "Não se preocupe, Dante Portofino, temos trinta minutos até sua reunião. Não se apresse, meu querido!". Me senti um tanto importante, pois com cada vez mais frequência utilizavam meu nome de família, e o relógio tinha sido plenamente respeitoso. A velha tida como esquizofrênica acenou para chamar minha atenção e disse: "Dante, meu caro, Dante, compreendo que nossa reunião de hoje é importante para meu futuro e para o Instituto, mas já estou idosa e não me importo. Portanto, perdoe-me, Dante, pois preciso falar com a *raposa*.

Utilize este tempo para tomar notas sobre a *tragédia* de hoje; eu entendo a necessidade das escritas, Dante, para sua sanidade...".

Ela não me deu tempo para reagir a essa fala. Apenas acrescentou que a *raposa* estava "em desespero"; não mais poderia esperar. Falou que os desesperados são aqueles que não conseguem aguardar — tal qual os apressados, mas muito mais tristes. Foi embora, alertando-me de que ela iria se atrasar.

Com o comentário do relógio e de Malda, percebi que eu tinha tempo. Sentei-me em uma das mesas da sala em que estávamos e tirei do bolso do jaleco algumas folhas de papel. Fiquei vários minutos, visto que estava muito silencioso, compenetrado no que eu escrevia. Procurava entender, já que me chamou a atenção o motivo de a paciente ter nomeado a apresentação da violinista de uma tragédia, e não de um espetáculo. Pensei intuitivamente nas tragédias dramatúrgicas às quais assisti na época de moço.

A tragédia, como em minha mente é associada automaticamente ao teatro grego, remete-me à atuação; de modo que o sofrimento da *raposa* pudesse ser fingido, algum entretenimento ou um movimento pouco legítimo. Recusei de todo essa possibilidade. Malda jamais, com sua sensibilidade, duvidaria do sofrimento de Estela. Logo após repudiar essa opção insensível, pensei na tristeza das tragédias teatrais, nos finais funestos e mórbidos, mas não quis pensar nessa chance.

Rasguei a folha de papel com alguns pensamentos bastante trágicos, definidores da história de Estela, como se fossem pergaminhos antigos com poderes proféticos, mágicos, que seriam quebrados, tornados mentirosos, com sua destruição. Senti-me terrível por ter a necessidade de destruir papéis que não teriam influência alguma na realidade, é óbvio. Suspirei profundamente e coloquei as duas mãos no contorno do rosto, como tapa-olhos de cavalos, viseiras, que limitavam minha compreensão da sala, ou, como Malda descreveu, da *tragédia*.

Permaneci alguns instantes naquela posição, com os olhos fechados, para me recompor em meu íntimo. Senti algo me cutucar no ombro. Supus, antes de abrir os olhos, mesmo que fosse impossível, que Malda estivesse me chamando para nossa reunião, como se eu tivesse caído em um sono profundo para me esquecer da *tragédia* e tivesse me atrasado. Levantei-me com pressa extrema. A imagem que se construiu à minha frente era bastante rara. A paciente Penélope Moore — um outro *pequeno pássaro* no mundo de Malda — olhava para mim com expressões tristes. Digo que essa imagem é incomum porque, a menos que seja urgente ou necessário, os pacientes quase não conversam com outros médicos sobre coisas que os incomodam. No entanto eu havia ganhado, nas últimas semanas, alguma popularidade entre os "loucos". Perceberam, pelo curioso evento da parede que produzia sons, e também pelas falas de Malda — uma vez que ela é muito escutada aqui dentro —, que eu jamais os condenaria por suas "loucuras". Além disso, pelo jantar que tive com Aldous, passaram a pensar que eu estivesse em uma função de fazer mudanças, já que meus "amigos" ocupavam posições de influência.

Ela me disse o seguinte: "A *raposa* [Achei curioso ela utilizar a nomenclatura de Malda] não aceitou, mas acho que você talvez entenda...". Penélope rasgou a folha de seu caderno, que já tinha várias folhas rasgadas, e a ofereceu para mim. Não me obrigou a pegar, mas decidi que aceitaria. Reparei, enquanto fitava os escritos, que ela fazia seu obsessivo e rotineiro ritual de conclusão de ações, assim como descrito perfeitamente por Malda: pisou quatro vezes com o pé esquerdo, bateu os dentes seis vezes e produziu sons de estalos bastante rápidos com a língua. Finalizou com um gritinho de tom ascendente. De um tom grave a outro bastante agudo. Porém, tudo isso em som muito baixo, de modo que ela desejava esconder ou tinha vergonha. Percebi que estava insegura por fazer seu ritual e, por isso, assegurei-lhe, com olhos penetrantes, que — ao menos em minha presença — ela jamais seria ridicularizada ou condenada por suas questões. Ela ficou bastante feliz, arrancou o papel de minha mão e o devolveu. Repetiu o ritual, mas, dessa vez, de forma extravagante. Fiquei receoso que ela quebrasse algum dente. Ela se retirou e disse: "Até mais, doutor Portofino".

Eu estava impressionado com essa febre! Todos se direcionaram a mim pelo meu sobrenome, como se eu fosse algum médico importante, digno de prêmios. Preenchi meu peito de ar, orgulhoso.

Meu orgulho com o novo respeito a mim atrelado logo se esvaiu do peito que murchou com o que li no papel. Os conteúdos não me surpreenderam, pois era tudo que Penélope escrevia, mais uma "poesia de descarte". Um escrito simplista de suas observações do mundo. Sempre embebido em suas inquietude e morbidez características. A obra de descarte, com rimas ruins e poucos caprichos — digo isso porque não tinham marcas de borracha, mas riscos —, era a seguinte:

O vão ser

Alguns tempos vão ser,
porque a vida é assim, triste,
vazios e sem muito querer;
pois o ser é vão.

Ah, sim! O "vão ser!"; vão dizer:
existe e persiste no pior dos tempos.
E, caso não se preencher,
mostrará do que a gente é capaz, sem medos!

Portanto, preencha seu vão, ó vão ser!
Mas não minta, o vão é inteligente...
Não o preencha de podridões
para alegrar o ser, o vão é experiente...

Complete o ser com verdades,
e caso não sejam agradáveis,
sentirá, do vão, iras e castidades.
O vão do ser revida-se do vão ser.

O vão do ser mostra as dores, os pedidos e
revela as clamas pelo impossível;
e torna o ser, além de vão, triste e egoísta.

O vão acaba com o ser;
e mostra o que ele será, se não for preenchido:
vão por completo, só vai ser, ó vão ser!

A senhorita Moore, à qual me refiro pelo sobrenome para retribuir cuidado e respeito, fez perdurar uma neutralidade muito grande. Como se, apesar de ser bastante trágico, não me impressionasse com a morbidez dos assuntos.

Não acredito que poema algum seja passível de uma única interpretação, verdadeira e absoluta. Não confiaria nos maiores mestres em literatura, caso me ensinassem, por mais genial que fosse, uma única explicação. E se, após a análise dos mestres, eu não fosse capaz de enxergar outras explicações, eu fecharia os olhos e faria alguém ler. Talvez escutando eu tirasse outras conclusões. Ou, no mais "louco" dos casos, faria um cego ler — Aldous, quem sabe; e, com essa leitura impossível, eu ficaria em um limbo de talvez conseguir outra interpretação pelo cego, mas, porque ele não conseguiria, seria pura especulação. No entanto, seria melhor do que me conformar com apenas uma interpretação. Portanto, esclareço: esta é apenas minha interpretação de momento.

Era evidente que a senhorita Moore se referia à perda de Estela. E assumo isso pelo contexto e conteúdo da obra de descarte. Com uma criativa brincadeira de palavras, a paciente Moore descreveu, com certa simplicidade, o estado da violinista. Um estado de perda, buraco; um estado de "vão ser". E como justificativa disso: "pois o ser é vão". Parece intuitiva, e quase matemática, essa colocação da paciente. Obviamente: se o ser é vão, ele é, poeticamente, um *vão ser*. E era isso que a violinista, nesse momento, sentia.

Não me sinto bem chamando a querida Penélope Moore de "paciente"; se futuramente isso voltar a ocorrer, peço desculpas, mas me referirei a ela como "poeta". O nome atribuído, "paciente", é muito limitante, incomoda-me...

Em uma anotação antiga — *Um ensaio para a Morte* —, discuti, após a leitura da última carta de amor do seu *alter*, assuntos acerca da perda da violinista. Como agora confirmado ou talvez reforçado pela senhorita Moore: "Jazia em Estela, evidentemente, a sensação de 'amputado'". O que eu chamei de "amputação", Moore chamou de "vão". Entretanto, chegamos à mesma conclusão. Estela sofria deveras com a perda de seu *alter*; e penso, com o acréscimo da poeta, que ela nem ao menos procurava preencher seu vão, pois, como retratado no poema, seria uma clama pelo impossível.

Com isso, acrescento: pautar sua felicidade no inexistente, no "talvez", no acaso, é pedir por sofrimento. E, na situação da violinista, não se tratava de improbabilidades, mas simplesmente do impossível; o "talvez" seria remoto demais, pelo histórico do medicamento.

Por mais que eu me condene por escrever essas palavras — pois penso que talvez carreguem os mesmos poderes proféticos dos rabiscos que escrevi no dia da apresentação —, imagino o seguinte: a perda do *alter ego* a deixará atormentada. Pensará profundamente no retorno da cara-metade e, com isso, pautará sua felicidade no impossível. E, como já disse, pautar uma felicidade no impossível é evocar o sofrimento. Perceber-se-á incompleta; fixará em sua mente, mesmo que não fosse verdade, que seria feliz somente com o apagar de um fogo inapagável, com o evaporar de um oceano, com o curar de uma doença incurável, o ressuscitar de um morto... Reconhecerá a inutilidade do sofrimento, como ele é tolo e facilmente superável. Talvez ela perceba que um dos tristes desejos do humano é amar e ser amado; e quando perceber o inalcançável, que ela não mais será compreendida como era por seu *alter*, irá se deparar com o sentido em sua integralidade; e apenas Deus é capaz de prever as ações de um desesperado.

Redobrarei a atenção dedicada à violinista não apenas pelo apreço que tenho pela arte do violino, mas porque seu médico não está disponível para atendê-la e ela permanece em luto. Estela precisa de toda a ajuda que puder receber. Não posso me colocar no lugar do doutor Allan Vorckel Strauss, mas, se eu me permitir uma simplificação e imaginar que eu fosse um dos convidados ao congresso do Instituto Kron, acredito que voltaria imediatamente para o amparo da violinista. Mas, como não posso agir dentro dessas circunstâncias, apenas condeno, secretamente, o egoísmo do doutor.

Sobre os fatos da reabilitação

19ª ANOTAÇÃO

Descrevo os pensamentos de uma reunião que tive com Aldous sobre a reabilitação da ex-professora: depois de escrever algumas impressões em meu caderno acerca da obra de descarte da poeta, a senhorita Moore, olhei para o relógio e ele me dizia, não tão calmo quanto antes: "Dr. Portofino, não temos tanto tempo, mas não é necessário se desesperar. [Então me lembrei do desespero de Estela, como descrito por Malda] Você tem dez minutos para chegar até a sala de reuniões. Porém, você já deve começar a caminhar". Eu obedeci.

Dirigi-me à sala de reuniões e contemplei a porta. Ansioso para entrar, sabendo que apenas Aldous estaria lá dentro — pois Malda se atrasaria, como avisado —, hesitei em segurar a maçaneta, mas logo aceitei. E, antes de abrir a porta, forcei-me a uma reflexão. Fiz isso porque penso que foram muitos os momentos em que pessoas estiveram diante dessa porta e hesitaram em abri-la. Talvez não pelo medo de se perceberem vivas ao tocar a maçaneta fria, como eu, mas pelo conteúdo da sala. Assim como ocorreu comigo, com Giuseppe e, provavelmente, com muitos outros médicos.

Senti meus batimentos cardíacos na maçaneta, mas eles não me incomodaram muito; entrei. A sala estava vazia. Fiquei muito confuso; olhei para o relógio e ele me disse: "Dr. Portofino, corra para a sala imediatamente, você tem apenas um minuto!". Claramente o relógio era ignorante de minha posição geográfica e dos conteúdos da sala. Pensei em rir do tolo relógio, mas me lembrei dos ensinamentos da ex-professora: "Aquele que agride o ignorante é contra o conhecimento".

Eu estava contente por dentro. Pela primeira vez em algum tempo, uma vitória. Não apenas contra o tempo, mas para meus pacientes. Malda, depois dessa reunião, estaria no caminho para ser reinserida na sociedade, para talvez formar outras mentes brilhantes, assim como Liam Fratucci.

Fiquei bastante tentado em colocar os pés em cima da mesa, mas eu aparentaria ter o mesmo orgulho podre e obstinado dos outros médicos, como se eu fosse melhor que os atrasados, ou como se eu nunca tivesse estado no lugar deles. Ademais, se Aldous entrasse na sala, não teria grande função, pois ele não me veria. Portanto, seria uma vaidade com efeitos exclusivamente internos.

Depois de poucos minutos, Aldous saiu da adega, com algumas garrafas. Então, de fato, se eu colocasse os pés em cima da mesa para ridicularizar os atrasados, seria completamente em vão; visto que Aldous chegou à sala antes de mim, apenas estava oculto. Em um instante de mudez, agradeci a mim por tomar a decisão correta.

Ele se sentou à mesa e, mesmo que eu não tivesse produzido barulho algum ou me movido, perguntou: "Dante?". Eu respondi com toques ao ombro do cego, dizendo: "Uhum".

Ele trouxe da adega algumas garrafas de vinho. Uma quantidade de álcool grande demais para apenas nós dois. Imaginei que ele estivesse ciente do atraso de Malda e, por isso, iria nos servir uma taça para passar tempo. Afirmei algo como: "Aldous, isso é vinho demais para nós dois. Além disso, temos uma reunião importantíssima em poucos minutos, você se esqueceu?".

Ele não me respondeu. Fez um sinal quase irônico de silêncio, como se dissesse: "Acalme-se, Dr. Portofino [ou, talvez, apenas 'Dante'], tudo será explicado!".

Aldous andou até um armário de vidro com alguns prêmios e tirou da gaveta mais próxima do chão — a única opaca — um gravador. Apoiou-o no tampo da mesa da sala de reuniões e começou a gravar.

Colocou os pés em cima da mesa, mas não me senti diminuído. As solas dos sapatos dele estavam apontadas para a porta. Não queria me humilhar por ter o poder de se portar com tamanho desleixo sem qualquer consequência, ele apenas estava relaxado e feliz. Produziram-se, por debaixo da faixa branca, olhos com os mesmos adjetivos. Disse: "Dante, não se preocupe. Por que ficou tão assustado com a quantidade de bebida? Não é como se fôssemos beber tudo isso sozinho. Temos companhia! Aliás, onde ela está?".

Pensei — talvez pelo mesmo preconceito que os pacientes tiveram ao ver o quadro, há mais de uma semana — que Malda jamais estaria na mesma posição que eu, ou mesmo na de Aldous, em uma reunião... Compartilhar bebidas e, com elas, atingir um estado de embriaguez representaria uma confiança muito grande. Dar bebida a uma "louca"?!

Inconscientemente, visto que eu ainda estava pensando sobre as bebidas, respondi à pergunta do cego. Falei que ela estava atrasada, que estava tomando conta da *raposa*.

Ele chacoalhou a cabeça enquanto servia vinho em três taças. Disse: "Deveríamos ter chamado Estela... digo, a *raposa*, para beber conosco. Ela está passando por tempos muito difíceis". Não respondi.

Eu voltei ao assunto da ex-professora. Perguntei se ele não achava que seria um pouco inapropriado trazer bebidas a uma reunião tão importante, ainda mais com a presença de uma paciente. "De maneira alguma!", respondeu. Disse que, em breve, Malda teria um quadro pendurado dentro do Instituto e que, por isso, deveríamos comemorar com uma taça de vinho. Além de dar valor e celebrar o início de uma "revolução" — achei exagerado, por mais tentador que seja utilizar o termo.

Aldous apenas insistiu que eu tomasse uma primeira taça para "abaixar a guarda"; estaríamos "entre amigos". Uma situação extremamente curiosa — pela primeira vez, parecia que eu estava sendo convencido a largar métodos ortodoxos por um médico ambicioso e insubordinado. As posições, para essa curta interação, haviam sido trocadas.

Castiguei-me um pouco por me acorrentar em pensamentos tão conservadores de tratamento e atrelei à situação mais uma chance de humanizar Malda. Além disso, apesar de Malda ser tida e tratada como esquizofrênica, não possui nada que eu deveria temer, além do perigo potencial associado à patologia. Portanto, pode-se pensar que seria como beber entre amigos.

Reformulei minha pergunta para não parecer intransigente: "Mas nós temos coisas importantes para conversar hoje com a paciente. Não seria mais produtivo se estivermos sóbrios para fazer isso?". Ele levantou a mão, ainda com os pés sobre a mesa, e negou. Com o gesto, parecia insinuar: "Não se preocupe, tudo está resolvido".

Não reagi muito. Dei espaço para Aldous complementar. Ele apenas disse: "Dante, esta reunião é muito feliz". Consenti com a cabeça, seguido de um som afirmativo. Pigarreou e continuou: "Apenas nos reunimos para apresentar os planos. Tenho certeza de que você já pensou muito em como prosseguir, mas vou propor um trajeto completo. Se você ou Malda discordarem, podemos alterar. O que você acha?". Novamente consenti com a cabeça, porém me surpreendi. Não apenas estávamos nos juntando para beber vinho com uma paciente, mas também daríamos a palavra à "louca" para ela decidir o próprio futuro.

Mesmo que a discussão não se tratasse de escolhas médicas ou que precisariam de alguma especialização, dar o poder de escolha aos "loucos" parece ser bastante contraintuitivo — principalmente para um médico com o passado de Aldous. Por tantas décadas, essas pessoas foram julgadas incapazes de tomarem decisões, já que isso seria papel dos "sãos". Como sugerido pelo cego, baixei minha guarda. Aceitei a situação por completo, tomei uma taça de vinho e me coloquei na postura de alguém que aguardava uma amiga, uma postura relaxada.

Reforçou, mesmo que já estivesse bastante claro: "Não temos nada para discutir, a princípio. Eu me precipitei e preparei um plano completo de reabilitação para Malda. Entrei em contato com a doutora Nina e ela chegará ao Instituto em uma semana. Ela será a tutora de Malda, a pessoa que irá guiá-la nesse trajeto!". Fiquei feliz com a informação da participação de uma figura tão influente no passado de "revoluções" no universo psiquiátrico. Mesmo com um sorriso no rosto, perguntei: "A tutora?". O cego respondeu: "Sim, a tutora. Dante, não me leve a mal, mas... eu não acredito que você tenha as competências para conduzir esse trabalhoso processo". Meu coração não foi maduro o suficiente para não se sentir pequeno. No entanto, ordenei com a cabeça racional e orgulhosa que eu não me confrangesse. Fiz isso porque, com certeza, para assuntos de reabilitação de pacientes, eu seria muito menos competente que Nina, então aceitei.

Perguntei se eu poderia seguir com os acompanhamentos semanais com a paciente e ele confirmou que sim. Mas explicou que eu seria somente um acompanhante, que eu não deveria influenciar no processo de reabilitação da ex-professora. Completou dizendo: "Além disso, Dante, o processo de Malda é bastante simples. Nós dois sabemos que ela é capaz de seguir com os afazeres de professora hoje mesmo, não é?". Apenas acenei com a cabeça, mas ele pareceu enxergar a ação. "Certo... Portanto, esse processo de reabilitação seria uma mera formalidade para sua reinserção no mundo educacional." Eu me preparei para perguntar, mas ele interrompeu: "Tenho alguns contatos na cidade e conversei com o reitor de uma escola primária. Ele me disse que estavam com algumas vagas abertas para professores". Fez uma pausa: "Malda, apesar da classificação, é perfeitamente lúcida. Não apresenta gatilhos preocupantes e, mesmo que apresentasse, não teve nenhum surto na última década. Parece ter entrado em termos com sua *questão da tradução do visível*. [Dei um sorriso, mesmo que ele tenha ridicularizado um pouco a classificação, fazendo aspas com as mãos] E, por essa razão, como consegue viver muito bem em sociedade, quando se trata de um universo escolar infantil, não acho que teremos muitos problemas. Se tudo der certo, Malda estará fora daqui em poucos meses". Comemorei coagindo-o a participar de um brinde. Ele levantou a taça ao meu lado.

"Aliás", iniciou, "fiz um exercício curioso quando fui à escola. Inspirei-me em você e nas suas condutas." Foi possível escutar, na gravação, um suspiro de alegria sutil por minha parte. Continuou: "Sentei-me na sala do reitor da escola e contei sobre uma professora aposentada que eu conhecia. Uma professora muito experiente que tinha intenções de voltar a lecionar. Contei que ela formou alunos brilhantes e apontei para um dos quadros de sua sala, um presente de minha autoria: um quadro de Liam Fratucci. Ele se espantou porque era um grande fã do trabalho do artista e tinha ciência do seu sucesso. Além disso, mostrei várias de minhas anotações e algumas das suas, que expunham os pensamentos e técnicas pedagógicas de Malda, e essas a elevaram, como em um pedestal muito alto; como se ela fosse um fruto irrecusável. Incluí, além de tudo isso, um comentário dizendo que Malda nem ao menos sabia que essas anotações estavam sendo usadas para estes fins, o que traria ainda mais credibilidade aos pensamentos dela. Como se eles fossem tão naturais, que surgissem na mente dela sem pestanejar. E nós sabemos que é verdade".

Parabenizei-o pela apresentação da professora — pois era bastante persuasiva —, mas não enxerguei como isso seria "se inspirar" em mim. Perguntei, talvez por uma questão de ego, ou mesmo simples curiosidade, quais foram os efeitos da inspiração. Ele respondeu: "Vou chegar lá. Acalme-se, Dante! Bom, expliquei ao reitor sobre o comportamento quase obsessivo da professora em apelidar os alunos com o nome de algum animalzinho e falei sobre os benefícios disso. Ele não viu nada de errado. Inclusive, achou muito original e positivo. E aqui vem a parte divertida… Eu disse: 'Tem um porém, reitor… Todo esse hábito da professora em se referir aos alunos como *animais* é proveniente da sua esquizofrenia'. Dante, você tinha que ter visto aquele homenzinho… [Começou a rir] Ele quase saltou da cadeira. Era como se ele tivesse percebido que um rato roía seu sapato. Foi maravilhoso!".

Perguntei se ele tinha conseguido convencê-lo. Mais uma vez ele me condenou pela ansiedade e acrescentou: "Ele, de início, descartou, absolutamente, a possibilidade de ter uma professora esquizofrênica no corpo docente. Porém, depois de conversar bastante com ele sobre a lucidez de Malda, e depois de falar que ela trabalharia de graça pelos primeiros seis meses — visto que ainda moraria conosco —, ele aceitou com alguma relutância. No pior dos casos, dentro de um ano e meio, Malda será independente de nós. Ela deve começar a lecionar em seis meses, no máximo. Mas, Dante, não devemos contar à Malda ainda. Nesse momento — e isto é bastante curioso —, ela é a pessoa que mais tem dúvidas de si própria. Por isso, devemos fazê-la acreditar que passará por um processo extremamente rigoroso, quando, na realidade, apenas reconstruiremos algumas noções de condutas sociais e autoimagem".

Ficamos um tempo em silêncio; parecia que os dois contemplavam a mais bela das paisagens. Além disso, a única que poderia ser contemplada por um cego e por um... Hesito em escrever o que eu seria, pois sou uma pessoa "normal" para nossa realidade, e que ele seria o classificado, pois diverge do padrão. Enfim... A única paisagem que poderia ser contemplada por nós dois: o possível êxito de nossos esforços intelectuais. Depois de tanto condenar aqueles que fazem seus trabalhos por reconhecimento, percebo que há, de fato, algo muito prazeroso sobre a vitória. Essa vitória que contemplamos, todavia, é muito além do material. Não precisa de concretização alguma, seja em medalhas ou aplausos, por mais deleitosos que ambos sejam. É um preenchimento muito puro: a simples felicidade por praticar atos bons e virtuosos.

A paisagem compartilhada em nossas mentes se tornou um pouco nebulosa quando nos distraímos com os eventos da sala. Penso que ele se distraiu muito antes de mim, porque, como tenho todos os sentidos, costumo privilegiar os olhos e negligenciar o audível. Ele arrumou sua postura, tirou os pés da mesa, quando escutou passos; e eu me alertei, porque ele se alertou. Entrou pela porta, um pouco envergonhada pelo atraso, com uma das mãos ao peito, Malda.

Eu não disse nada de início, porque era Aldous que deveria iniciar e conduzir a reunião, mas o silêncio era bastante cruel para a paciente. Ela estava deslocada. Tenho certeza de que esta seria a primeira vez que um paciente teria sido trazido à sala de reuniões sem intenções de servir como objeto — no sentido literal da palavra — de estudos, mas como uma parte verdadeiramente influente em um debate. Confortei-a com um gesto que indicaria seu lugar e Aldous ofereceu uma taça de vinho. Ela negou de início não porque não queria, mas porque achava que não deveria. Aldous disse: "Malda, pode tomar se desejar, estamos entre amigos!". A ex-professora arregalou os olhos. Há décadas Malda não poderia chamar alguém de amigo, além dos pacientes.

Era esperado, por nós dois, que Malda aceitasse, ou não, a taça e se sentasse, mas ela fez uma fala muito interessante: "Ora, Aldous, se você pensa que amizades se constroem assim facilmente, está muito enganado. Agradeço muito pela taça de vinho, mas não sejamos ingênuos, Aldous… Até eu estar ao lado de vocês, sem nenhum dos nomes ou roupas que acorrentam, não poderei chamá-los de amigos. Por mais tentador que seja, porque a hierarquia não permite, não podemos ser amigos ainda, Aldous querido!". Ela construiu sua fala de tal forma que não foi nem um pouco violenta, apenas verdadeira. Aldous se direcionou para mim e disse, enquanto apontava para ela: "Ela está certa…". Voltou seus olhos ausentes a ela e acrescentou: "Portanto, não vejo a hora de beber com você em pé de igualdade!".

Por mais que a fala tenha evidenciado a hierarquia entre ambos, ela aceitou a taça de vinho. Aldous, sem dizer nada a ninguém, decidiu tirar o jaleco e o colocou na cadeira ao lado. Eu percebi o movimento intencional e explícito: ele queria que eu fizesse o mesmo; assim sendo, repeti o gesto. Ainda não éramos amigos, mas estávamos mais próximos. Malda não poderia tirar sua "camada de penas externas" ou "a roupa que acorrenta" sem nossa ajuda ou permissão. Tinha, em sua mão direita, uma pulseira com seus dados. Dados que relembravam, a todo momento, sua classificação. Essa pulseira é um adereço horrível, indesejável, trocado apenas a cada três ou quatro semanas. Aldous não pode ver, mas ela cobriu o punho com a outra mão. Eu não estava na posição de sugerir algo tão insano quanto remover a pulseira, por mais que eu tivesse certeza que o diretor aceitaria. Contentei-me com a aproximação produzida até o momento; reservei-me.

Apresentamos para a paciente o plano inteiro e Aldous deu a oportunidade que ela fizesse comentários. Porém, como esperado por causa da hierarquia, ela não estava confortável para comentar nada. E, mesmo que estivesse, não se permitiria. Não se permitiria por colocar os pacientes, os "loucos", em uma posição tão inferior aos médicos e enfermeiros. Aceitou tudo com muita gratidão e disse que estava ansiosa para conhecer "nossa Nina". Como ela referiu-se à médica dessa maneira, acatarei: não vejo a hora de conhecer "nossa Nina"!

Acredito que se eu estivesse na posição de Aldous, após escutar a fala sobre hierarquias, não perguntaria para Malda o que ela pensava do plano. Era óbvio que a paciente não alteraria nada, pois seria como se um rei perguntasse a um súdito sobre seu reinado.

Um último pensamento sobre a reação de Malda acerca do plano de Aldous: quando ele apresentou os planos e explicou que sua reinserção, depois de tantas décadas, seria rápida, ela ficou insegura. Parecia que ela estivesse duvidando da capacidade de se tornar "normal", de se expurgar — como se isso fosse possível — da classificação de esquizofrenia. Parecia que tinha se contentado com sua "loucura", a aceitado. Era muito triste, pois ela não aparentava ter crença alguma no próprio progresso...

Como a pauta da reunião foi finalizada, mudamos de assunto por iniciativa da paciente. Enquanto ela falava, reparei que estávamos na mesma disposição de lugares que a do jantar com Liam Fratucci. Malda ocupava a posição de seu aluno. Eu olhava para ela e, por trás de sua silhueta, pendurado por alguns pregos, um dos frutos de seus esforços como professora: o belo quadro de Liam. Atribuí a ela, naquele momento, muito poder.

Malda começou a falar sobre a violinista em luto. Sobre como estava preocupada com seu estado mental e que deveríamos contatar o doutor Allan

Vorckel Strauss imediatamente. Aldous disse que compreendia a urgência do estado da violinista, mas que o doutor não dava sinal de vida. Também reconheceu a importância de ter Allan no momento de luto, e não outro doutor qualquer, pois ele era o mais próximo de Estela.

Ela falava como "a morte é feia" e como tornava o humano, quando este perdia alguém muito importante, "pobre e oco por dentro". Talvez essa fala seja uma terceira confirmação do estado de "amputado" da violinista.

Aldous, com um discurso conformista para com a situação de Estela, sugeriu que fizéssemos um brinde ao *alter ego*. Por mais belo que tivesse sido observar um médico com o passado dele descendo de sua montanha de prêmios para se solidarizar com sua paciente, foi um brinde muito estranho. Não para eles, mas para mim. Não estávamos brindando, acredito, para comemorar uma vida, mas aparentemente essas eram as intenções. Posicionaram as taças e os sorrisos de tal maneira que pareciam celebrar um morto de causas naturais. Porém, por mais que ninguém quisesse enxergar, tratava-se de um assassinato. Um assassinato cruel e egoísta, mascarado pelo benefício da pesquisa e desvalorizado pela ausência de corpo. Além disso, outro efeito da existência metafísica do *alter* era a ausência de um enterro digno, a ausência literal de qualquer cerimônia. Era como se Estela tivesse sido abandonada por completo. A morte pode ser bastante cruel, mas traz consigo um quê finalista, inescapável, de maneira que não fosse escolha do morto estar morto. Para a ausência do *alter*, todavia, como não havia corpo, poderia ser compreendida como um abandono, ignorada a morte, o assassinato; e este pode ser, em alguns casos, mais cruel que o fim de uma vida.

Depois do estranho brinde, repleto de sorrisos, decidi mudar a pauta, pois o contato frequente com o vazio de Estela produzia em mim uma sensação bastante desagradável. Falamos sobre os maneirismos de alguns pacientes com felicidade. Fizemos com que, naquele momento, fatos como a "doença" obsessiva do velho Elias — isto é, a *questão de força indomável* com números, como por mim apelidado — fosse muito leve e menos patológica, mais como simples peculiaridade. Fiquei muito satisfeito ao perceber isso, porque, por mais dolorosa e insana que nos parecesse ser a obsessão de Elias, ela não precisaria ser a todo momento patológica. Um grande avanço!

Falamos mais alguns momentos sobre as peculiaridades de cada paciente com um tom bastante leve e, quando a reunião parecia ter se concluído, Aldous falou para Malda que ela poderia se retirar, pois ele precisava trocar algumas palavras comigo. Ela agradeceu o vinho, o companheirismo, e disse que estava ansiosa para sermos amigos. Ela saiu pela porta, agora, sem nenhuma vergonha, como se aquele espaço a pertencesse.

Aldous repassou os fatos do plano de reabilitação, relembrou-me sobre a chegada de Nina em uma semana e, antes de parar a gravação, disse: "A próxima semana promete um grande espetáculo!". E essas palavras me provocaram calafrios horríveis.

O último ato do *espetáculo*

20ª ANOTAÇÃO

Nenhum aspecto da morte traz consigo efeitos divinos. Corrijo: a morte em si, para alguns, tem relação com os deuses e a pós-vida, mas nada sobre um cadáver emana essência divina ou sobre-humana; apenas revela nosso destino inevitável e destrói o animal consciente, pois ele enxerga no morto — sendo ele seu amigo ou seu pior inimigo — algo de si próprio; reconhece-se na morte como se fosse irmão do cadáver. Nada me conforta neste momento. Cartas de amores perdidos, abraços de perdão ou sopros divinos seriam inúteis. Nada me alegra neste momento. Não há como ser mais claro. Sinto uma única coisa, uma síntese da experiência humana; e, se nós somos a síntese de Deus, então este seria um detestável sentimento divino: a plena frustração.

Não escrevo por vontade, pois há métodos mais simples de lidar com frustrações, mas porque devo e preciso fazê-lo, meu enxerido. Como Malda disse: as palavras são a garantia da minha sanidade. Além disso, sinto que tenho um dever para com o futuro. É necessário, mesmo que isso me machuque profundamente, que eu escreva tudo o que vejo e sinto, com os mais vivos detalhes, para que jamais seja esquecido.

Percebo que a ciência tem fins muito curiosos. Ela se utiliza dos sensores humanos e outras técnicas derivadas para explorar o que a natureza já evidenciaria para nós, mas somos incapazes de apenas nos deixarmos *ser* e apreciar. A ciência sabe que existe ouro na jazida, mas o homem é vaidoso, frágil e obcecado, abusa da ciência e a torna má, culpada. Quer moldar o ouro em anéis para usá-los pomposamente. Ele sonha em escavar e destruir para jogar luz às verdades da natureza. Tudo isso para que outro humano diga: "Sim, você estava certo, existia ouro naquela jazida!". Isso às custas de uma bela paisagem.

Não posso falar o que a morte é, apenas o que ela provoca em mim, as sensações e sentimentos. É ininteligível o pensamento de algo impossível de ser vivido ou percebido, como imaginar ou segurar uma esfera com pontas. É um conceito contraditório, viver na morte.

Não há como ser mais claro: Estela está morta. E, nesses momentos, a lucidez de Malda me incomoda, pois não sou capaz de suportar e compreender — ou apenas não quero. Não sofro pela perda de Estela por um carinho particular, mas pela natureza de sua morte. Como fora cruelmente evidenciado por Malda, nunca fomos amigos, eu e a violinista. O jaleco jamais permitiria. Não sinto dor pela perda, mas a angústia me preenche pela ausência de sofrimento, como se eu me culpasse, neste momento, por um sofrimento egoísta. Ignoro a morte e sofro por questões particulares. Não obstante, os efeitos são os mesmos; minha casca expõe um homem em luto.

Estela foi condenada a um ciclo de pensamentos absolutamente insuportáveis e sufocantes. E, na possibilidade de rever seu amado — ou, nesse caso, ceder seu corpo a ele —, a angústia do abandono, de ele jamais ressurgir, tornou-se constante. Ela estaria perpetuando um sofrimento insolúvel.

E o criador, por crueldade ou simples curiosidade, não nos mostra, de imediato, as respostas, mas os meios. Não vejo sentido algum na morte de Estela. Nem tenho motivações para culpar o *espetáculo*, a *tragédia*, em alguma figura divina. Talvez seja minha alma que, por ser viciada em pragmatismos e praticidades, é demasiadamente impaciente para esperar e perceber os motivos, os significados. Espero ver, como se isso me ajudasse neste momento, valor imediato nas experiências. Não à toa somos viciados em coisas que trazem prazer momentâneo. Elas são fáceis, e a morte não é fácil.

Talvez a morte de Estela seja muito importante para meu aprendizado e desenvolvimento como pessoa e como profissional. Porém, nesse momento, somente penso em um corpo em putrefação. E, mesmo que esse fosse o sentido da morte dela, não seria justificativa suficiente — nem remotamente. Eu queria ver no corpo de Estela alguma solução, mas este nada me apresentou, foi mesquinho. Ali ele seria apenas sangue despejado sem sentido.

Confesso: a morte exala uma serenidade agradável, por mais trágico que isso soe. Se eu me permitir ignorar a natureza horrível dos fatos, sou capaz de ver na violinista, agora imóvel e em breve apodrecida, muita paz. Há meses não a vejo tão quieta e complacente.

Com a imagem do cadáver grudada em minha mente, penso que, por mais racionais e livres de efetividades que estes ambientes pareçam ser, os hospitais são extremamente religiosos ou, no mínimo, espirituais. São locais feitos para as pessoas viverem, mas, de modo antagônico, são feitos para elas morrerem. É como um portal entre a vida e a morte. E o que há de mais angelical do que um ambiente de cores brancas e rostos amigos? É quase bíblico! Confundem-se, na medida em que o moribundo transcende o plano terreno, os jalecos brancos e as penas das asas de anjos.

Transportam o enfermo do ambiente da casa para morrer em outro lugar, para assim não contaminar o particular. A esterilidade de um quarto hospitalar é tão grande, inclusive nas emoções, que o moribundo pode imaginar o que for agradável para ele naquele momento. Se ele for bem afortunado, estará rodeado de amigos e família; se ele for perturbado, imaginará coisas horríveis no espaço branco e terá um fim desagradável.

Por mais que o Instituto Weingarten pareça ser assim em alguns sentidos — pois tratamos os doentes de loucura —, não somos um hospital. E, para a grande maioria dos pacientes, esse local é sua casa. Uma casa com funções de cárcere, mas uma casa mesmo assim. O local onde comem e dormem, onde constroem memórias e envelhecem. A morte de Estela contaminou o quarto dele para sempre e, além disso, o casarão por completo. Não foi transportada para o templo branco a tempo para sua morte, porque, por mais óbvia que fosse, não era esperada.

    Tento ser positivo e pensar que enfermeiros e médicos são, de fato, anjos felizes e tranquilos que guiam os doentes pela passagem para o pós-morte, independentemente da sua natureza ou da crença do moribundo. Ou, no melhor dos casos, seguram os ansiosos para viverem mais um pouco. No entanto, vejo certo sadismo, por mais que eu seja um desses anjos cruéis, na existência dos médicos. Talvez seja a emoção do sofrimento imediato, mas não consigo desassociar minha profissão ao ato de causar e perdurar o sofrimento alheio.

    O corpo morto é um objeto nocivo. Cria cheiros desagradáveis, imagens macabras e pensamentos horríveis. Afeta o ser humano em todas suas instâncias. Desestabiliza qualquer pensamento, e o faz fechar os olhos para não mais enxergar. Ainda mais se houver intenção por trás de uma morte. Escrevo isso porque um fim acidental, longo e doloroso é triste, mas um suicídio é *trágico*. O suicídio é o sintoma mais tenebroso de um sofrimento insuportável; é forçar os olhos para um sono aprazível. Isto porque a vida se tornou intragável.

    Um questionamento para aliviar o peso de meu pensamento: seria um morto por suicídio uma pessoa capaz de matar ou morrer?

    Andei pela sala e, por mais que os outros rostos examinadores estivessem quietos, vi que apresentavam nojo pela cena. Não pelo cadáver putrefato — pois se tratava de médicos, se é que isso seja possível —, mas pela intenção da morte. Imaginei, com minha momentânea insanidade, que um desses rostos perguntaria: "Como ela foi capaz de fazer isso?". Anseio responder com gritos à fala imaginária: "Capaz de quê? De finalizar uma vida? Agora eu que lhe pergunto, rosto quieto das expressões desgostosas, teria ela sido capaz de matar, como se ela fosse outra pessoa; ou morrer, de modo que ela se preparasse para a morte e apenas aceitasse? Seria Estela uma homicida, passível de condenação, ou um morto adiantado, que chegou ao seu fim, por efeitos externos, prematuramente? Acredito que ela seja inocente, portanto condeno os olhares de desgosto! Deveriam ter sentimentos horríveis pela carne, além de um mórbido pensamento positivo, já que a morta não mais sofre; ao menos, não neste plano de existência.

Independentemente das causas da morte dela, este Instituto está permanentemente contaminado por um sentimento horrível e, mesmo que tentássemos, não seríamos capazes de ignorar. Toda vez que alguém passasse pela habitação da violinista e não fosse capaz, nem que por algum tipo de alucinação sóbria, de escutar os gritos de dor ou, ao menos, uma melodia agradável a soar nas intermitências do caos rotineiro, estaria mentindo.

Estela era pura, jamais seria capaz de amaldiçoar os corredores do casarão... Ademais, por mais tentador que seja amaldiçoar o assassino de seu amor, doutor Allan Vorckel Strauss, ela se culpa acima de todos.

E, nesse momento, atrelo a mim também alguma culpa pela eterna sombra lançada sobre o casarão. Não pela morte em si, mas por dar a matéria-prima para a tragédia. Algumas horas antes do ocorrido, pois eu achei que fosse o correto a se fazer, devolvi a última carta de amor à paciente para que ela tivesse mais uma memória do seu amor, mas acabou se concretizando sua última memória, enfim.

Mesmo que na mente de Estela esse "alter" fosse uma pessoa outra — pois me permito simplificações — penso que ele seria parte intrínseca de sua própria consciência. A impressão passada era de carência por si própria. A violinista percebia a ausência de algo, quando na verdade a completude era produzida internamente. Ela não estava vazia antes da morte, mas alterada.

A confirmação de que o cadáver ataca o humano em todas as suas instâncias já está evidente nessa anotação, além das reações físicas no momento do choque, as quais serão descritas em breve. Fui chamado por Thomas, que estava muito perturbado. Não me falou de imediato sobre o fato da morte, mas sobre suas circunstâncias. Pedia-me desculpas pelo ocorrido, como se tivesse — com más intenções — perfurado o coração da violinista com o arco de seu instrumento. Há alguma culpa para jogar sobre Thomas, mas certamente não a culpa integral.

O enfermeiro-chefe não conseguiu se estabilizar e começou a respirar muito rápido. Pôde descrever, antes de cair ao chão, com mais cuidado, as circunstâncias da morte de uma paciente que, até esse momento, era anônima. Mas infelizmente, visto que isso evidenciaria a negligência coletiva e não ignorância, pensei, mesmo que com poucos detalhes, em Estela. Ele estava com os olhos preenchidos de lágrimas perturbadas, lágrimas de olhos que tinham visto algo horrível — era verdade.

Ignorei o enfermeiro quase desmaiado e corri em direção ao quarto de Estela. Meu pé não mais deveria doer pela ferida que adquiri no jardim, tantas semanas atrás, mas voltou a me perturbar por algum motivo inexplicável. Ainda que mancando um pouco — talvez porque eu não queria ver o cadáver — consegui chegar ao quarto da violinista. A porta estava entreaberta e eu apenas pude ver, no chão de madeira, um líquido transparente que vazava para fora do cômodo. Abaixei-me e, com meu dedo indicador, toquei-o. Trouxe o dedo ao nariz e reconheci os odores da misteriosa substância. Não soube dizer o que era exatamente, apenas que tinha um cheiro fortíssimo de álcool. Fui bastante inconsequente, visto que se tratava de uma cena de morte, mas trouxe um pouco do líquido aos lábios e, sem muita hesitação, senti com a língua seus valores. O líquido, então, ganhou nome. Claramente — com as informações do odor e porque tem um gosto muito característico — era vodca.

Sabia que iria me deparar com a morte em breve, ao abrir a porta completamente, assim sendo, tive que decidir se utilizaria a maçaneta ou empurraria pelo corpo de madeira. Pensei que, ao me perceber vivo, aquilo me faria mais forte, porque seria antagônico à morte, mas nada senti ao tocar na fria maçaneta. Os picos de adrenalina me impediram de me concentrar para perceber os batimentos cardíacos. Era como se eu estivesse morto. Arrependi-me de tocar na maçaneta e não apenas usufruir da situação, da porta aberta, para entrar no cômodo.

Decidi abrir a porta e, como eu já estava parcialmente morto — ao menos na superfície —, nem pensei em fechar os olhos para abri-los lentamente, logo depois, e permitir que as imagens sangrentas invadissem minhas pupilas que queriam, no instante do choque, tomar controle de sua anatomia e se fechar por completo, pois seu movimento é involuntário, controlado pelo inconsciente. Acrescento: por mais que meu ser consciente fizesse o esforço de impedir que pálpebras se fechassem, o mundo da inconsciência apenas queria cerrar as pupilas por completo, nem que isso destruísse minha visão, me tornasse cego como Aldous.

Naquele momento ensinei ao meu corpo uma valiosa lição: uma rosa não se faz menos morta com sua silhueta, apenas transforma-se em algo que não é, e o faz para alegrar um espectador frágil.

Este parágrafo é negligenciável. Apenas esclareço aos enxeridos, aos curiosos menos hábeis ou que precisam de alguma explicação: ao fechar os olhos, o corpo não se faria menos morto com a escuridão, apenas permaneceria tão estático quanto antes, mas, em minha mente, seria possível dar movimento e vida à morte, e eu o faria, pois isso seria mais alegre.

Um pensamento para me distrair ou postergar ainda mais a inevitável descrição do *espetáculo*: nesse momento, reconhecendo as vontades de meu inconsciente e da impossibilidade do suicídio das pupilas, imagino que Aldous tivesse, talvez, visto algo tão horrível que decidiu concretizar os desejos do inconsciente, destruindo sua própria capacidade de perceber as imagens.

Traz-me alguma satisfação, nessa maluca possibilidade da cegueira de Aldous, caso a imagem horrível que ele tivesse visto e provocado o ato, fosse a realidade de seu próprio Instituto. Sendo ainda mais cruel, imagino que ele talvez não tivesse se contentado com a cegueira, ou percebeu que apenas não enxergar não o faria imune ao sofrimento — visto que cegos sofrem e sentem dor como nós — e, por isso, decidiu que seria necessário mudar a realidade, e não a si próprio, para não mais perceber o sofrimento, já que ele não existiria, nesse caso.

Se ele optasse por se alterar completamente para não perceber a dor causada pelo seu trabalho de vida, terminaria o processo cego, surdo, mudo, sem braços ou pernas e todos os outros sentidos do bicho que somos. E penso que, ainda assim, uma pessoa como Ari — o tido como "louco das paredes" — tentaria, ao colocar a orelha no peito do homem sem sentidos, escutar as clamas do coração de Aldous, traduzindo os sofridos batimentos cardíacos que suplicariam para que o matassem, pois Aldous ainda sofreria pela dor causada.

Enfim, aos fatos do *espetáculo*: a cena era tão teatral e complexa que de imediato poderia parecer, para um desavisado, um aterrorizante trabalho artístico. A morte de Estela não foi um simples suicídio, um ato para acabar com um sofrimento insolúvel; foi uma última tentativa de se reconectar com sua cara-metade, com seu *alter* perdido.

Tive sensações que me provocaram um pânico silencioso. Minhas mãos, após poucos momentos, pois as pupilas não poderiam se colapsar, subiram aos olhos, e, por alguns segundos, o inconsciente tomou conta. Inclinei-me para a parede à minha esquerda e, com uma mão segurando meu peso e a outra na barriga, senti um mal-estar condizente com a gravidade da situação. Saíram de mim, logo depois, substâncias do sistema humano — vomitei. Porém, em minha mente, foi uma reação inconsciente, uma tentativa de me expurgar de qualquer culpa pela morte.

Limpei minha boca com a manga do jaleco, que, por causa das substâncias da culpa, mostrou-se não ser lá tão branco ou angelical. Se aquele mesmo jaleco, o qual queimei por pensar coisas horríveis ao ver a mancha permanente, fosse usado para limpar a culpa do Instituto inteiro, seria transformado em um trapo sujo, sem qualquer valor — apenas um cruel pedaço de pano.

Quando permiti me recompor da reação inconsciente, percebi que estava, por algum incompreensível milagre da anatomia, com os batimentos em uma velocidade insana, sobre-humana. Porém, meu corpo estava calmo, inabalado. Meus batimentos se reduziram lentamente ao enxergar a *tragédia*, pois não me abalei com o estado irreversível do óbito, mas com a carne... Não me impressionei tanto com o fato da morte, mas com o defunto.

Internalizei, com alguma dificuldade, a invejável habilidade de tantos outros médicos de se fazerem neutros na morte e na carne. Tive alguns momentos sozinho — dezenas de minutos, inclusive — antes que qualquer pessoa com maior autoridade que a minha chegasse. Fiquei tão impressionado pela complexidade da cena que imagino que Estela se contentaria com as reações de admiração, mascaradas de desgosto, ao enxergar seu belo corpo nu.

O líquido transparente formou o pequeno rio e correu à porta. Mostrava, agora, sua nascente. A garrafa de vodca não só tinha sua espécie confirmada, como me mostrava imagens: vi neste convexo espelho um rosto alterado, distorcido, e apenas meu. Senti-me fora de mim; aquele rosto não me pertencia e isso me incomodou.

A nascente desse rio fora contaminada. A garrafa tombada, ainda com líquidos em seu interior, demonstrava o caminho provocado por sua própria queda. A poucos centímetros da boca da garrafa, o puro rio de álcool misturava-se com outro, este mais singelo e não tão translúcido; o rio do sangue de Estela. Seu corpo estava virado para o outro lado, não vi seu rosto, mas o sangue escorreu pela parte de trás do pescoço e contaminou a nascente do rio do qual provei as águas e, ouso dizer, me deliciei com sua gota. O rio de sangue, por ser mais espesso, caminhava lentamente à porta.

Penso que, talvez, caso Allan Vorckel Strauss visse à porta o pequeno rio e reconhecesse o sangue, provaria mesmo assim e, como eu, também se deliciaria. Porém, nesse caso, com consciência.

Naquele momento não pensei nisso, mas agora, enquanto escrevo, me vejo como uma criatura horrenda e gananciosa; e juntei essa imagem a todos os outros médicos, mesmo que para alguns seja evidente a falsidade da afirmação.

Continuei a caminhar e, com a calma dos médicos, ignorei a carne e percebi quão distante eu era da morta. Ignorei o corpo, mas não sei como o fiz. Passei a analisar a sala. Pendentes inertes com o auxílio de alguns fios e fita adesiva por todo o perímetro da sala, dezenas de textos do *alter* para Estela.

Para trazer à cena o valor que a violinista provavelmente tinha em mente, corrijo a descrição: o quarto estava adornado por cartas de seu amor. Talvez para mostrar aos vivos o amor que perdeu ou para inspirá-la. Reflito, ainda, porque é mais provável que não seria inspiração para escrever uma carta, mas para rever seu amor. Inspiração para se matar com a esperança de uma existência com menos sofrimento.

Reforço que a inspiração possa não ter sido apenas para escrever uma carta, pois ela tentou fazê-lo. Como uma penúltima tentativa de chamar a atenção de seu amor, mesmo que fosse impossível, utilizou o meio por onde ele se comunicava com ela. Estela começou a escrever "umas *carta*". Digo "umas carta", e não "umas cartas" ou "uma carta", em razão das outras dezenas de cartas com exatamente a mesma linha de introdução, as quais eram descontinuadas após poucas palavras, apenas com algumas mudanças, mas que foram descartadas para que ela pudesse tentar novamente. Não pude escrever todas em meu caderno, pois eu não o carregava para todos os lugares, mas logo consegui obtê-los, isto é, os rascunhos da nunca finalizada carta de Estela.

Não tenho certeza se isto a alguém concerne; de todo modo, os dados: algum médico da polícia contou exatamente setenta e sete rascunhos, mas apenas vinte e um eram legíveis e compreensíveis.

Eles, os policiais e detetives, não reconheceram as cartas como importantes para o caso porque "trata-se de um suicídio e não há necessidade de investigação. É uma simples e infeliz fatalidade", disseram. Absolutamente ignorantes do fato de ser um homicídio, mesmo que culposo. No entanto, como isso não mudaria a realidade, permaneci quieto para não ser internado como os outros "loucos", visto que, desse modo, perderia a voz por completo.

Como explicado em momentos anteriores desta anotação, Estela tentou replicar as cartas de seu amor, "o encanto de suas palavras", como uma vez a própria violinista descreveu, mas foi malsucedida. Reescreveu o início dessa resposta ao seu amor tantas vezes, mas desistiu de fazê-lo e, depois, desistiu por completo. Fez isso, acredito, porque pensou jamais ser capaz de replicar a qualidade. Talvez tenha se culpado pelo egoísmo de jamais retornar cartas de amor ao remetente, mesmo que inviável. E, na impossibilidade de escrever para um amor o qual jamais conheceu, pela lógica da consciência alternada, percebeu-se inútil e egoísta.

Injustamente se castigou por não conseguir atingir a qualidade da própria escrita, de seu próprio encanto. Ainda que o *alter* se comportasse como uma pessoa outra, era — como escrevi — parte intrínseca de sua própria consciência. É como gritar de dores pela inverossimilhança do reflexo ao olhar no espelho e não se reconhecer...

As dezenas de tentativas tinham alguma profundidade artística e eu tenho certeza, caso Estela se forçasse a escrever, que em uma delas ela terminaria com uma carta tão boa, senão melhor que todas as outras. Ademais, tinham um estilo semelhante às cartas grudadas nas paredes, mas acredito que ela não conseguiu enxergar o padrão.

Todas elas começavam com "Meu espelho," e tinham como primeira linha:

O peso do sofrimento será tão forte quanto a liberdade do gozo.

O peso do sofrimento será tão forte quanto a liberdade do fim.

A pena do sofrimento será tão leve quanto a liberdade do gozo.

A pena do sofrimento terá sido tão leve quanto a liberdade do gozo.

A pena do sofrimento se apresentará tão leve quanto a liberdade do gozo.

E, no final, a liberdade do gozo será tão leve quanto a pena de aturar o sofrimento.

E, no final, a liberdade do gozo será tão leve quanto o penar do sofrimento.

E, no final dos tempos, a pena do sofrimento, de quem aguentou, será tão leve quanto a liberdade do gozo de...

E, no final das contas da vida, o peso da pena do sofrimento de hoje será tão leve quanto a liberdade do gozo de amanhã.

E, no final dos contos, o peso da pena do sofrimento de hoje será tão leve quanto a liberdade do gozo de amanhã.

E, no final, o peso da pena do sofrimento será tão leve quanto o prazer da liberdade.

E, no final, o peso da pena do sofrimento será tão leve quanto o prazer da liberdade de quem sobreviver...

E, no final, é certo que o peso da pena do sofrimento será tão leve quanto o calor da liberdade.

E, no final, o peso de quem carregou a pena do sofrimento será o leve calor da liberdade.

E, no final, o peso da pena do sofrimento será leve como o clamor da liberdade.

E, no final, o peso da pena do sofrimento vai ser a força do clamor da liberdade.

E, no final, o peso da pena do sofrimento vai ser a leveza da liberdade.

E, no final, o peso da pena do sofrimento vai ser a leveza da liberdade. Ah! Como o humano ama a liberdade, meu espelho!

E, no final, o peso da pena do sofrimento vai ser a leveza da liberdade. Ah! Como nós amamos a liberdade, eu e você, meu espelho!

E, no final, o peso da pena e a força do sofrimento vão se tornar a leveza do prazer e o gozo da liberdade!

Para muitos tolos que não viveram o amor que Estela viveu, essas frases podem parecer gêmeas umas às outras, mas — e isso eu admiro na violinista —, porque concordo, as palavras carregam consigo um peso muito grande. A assertividade é imprescindível quando alguém tenta expressar seu amor. Uma simples vírgula fora do lugar pode acabar com uma vida. Mas, e é aí que jaz a crueldade em tudo isso, buscava um rigor que ela atingiria simplesmente por ser ela mesma. Como não tinha seu *alter*, uma parte essencial para se reconhecer, era outra, modificada... Ao exigir esse rigor da carta, a escrita que faria seu *alter ego*, ela se condenou a jamais terminá-la.

O último dos rascunhos da carta — a qual assumo ter essa posição porque estava ao topo da pilha, além de ser muito mais comprido — é destoante, tinha significados confusos. Talvez, visto que não posso entender este amor único, eu não compreenda os valores da carta. Adiciono: consegui pensar em uma interpretação que contemplasse algumas partes do rascunho, mas não revelarei, pois prefiro esquecê-la. O último rascunho segue:

> *Meu espelho,*
>
> *Eu lhe digo isto por grande carinho: sinto sua falta. Jamais terei as palavras que tantas vezes, e sem nenhum retorno, escreveu para mim, mas tentarei. O sofrimento é uma pena muito grande, dolorosa e insensível. Mas talvez o grande pássaro que trouxe a pena tenha, sim, penas pequenas... E tanto faz, tudo está bem! O importante é ele ter a liberdade de voar independentemente do tamanho de suas penas. Voe, pequeno pássaro, voe!*

Não sabendo muito bem como julgar esse rascunho, propus uma resposta à violinista morta. Uma resposta com um pedido de perdão ou de solidariedade pela dificuldade da escrita. Segue minha tentativa:

> *Ao dilacerado espelho,*
>
> *O peso do sofrimento será tão forte quanto a liberdade do gozo. Compreenda: o fim do sofrimento não traz consigo, de imediato, o gozo. O fim do sofrimento traz a liberdade. Mas, para os que sofrem, ver o gozo após a dor é, acredito, algo impossível. Não conseguem esperar pelo fim; são desesperados... E, por desespero, fabricam o próprio fim.*

> *Chegam à liberdade prematuramente e não podem sentir o delicioso gozo da cura. Que cruel infelicidade!*

No minuto em que finalizo essa tola tentativa, finalizo também um copo da mesma vodca da qual provei. Esta, todavia, não estava contaminada pelo sangue de um homicídio, acredito.

Reconheço a dificuldade de escrever nessas condições, visto que estou em circunstâncias semelhantes, por mais que sejam incomparáveis. Sinto os efeitos da bebida. É preciso estar embriagado para descrever a carne, porque era horrível...

A última carta de amor do *alter* para Estela continha algumas descrições belíssimas dos desejos da pessoa da imaginação e algumas sensações provocadas ao sentir e perceber o corpo da violinista. Estela, no ápice de sua embriaguez e loucura, replicou fielmente todas as descrições. Como jamais receberia cartas que explicassem as sensações percebidas por alguém que a amava incondicionalmente; e, reforço, obsessivamente arriscou tudo para voltar a senti-lo: o calor das palavras.

Concretiza-se uma das frases da última carta de amor, com o suicídio de Estela:

> *Sim, tenho consciência do inevitável vício que eu desenvolveria por essa realidade de belas imagens e cartas de amor. Mas, fale-me, como não se viciar, minha querida? Sejamos honestos, provavelmente me mataria querendo voltar...*

Para que fique claro, essas são minhas anotações e somente isso. Não são verdades, são como suposições dos pensamentos da violinista. Estela matou-se não para voltar, mas porque seria impossível voltar. Outra concretização dos desejos do *alter* apenas foi percebida depois da autópsia. Caro leitor, eu não invento essas palavras, acredite. Estela arrancou, com suas próprias mãos, algumas mechas do cabelo e misturou-as com o chocolate de seu leite matinal, então engoliu essa massa com ajuda da vodca.

Creio que este seja o trecho para inspiração:

> *Seu cabelo... O brilho das mechas: lisas e com suaves ondas, em constante transição, claro e escuro, como o mais valioso ouro branco ou a mais detalhada obsidiana; com raízes de deliciosas trufas de cacau das florestas mais distantes. Caso me dissessem que o gosto dos fios não fosse comparável às trufas, acusaria mentira!*

Era mentira... Os sentimentos mágicos sentidos pelo *alter* apenas podiam ser percebidos pela imaginação, e qualquer tentativa de replicar se provaria falha. Talvez Estela tenha recaído ainda mais à tristeza, pois ela acusaria seu amor de mentiras.

Agora, o pedaço de culpa que pode ser jogado sobre Thomas: ele deixou o almoxarifado aberto para seu descanso da tarde e Estela conseguiu entrar e roubar peças essenciais para as partes mais grotescas de seu ato: a vodca e alguns produtos químicos.

Em um dos trechos, o *alter* diz:

> *A coloração de sua pele é clara como o mais fino açúcar. Ah! Como sou viciado em açúcar!*

Estela não tinha uma pele clara como o açúcar. Ela era branca, mas incomparável ao branco do açúcar. Não sei dizer quais foram seus objetivos com isto, mas, utilizando um ácido fortíssimo, destruiu parte de sua pele. E, assim, fez-se evidente mais uma das "mentiras" do *alter ego*. Estela sucumbiu suficientemente a ponto de precisar ver, para confirmar, se embaixo de sua pele não haveria uma pele mais branca, mas apenas tinha carne, como qualquer outro animal. O ácido revelou isso... Teve de resistir a uma dor inimaginável.

O cheiro da carne queimada e corroída não permitiria mais uma das verdades do *alter*:

> *Ao aproximar o olfato ao seu corpo, imaginava sentir cheiros humanos, mas o odor de lavanda era predominante.*

A pele da violinista não era clara como açúcar nem tinha aromas de lavanda, mas estava destruída, quebradiça como um pedaço de argila velho e seco; exalava odores detestáveis. Seu braço, aos olhos de qualquer pessoa, não exprimia a delicadeza da vida e, ao toque, estava frio. A pele se tornou escamosa, isso tudo para sentir o que o *alter*, a cara-metade, dizia sentir…

Agora — e é com muita dor que descrevo este fato, portanto me sirvo de mais um copo de vodca —, a mais cruel e grotesca parte de seu ato, do *espetáculo*, da *tragédia*… Confesso: será uma descrição subjetiva e parcial. Atrelada à descrição, pois não posso, visto que é muito recente, não implementar minha interpretação.

A tristeza para o ato final, ante as mentiras do *alter*, tinha que ter tomado controle completo de sua consciência. Não seria possível fazer o que foi feito com uma mente sã. Digo, ferindo meus princípios: Estela enlouqueceu.

Ela não poderia — já que suas tentativas de concretizar as sensações que o *alter* sentia se provaram inúteis — ser o que ele enxergava nela. Talvez tenha se sentido muito egoísta, como se ela fosse a mentirosa. Uma mentirosa que mostrasse uma imagem e provocasse sensações não condizentes a ela. Com essa culpa, julgando que ela existiu, há uma chance de reparação, uma forma de perdão: concretizar o último desejo do *alter*. Em todas suas cartas, de diversas maneiras, às vezes diretamente e outras mais sutilmente, dizia como queria ter um corpo próprio para que ela pudesse também apreciá-lo. Além disso — e esse seria o grande desejo dele —, ter outro corpo para que ele pudesse tocá-la.

Como exposto pelo doutor Vorckel Strauss, o *alter*, comumente, quando tinha o controle do corpo de Estela, conversava consigo mesmo no espelho para fingir que ele tinha seu próprio corpo e que ela seria apenas seu amor, e, para beijá-la, bastaria se aproximar dela. No entanto, quando ousava se aproximar, deparava-se com uma barreira insuperável: a consciência alternada, o mesmo corpo. Beijava o espelho e nele sentia, com os lábios, a frieza desse amor. Ele poderia escolher quebrar o espelho da habitação da violinista, e o fez muitas vezes, mas isso seria apenas evidenciar a fragilidade de sua própria existência, de uma segunda consciência que ama a primeira.

Em sua última carta, o *alter* expõe esse desejo diretamente:

> *Queria ter um corpo para você apreciar, assim como eu aprecio o seu. Gostaria de, em vez de tomar controle de sua consciência, apenas trocar de físico com você; desse modo, poderíamos passar o dia admirando um ao outro, sendo altruístas.*

Estela percebeu a impossibilidade do ato do beijo e se contentaria apenas com a existência do *alter*. Faria tudo que estivesse ao seu alcance para tal. Pensou, como esse era o grande desejo da pessoa da imaginação, que poderia trazê-lo de volta se ele pudesse tocá-la. Isso reforçaria a tese do abandono, visto que ela tentou trazê-lo de volta à vida, mas ele não voltou.

Contemplando a inviabilidade de se beijar, acatou ao mais insano desejo do *alter*. A causa física de sua morte, por ser uma decisão, e não uma imposição externa, causa-me muito terror.

Separou mais algumas doses da bebida para nada mais sentir. Essa substância, com o desespero que sentia, tornou-a quase indiferente à dor. Acredito que, mesmo que o álcool fosse falso, não sentiria dor nem saberia ignorá-la, tamanho era seu desespero. Mas como seu objetivo não era sentir o máximo de dor, aproveitou-se dos efeitos das substâncias. As drogas aliviam e lubrificam o contato do humano para com ele próprio, seja esse contato manifestado em dores do corpo ou da mente. Reescrevo de outra maneira, mais específica: o álcool, acredito, para além de promover insensibilidade, alivia as dores e traz à superfície as carências subjetivas; nesse caso, sua carência por si.

Quando percebeu a insensibilidade da pele ao toque, finalizou o último ato do *espetáculo*. O espelho do quarto era a tela ideal para se materializar a metáfora, como tinta em um quadro. Com uma lasca de outro espelho que fora quebrado pelas frustrações do *alter*, Estela iniciou um sacrilégio aos olhos metafóricos da sua "cara-metade".

Amedrontaria qualquer um. Trouxe à face essa lasca, uma lâmina afiadíssima, e violou seu próprio rosto. Os cortes foram feitos com cautela, mas sem nenhuma hesitação; absolutamente assustador. Ela tinha certeza do que fazia e a irreparabilidade do ato não a impediria. Desrespeitou o rosto que o *alter* almejava tocar com tanta certeza que o fez diante do espelho, como se olhasse diretamente para ele. A pessoa da imaginação estaria se destruindo por tristeza em sua cova, caso houvesse um corpo.

A inspiração:

> *Sua boca, a flor, quero arrancá-la da terra, de seu rosto, para poder beijar-te, mas jamais faria isso, por mais tentador que seja.*

Os cortes foram feitos em partes salientes de seu rosto e todos com a mão esquerda, a mesma que segurava o arco do violino. Primeiro as bochechas, depois seu nariz, e por último seus lábios. Cortou também partes de sua coxa e panturrilha para adicionar ao *espetáculo*. Perdia muito sangue, tinha que ser rápida. Com suas mãos, tentava fixar esses pedaços de seu rosto para que se recriasse o *alter* em sua frente, para dar um corpo a ele — ou um rosto, no mínimo. Não funcionava. Acentuou-se seu desespero, quebrou o espelho com seus punhos e foi capaz de pendurar a carne nos cacos proeminentes do objeto. Estela estava de pé, e, pela natureza dos líquidos, eles escorriam de seu rosto, agora violado, gotas de sangue, como lágrimas. Não sei se ocorreu pelos fenômenos comuns ou por tristeza do corpo que se formava, mas o "rosto" no espelho fixado também chorava essas lágrimas de cores escuras...

Outro trecho:

> *Não conseguiria olhar-me no reflexo sem rasgar minha própria pele, sua pele, mas jamais teria capacidade de fazer isso.*

A violinista estava preparada para beijar a si própria e receber seu amor de volta. Beijou sua carne pendurada no espelho e, no reflexo quebrado, percebeu sua impotência. Testemunhando a realidade, arrependeu-se profundamente. Olhou para si, entendeu que se tratava de uma morte, não de um abandono, e reconheceu uma *raposa* sem focinho. Sem os detalhes humanos, Estela teria perdido a síntese de sua imagem para o *alter*, a inspiração para o título da última carta: *O reflexo de Vênus*.

Finalmente, o trecho que a fez perceber o desrespeito para consigo própria e como isso não seria o real desejo do *alter*:

> *O perfil de seu rosto é tão semelhante ao de Vênus que me confundir não seria contrassenso. Procuro virar sua face no espelho para vê-la, mas o arco de seus belos olhos chega no seu limite antes que se forme uma imagem devidamente nítida e digna.*

E depois:

> *Aqueles que dizem que há falhas são cretinos. São apenas particularidades que a tornam mais especial. Ah! Como você é bela! Como sou viciado em açúcar! Como amo o inverno! Que perfeita silhueta! Mas que volúpia! Que bela voz! Suas feições são capazes de acabar com conflitos e casar descrentes no amor. Seus olhos guiam batalhões a uma guerra de afagos e seus traços são indescritíveis. Porém, cá estou eu, tolamente tentando.*
>
> *De repente, de forma surpreendente, você apareceu. Esclareço, eu apareci, e nos encontramos de improviso... Queria te mostrar o mundo através de meus olhos. Por favor, tente imaginar...*

Não seria possível perceber o mundo do *alter* por olhos naturais, racionais, livres de alguma poesia. Quaisquer tentativas de concretizar os desejos dele seriam inúteis e, por definição, incondizentes. Seu fim estava próximo, e acredito que ela sabia disso. A violinista, diante do espelho quebrado e de sua própria carne, da fragilidade e frieza do amor que viveu, sem nenhum evidente atributo de sua beleza, atormentada pelas "mentiras", com sua "loucura" e seu diagnóstico, morreu. Morreu não apenas por causas fisiológicas, como hemorragia, mas acredito que, ao desconhecer o próprio reflexo — e, pior, o de Vênus —, percebeu-se como violadora do objeto de amor de seu "alter" e morreu de desgosto...

Estela teria condenado Allan. Ou talvez Allan teria condenado Estela a condená-lo. Quando ele olhar para um espelho e sentir o cheiro de qualquer mulher que ama, quando ele estiver isolado, quando escutar o som de qualquer violino, quando acusar qualquer um da dita loucura, Estela o perseguirá. Não por escolha, mas por obrigação.

A constância do quarto

21ª ANOTAÇÃO

Minha solidão foi interrompida pelo pânico de tantos pacientes que chegavam para observar o *espetáculo*. Tive uma experiência ruim com a solidão. Os minutos em que permaneci sozinho dentro do cômodo macabro amedrontaram meu ser profundamente. Antes que Aldous chegasse, pedi espaço aos curiosos, pois a carne não deveria ser estranhada, já que ela é peça essencial para nossa construção. Os "loucos" obedeceram às ordens e se retiraram; com isso, pareciam entender a carne e a morte como fatos naturais. A lucidez dele se fez muito mais evidente que a dos "sãos". Os "sãos", como eu, não entendem que a carne e a morte são partes naturais da vida e apenas tentam ignorá-la. E os que compreendem, como os médicos, levam anos para internalizar. Para esses "loucos" — os seres com alguma verdadeira lucidez —, apenas foi necessária uma breve explicação para que internalizassem os fatos. Muitos seguiram com seu dia como se nada tivesse acontecido.

Fiquei, de novo, só por completo. Para alegrar meu ser, fechei as cortinas das janelas, a porta do banheiro e apaguei todas as outras fontes de luz. As cortinas vedavam a janela apenas parcialmente, mas o quarto ficava escuro o suficiente. Fui à porta e olhei para dentro do quarto. Estela estava morta e eu conseguia vê-la. Fechei a porta lentamente não pela maçaneta, mas pelo corpo de madeira, e a luz ia reduzindo sua influência com meu movimento. Meu corpo bloqueava uma parte da entrada de luz, e eu observei o cômodo escurecer.

O cadáver de Estela, como a rosa morta em meu quarto, atingia, com minha influência, o estado de silhueta. Precisei imaginar investindo toda minha concentração, já que estava insano pela carne, mas consegui ver, no corpo escuro, muito pouca coisa, e isso era bom. A ausência de luz me permitia ver uma raposa, com seu focinho intacto, ainda viva, descansando, e eu sabia que ela acordaria em breve. Acordaria e eu não precisaria vê-la, pois escutaria o doce som de seu violino ao passar por sua habitação. Agora escrevendo, meu curioso, não sei se voltarei a abrir a porta daquele dormitório.

Aldous chegou e perguntou o que eu estava fazendo, mas foi retórico. Alguém entrou logo depois e rapidamente ligou as luzes e abriu a cortina. Estava confirmado: um cadáver a apodrecer. Aldous demorou para chegar ao *espetáculo*, não por negligência, porque se precipitou e chamou pessoas que pudessem lidar com a situação mais rápido. Entrei no quarto e comecei a anotar em meu caderno algumas coisas. Passei o dia no vértice da sala, de pé. Procurava ser ignorado por completo, precisava absorver toda a cena para relatá-la, pois mais ninguém teria o ímpeto de fazê-lo.

A sala, por mais estáticos que fossem seus fatos — a morte e os objetos —, preencheu-se de vida e movimento com os policiais e outros médicos. Eu não fui perturbado em nenhum momento do dia. Estavam demasiadamente ocupados com o corpo e outros humanos para se preocuparem comigo, que estava tão estático que poderia ser confundido com o cadáver ou um quadro — talvez um espelho quebrado…

Observando tudo que ocorria, percebi pouquíssima constância na sala. A inconstância: os homens fardados, os de branco e os de preto, os médicos e policiais, respectivamente. A pouca constância: havia, como eu, um outro objeto vivo, outra pessoa que contemplava a morte com respeito e curiosidade, além de expor, semelhante a mim, expressões de luto.

Os homenzinhos que se moviam incessantemente não percebiam a inutilidade das ações. Andavam para dentro e para fora do quarto com pranchetas e câmeras e conversavam entre si. Pareciam procurar alguma solução, como se fossem capazes de reerguer os mortos do chão; tamanha era a arrogância que emanava desses humanos. Humanos tolos de seu inevitável destino, pois não se reconheciam na morte, ignorantes do fim putrefato que esperava a todos. Talvez fosse por isso que caminhavam tanto, para tirar dessa experiência alguma solução que os afaste o máximo possível de um fim como o de Estela. Porém, não tenho certeza disso.

Sobre o outro objeto móvel: ela, do mesmo modo que eu, enfim se aquietou em um vértice da sala. Ficamos alguns minutos com os olhos fixados no cadáver, fitando a cena obsessivamente.

Aldous, que também estava lá, não porque enxergou, mas porque escutou, andou até o médico policial que carregava uma câmera. O cego colocou a mão na lente e condenou a ação. Falou que não era importante tirar fotos disso e que seria um desrespeito para com a morta. Esses comentários eram, evidentemente, fachada para intenções muito mais mesquinhas. Ele não queria que a notícia fosse a público, muito menos com as fotos de uma paciente que tirou a própria vida logo após a divulgação da pesquisa feita sobre ela. Aliás, uma pesquisa com incentivos do Instituto que carregava seu nome. Internamente, eu condenava o condenador. Não pensava que apenas esconder as fotos faria o suicídio ser menos doloroso ou trágico. Eu lançaria essas fotos para todo o mundo ver e deixaria que me destruíssem, caso fosse o culpado integral — e essa seria minha redenção, mesmo que parcial.

As fotos já tinham sido tiradas, mas Aldous usou de seus poderes para fazer a polícia prometer que estas não seriam utilizadas ou reveladas ao público. Aldous me decepcionou com essa ação. Porém, compreendi, pois não comprometeria apenas a mim ou Allan Vorckel Strauss, mas o Instituto por completo. Aceitei, de momento.

Como o cego precisaria coagir os policiais a não revelarem os fatos, o quarto ficou mais uma vez vazio por alguns minutos. O quarto apenas teria o cadáver e os outros objetos. Eu e a misteriosa figura ficamos estáticos por mais algum tempo, mas logo ela se moveu, voltou a ser humana, julgando que antes, nesse estado imóvel, não fosse... Observava tudo com muita tristeza. Reconhecia-se, assim como eu, na morta, no cadáver.

Não reconheci a mulher de imediato. Ela era um pouco mais velha que eu e não vestia nenhuma farda. Olhei para o relógio e ele me perguntou com muita ironia: "Não sabe que dia é hoje, tolo médico?". Recordei-me da data de hoje e, com ela, lembrei os eventos. A moça que me acompanhava na sala do *espetáculo* não era ninguém menos que Nina, a mais nova médica do Instituto. Discuti com Aldous e consta em alguma anotação, meu enxerido, que ela deveria chegar hoje, mas a morte me fez ignorar qualquer compromisso.

A médica observava o objeto morto; de súbito, virou seus olhos para mim e, com as mesmas expressões tristes, disse: "Doutor Dante Portofino?". Eu confirmei, mas não consegui produzir a excitação que especulava sentir ao encontrá-la em um contexto previsto.

Ela demonstrou e afirmou a desnecessidade de qualquer formalidade; começou a perguntar sobre os motivos da morte. Fê-lo como se já estivesse sendo paga para corrigir as condutas do Instituto, mesmo que fosse seu primeiro dia, o qual deveria ser utilizado, exclusivamente, para visitação. Expliquei sobre a pesquisa do Dr. Vorckel Strauss e ela parecia compartilhar, como esperado, das mesmas crenças que eu. Condenou os profissionais e disse que gostaria de conversar, antes de qualquer coisa, com Vorckel Strauss. Dei uma resposta decepcionante. Falei que ele ainda estava com sua família e nem ao menos sabia do suicídio. Com essa informação, chocou-se: "Que conduta verdadeiramente louca e mesquinha!", dizia.

A seguir, ela ficou muito inquieta. Como se visse em todos os objetos da sala muita culpa e egoísmo, tinha nojo e não queria tocar em nada. Esfregou as mãos produzindo calor, como se tentasse matar alguma bactéria nativa desse Instituto. Disse-me, mesmo sem que eu a reconhecesse, que ela sabia exatamente quem eu era desde que entrou na sala. Apenas decidiu reservar-se para perceber minhas reações com os fatos. Disse também, confirmando tudo que eu pensava, que compartilhava muitos de meus ideais e pensamentos, que minhas anotações formais e gravações lhe davam muita esperança. "Pensamentos inspiradores", ela falava com frequência.

Passou a contar, ignorando o cadáver, sobre seu passado na academia e como, mesmo sendo uma aluna brilhante, sentia-se deslocada em seu ambiente de trabalho, diminuída por colegas "muito mais incompetentes [De forma genial, partindo do princípio de que nenhum de nós é plenamente competente]". Falou sobre a presença ínfima das mulheres nesse campo da medicina e como, ainda que fosse maior, não conseguiram ascender em suas proezas. Dizia se sentir impotente — ainda que forte —, mesmo tendo todos os argumentos embasados logicamente e tendo um rigor científico admirável. Disse que percebeu que não poderia, por maiores que fossem seus esforços, fazer mudanças significativas na estrutura por caminhos legítimos e isso justificaria sua insubordinação. Eu concordei plenamente.

Percebendo seu discurso descritivo e negativamente apaixonado acerca da estrutura inabalável estabelecida, meu coração ficou pesado. Pensei que, agora vendo o que esse Instituto e seus médicos fizeram com uma paciente, aquela figura jamais concordaria em trabalhar conosco, em ser uma cúmplice póstuma desse homicídio. Eu tinha certeza de que voltaríamos à estaca inicial. No entanto, foi exatamente o contrário. O fato, por mais terrível que fosse, agiu como o combustível necessário para que se reerguesse dentro de Nina a chama revolucionária.

Antes de chegar a essa conclusão, não obstante, perguntei o seguinte: "Esta não era a realidade que você esperava, imagino. Eu também não imaginaria que um Instituto com intenções tão vanguardistas fosse capaz de algo assim, mas esses são os fatos".

Tinha certeza de que ela concordaria e arrumaria suas coisas para não ser tida como uma parte que consentiu com essa ação. Mas, como descrito, sua reação foi outra. Explicou que fatos desse tipo, o suicídio, eram exatamente o motivo pelo qual iniciou seu movimento de pensamento tantos anos atrás, "para que isso nunca mais voltasse a acontecer".

Finalizou sua fala com olhos fixados nos meus: "Dante Portofino, a morte de Estela não pode ter ocorrido em vão". Vi, nas expressões de Nina, a esperança que poderia ser produzida pelo fato trágico; vi sentidos na inútil morte de Estela.

O pranto egoísta
22ª ANOTAÇÃO

A página desta anotação está irregular e um pouco ondulada; teve contato com gotas de água. Duas semanas após os fatos da última anotação, entendi muito sobre mim. Percebi que sou, desde os fundamentos, uma pessoa supersticiosa. Isso se faz evidente a partir da minha relação com o relógio até minha hesitação em tocar em maçanetas. Ademais, mesmo entendendo que não tive muita influência na morte de Estela, condenei-me com pesar ao analisar meu caderno. Reli obsessivamente uma das anotações, na qual escrevi textos que definiam o fim de Estela com alguma certeza, que este seria *trágico*. Ainda contaminado pela excessiva adrenalina do evento da morte de Estela, pensei que eu tivesse de fato poderes proféticos e que eu teria, com minha negligência ao não destruir os escritos, contribuído com a morte dela. A mim parecia que meus escritos tinham sido parte essencial para a tomada de decisão da violinista.

Comecei a criar relações que não existiam para justificar minha culpa. Lembrei-me das palavras de Aldous na reunião que tivemos com Malda. Está escrito:

"A próxima semana promete um grande espetáculo!". E essas palavras me provocaram calafrios horríveis.

Pensei que Deus — ou o universo ou meu próprio inconsciente — mandara sinais, mas teria sido negligente demais para os ver. Malda tinha descrito o espetáculo da violinista como uma *tragédia*. Depois, Aldous falou que a próxima semana prometia um grande espetáculo e ocorreu uma *tragédia*. A fala de Aldous não teria produzido em mim calafrios à toa. Além disso, culpei-me por escrever e não cumprir a promessa de ter mais cuidado com a violinista e redobrar minha atenção. Nada disso foi feito de forma satisfatória.

Passei a me condenar por não reconhecer os padrões, por profetizar o fim de Estela e por não ser mais persuasivo com o Dr. Vorckel Strauss acerca da pesquisa e do tratamento.

Explico, agora, os motivos de esta página estar danificada por água: estava muito confiante no poder profético de minhas palavras, além das de Aldous e Malda — mas me culpava acima de todos. Associei a este caderno de anotações todo o mal e o sofrimento causados. Uma noite, há mais de um ano, arremessei-o para fora da janela. Meu quarto fica no térreo do casarão, portanto não foi muito danificado pela queda. Naquela noite uma chuva leve caiu. O caderno, por estar debaixo da área compreendida pelo telhado, não foi muito afetado, mas algumas gotas danificaram as páginas em branco.

Eu o fiz não para continuar escrevendo, mas para ter os registros dos fatos da morte de Estela; para que jamais fossem esquecidos: tranquei o caderno em um caixote de dimensões um pouco maiores que ele e pedi para que Thomas o guardasse no almoxarifado.

Por isso, como explicado, escrevo um ano e meio depois dos fatos do suicídio de Estela. As memórias estão fixadas em minha mente, mas anotações avulsas me ajudam a elaborá-las.

A maneira como o Instituto Weingarten lidou inicialmente com a morte de Estela foi bastante decepcionante. Além disso, fiquei frustrado, já que o verdadeiro assassino, Dr. Vorckel Strauss, estaria aproveitando uma prazerosa estadia em sua cidade natal, deleitando-se com a glória do reconhecimento, ignorante de que nós estaríamos lidando com os resultados negativos de seu trabalho.

O corpo de Estela foi levado para ser examinado e fizemos um enterro no amplo jardim do casarão, com sua lápide bem no centro para que não passasse despercebida.

Alguns dias depois disso voltou, aparentando estar muito contente, Allan Vorckel Strauss. Estávamos almoçando e, com uma reunião naquele dia mais cedo, decidimos que lidaríamos com a situação com calma. No entanto, ao ver o sorriso em seu rosto, não consegui me segurar. Levantei-me, nervoso, da cadeira e o som que ela fez ao ser arrastada pelo chão chamou a atenção de muitos. Vi seu sorriso, enquanto eu caminhava de forma potente em sua direção, se transformando em expressões de preocupação. Não hesitei, agarrei seu colarinho e o empurrei com a força que me foi permitida. O médico caiu ao chão e o salão se comoveu.

Permaneci de pé e comecei a gritar com o médico abalado. Comecei a culpá-lo pela negligência e pelo egoísmo. Xinguei-o com tanta raiva que ele, aos poucos, entendeu que apenas uma coisa poderia causar tamanha revolta em mim: o suicídio de Estela.

Subi em uma mesa na qual almoçavam alguns pacientes e, com uma coragem cuja origem não compreendo, discursei sobre a realidade do Instituto Weingarten. Disse que médicos como Allan seriam o reflexo mais nojento da lógica estabelecida. Expliquei que a corrupção de todos esses médicos era tamanha que jamais seríamos capazes de criar um futuro promissor para os pacientes. Minha imagem, por estar fisicamente elevada e desafiando a hierarquia, recebeu muitos olhares de admiração dos pacientes, que entendiam minha luta por eles. "Esse Instituto é corrupto", lembro-me de dizer.

Apontando para Allan, falei que esses médicos, os corruptos, são vazios por dentro e que muitos deles são tão "loucos" — se não mais — que os internados. Os olhos dos pacientes brilhavam. Dividi minha atenção com toda a sala e logo depois voltei minha atenção para Allan, que agora chorava. Queria muito condená-lo por se portar como a vítima da situação, mas apenas chorava por culpa. Não fui resistente; minha voz foi perdendo força e ficando rouca. Disse que esse Instituto estava contaminado e que nada poderia salvá-lo. "O egoísmo corrompeu-os por completo!", finalizei.

Aldous percebeu que minha potência havia se esvaído e caminhou até mim. Todos se fixaram na situação, mas estavam tão quietos que parecia que estávamos em uma sala vazia. Aldous disse "Não podemos desistir", e explicou que tinha tomado todas as providências para que o fato da morte de Estela ficasse oculto; para que pudéssemos dar sequência ao virtuoso trabalho de reabilitação dos pacientes. Não aceitei. Seria um recomeço tão corrupto quanto as origens. Instituto Weingarten, uma árvore de tronco apodrecido e raízes mofadas, à espera de um vento suficientemente forte o bastante para seu próprio fim. Disse que, se fôssemos fazer isso da maneira correta, o mundo inteiro deveria saber de nossa negligência, de nosso erro. Apenas escondê-lo não faria com que fosse menos real.

Allan, percebendo as consequências de suas ações, buscando alguma reparação, levantou-se, secou as lágrimas, as translúcidas substâncias da culpa, no jaleco branco, e disse: "Dante está certo. Este Instituto está contaminado por uma corrupção insuperável. Por isso, renunciarei ao meu cargo. Espero que o recomeço seja mais puro... mais verdadeiro!".

Eu não soube reagir conscientemente, mas de imediato as palavras saíram de minha boca com pouca hesitação. "Seu tolo, você não pode renunciar! Isso seria como deixar uma jazida de ouro destruída para que outros tolos tentassem explorá-la. Você tem um dever, uma obrigação para com seus atos e com Estela, com a paisagem que destruiu. [Ele estremeceu ao ouvir o nome da violinista] Allan Vorckel Strauss, você é um assassino. [Lágrimas caíam de seus olhos, mas seu rosto, como se estivesse em choque, permanecia um tanto inexpressivo] Renunciar seria uma solução simples demais para seus erros. Sua redenção será sua responsabilidade para com esse local. Nós devemos nos reerguer com seus erros, devemos fazer com que a morte, com que o cadáver que apodreceu, sirva de adubo para um grande jardim de rosas. [Uma metáfora para um futuro virtuoso]" O médico aceitou sua sentença.

Nós três nos retiramos do salão. Explicamos ao doutor negligente, em uma sala reservada, sobre a morte de Estela. Naquele momento seriam úteis minhas anotações, mas prometi a mim mesmo que jamais voltaria a ver aquele caderno. Porém, cá estou diante dele...

O doutor chorava muito, parecia que havia matado a mim e Aldous. Pedia desculpas e percebeu que nada tinha ganhado com o prêmio da pesquisa. Tirou de sua maleta o certificado recebido e ameaçou rasgá-lo; fez tudo isso muito lentamente, como se esperasse por uma fala que o impedisse. Seus olhos, antes de efetuar a ação, voltaram-se a nós, esperançosos de que disséssemos que essa ação seria inútil — pois seria —, mas inconscientemente percebemos que esse seria o início da redenção de Allan. Ele olhou para o pergaminho e o destruiu vigorosamente.

Allan passou as próximas semanas bastante perturbado pelo dano causado, mas foi importante para sua compreensão da realidade. Percebeu a morte de Estela — como não teria seu prêmio, a materialização do reconhecimento — como sendo inútil; uma morte em vão.

O assassino em reabilitação foi embora e comecei a tentar convencer Aldous da importância de revelarmos ao mundo a morte de Estela. Ele falou que concordava, que seria o correto a se fazer, mas que isso destruiria a imagem do Instituto Weingarten. Eu respondi que "Ótimo, e dessa destruição poderemos nos reconstruir!". Ele não soube o que dizer e aceitou a situação. Percebeu que poderia utilizar seu dinheiro e poder para esconder o suicídio para sempre, mas, com isso, a alma de Estela ficaria permanentemente presa ao Instituto e nós carregaríamos um peso muito grande em nossas costas.

Concretizei meu ponto dizendo que por mais que nenhum de nós fosse diretamente responsável pela morte de Estela, porque estávamos sob o mesmo Instituto, deveríamos ser culpados integralmente, pois consentimos, eu, Aldous, e todos os outros médicos, com os erros de Allan.

Ele, naquela mesma tarde, ligou para o comissário de polícia e mandou que liberassem as imagens do suicídio para a imprensa. O comissário riu da decisão do cego. O cego aceitou as risadas e encerrou a ligação.

A reparação

23ª ANOTAÇÃO

Os acontecimentos das semanas que seguiram foram o reflexo da sinceridade de Aldous e revelaram ainda mais a estrutura vigente. Sentimos — pois foi muito evidente — a destruição moral e da imagem do Instituto Weingarten.

Um processo muito curioso entrou em vigor: no dia seguinte, com a publicação em todos os jornais que encontrei quando fui à cidade, além das notícias pelo rádio, entendi que não haveria mais retorno. Essa destruição moral havia iniciado seu movimento.

Agora, a parte curiosa: ainda mais do que a população comum — esta que odiava o Instituto, pois o jornal mandava-os odiar —, os maiores ataques vinham de Institutos que são como nosso um dia já foi. Eles enxergavam, com nossa queda, uma chance de esmagar um concorrente muito poderoso. Derrubar o grandioso Aldous von Weingarten e seus companheiros. O próprio Giuseppe participou desse movimento. As mesmas pessoas que — sabendo das consequências — empregavam métodos como o utilizado com Estela, foram as primeiras a nos condenar. Esses institutos poderiam se elevar com nossa destruição, e o fizeram.

Não me arrependo, entretanto, de assumir meus erros e de meus colegas para o mundo, visto que apenas dessa forma poderíamos ter um recomeço mais belo.

Como forma de condenação do Instituto Weingarten, fomos banidos de muitos congressos pelos outros institutos, e os médicos que aqui trabalhavam foram desligados de qualquer pesquisa interinstitucional. A partir desses fatos, concretizou-se uma verdadeira seleção natural dos funcionários que aqui trabalhavam. Alguns, visando a uma carreira frutífera e reconhecimento, demitiram-se para seguirem caminhos alternativos; e eu não os culpo pela cegueira — muitos foram automaticamente contratados pelos concorrentes. Outros, como eu, Allan, Aldous e Nina, permaneceram, pois eram esperançosos, tinham fé na reconstrução do local.

Agora, tendo quase certeza, apenas trabalhariam conosco médicos que verdadeiramente visavam ao bem dos pacientes. Isso porque, nem se quisessem e trabalhassem dias e noites, seriam reconhecidos pelo seu trabalho. Ao menos não teriam, de nenhuma maneira, a concretização do reconhecimento. Expurgaram-se de sua corrupção interna, caso antes fossem corruptos.

Paralelamente a esse processo, as atividades do Instituto, visto que dependiam exclusivamente da vasta riqueza de Aldous, não pararam. Nina tinha iniciado, junto a Malda, o processo de reabilitação. Passavam horas pintando, escrevendo e conversando sobre o que convinha à vontade de Malda. Reconstruíam a autoestima da paciente e discutiam os termos da reinserção.

A ex-professora percebeu que — depois de muito, e ao lado de Nina —, ao analisar seu passado e outras dores mais específicas, o motivo de seu ostracismo, há tantas décadas, não foi justificado por suas condutas em sala, que eram admiradas, mas exclusivamente pela associação do hábito de categorização à patologia descrita pelos "sãos". Por mais que fosse um hábito compulsivo, aprendeu a atuar, por curtos períodos, como se não tivesse o hábito, forçando a lógica inversa.

Sua atuação como uma pessoa "normal" tinha função tripla: a de naturalizar pessoas com "patologias graves" como a dela, visto que se apresentaria perfeitamente funcional, apenas com particularidades e uma classificação; seria um exemplo do êxito do Instituto Weingarten em reinserir os "loucos", torná-los "sãos", mesmo que isso não acontecesse; e, por último, serviria para Malda como ferramenta de compreensão do mundo dos "sãos", um mundo regrado e excludente. Enfim, ela poderia ter o que todos os outros humanos desejam e a que são submetidos: no ambiente de sala, ela seria compreendida; no extraclasse, ela entenderia os valores insuperáveis e se adaptaria a eles.

Sua atuação era brilhante e, com poucas semanas de treinamento intenso, ela internalizou os padrões de conduta gerais: respeitava o espaço pessoal de cada um, controlava-se com seus hábitos obsessivos, não olhava nos olhos das outras pessoas ininterruptamente — caso não fossem próximas — e reduziu o uso excessivo de vocativos em sua fala — por mais que as pessoas amassem essa característica: ser chamado pelo próprio nome quase obsessivamente não parece afastar as pessoas, mas aproximá-las. Elas devem pensar: "Quão interessante eu devo ser para ser chamado tantas vezes assim?".

Arrumava-se um pouco mais — vestia-se todos os dias com uma roupa diferente ou uma nova combinação das anteriores, além de maquiagem e perfumes — e aprendeu a aprender, com as condutas alheias, em contextos sociais.

Levamos Malda à cidade e a deixamos interagir com as pessoas de um mercado popular. Houve supervisão apenas para coletar informações e enrijecer seu currículo de sanidade, e não para manter a "louca" sob a tutela dos "sãos".

Ela falava com todos de forma tão natural que seu charme e carisma floresceram novamente. Os senhores da tabacaria abraçavam-na de forma afável depois de qualquer interação. Ela conseguia descontos voluntários com poucos minutos de conversa fiada. Foi convidada para dançar no palco de um bar junto de um jovem belo, além de todas as outras "loucuras" a que ela se submeteu, unicamente, com um sorriso e atitude tolerante e compreensiva.

Convencia donos de lojas a mostrarem seus pertences de família mais valiosos, colares antigos e fotos, e escutava sobre as paixões alheias com muita atenção. Conquistava a todos com alguma facilidade. E o mais insano dos hábitos, raríssimo entre os sãos: sabia reservar-se para escutar os outros.

Dizia: "Quem entende os segredos do silêncio, o valor da intermitência na fala, pode conquistar o mundo, Dante, meu caro Dante!".

Eu e Nina ficamos algumas horas observando a "louca" e percebendo que, com um pouco da ajuda dos "sãos", nas interações, ela coletava informações e naturalizava as condutas alheias para criar seu estilo único de interação humana. Na caoticidade e heterogeneidade dos hábitos subjetivos, ela tinha encontrado uma fórmula adaptativa e, por muitos, apreciada. Sua loucura, espontaneidade e inconsequência foram transformadas, nos juízos alheios, em uma lucidez e compreensão admirável.

Os olhares, movimentos com as mãos, piadas, toques, sorrisos e elogios pareciam ser incorporados à conversa no momento perfeito. E ela não era, como talvez imaginem, absolutamente complacente com os outros. Desafiava os velhos da tabacaria e entrava em desacordo com os donos das lojas. No entanto, ninguém queria parar de conversar com a velha "louca".

Ao fim de cada interação, comentava com quase todos que conversava que ingressaria na maior escola da cidade como uma professora infantil. Em pouco tempo, conquistou a atenção de pais, que comentavam, de forma leve, sobre como queriam ter seus filhos como alunos de Malda. Sua lucidez, com efeitos de manipulação virtuosa e passiva, era impressionante.

Eu encorajei Nina para que fingíssemos perder Malda de vista para descobrir como ela lidaria com uma situação fidedigna, sem o auxílio dos "sãos". Tamanha arrogância era a nossa de achar que ela precisaria de alguma ajuda; éramos nós que aprendíamos.

Sentamo-nos em uma mesa de um bar e Malda nem ao menos percebeu nossa ausência. No caminho errante de uma pessoa que é interrompida a cada dez ou quinze passos para ser cumprimentada, voltar ao local de encontro foi uma tarefa difícil para Malda, mas ela amou o desafio. Voltou para o *rendez-vous*, o local de encontro estipulado (voltei a aprender francês por causa da oficina de línguas, falarei mais sobre isso em breve), e perguntou se estávamos bem, como se nós fôssemos os "loucos" desamparados e ela, a verdadeira pessoa "sã".

Carregava na mão esquerda uma sacola rosa enfeitada. Era, evidentemente, um presente, mas não quis sinalizar para quem seria. Malda sentou-se e começou a falar. Ela disse que tinha revelado o fato de sua aparição súbita para um senhor que lhe vendeu o presente embalado. Explicou que o "velhinho" se assustou, em um primeiro momento, mas logo compartilhou que tinha um filho do espectro autista e disse que ele estudava na escola em que Malda lecionaria e, por sorte, em sua turma. Malda prometeu ao senhor que faria de tudo para que o menino se sentisse pertencente e compreendido. Além disso, contou que estava saindo de um Instituto, descreveu o passado horrível e explicou que estávamos "buscando outras maneiras de lidar com a loucura"; ela disse que o velho riu com o comentário.

Ele se ofereceu, pois se encantou com Malda, a dar algumas aulas de marcenaria. Nina, por se encantar com a ideia de usar a arte para ajudar os pacientes, prontificou-se a auxiliar o velho trazendo à aula algumas ferramentas de gravura e modelagem em cerâmica.

Caro leitor, especulo que você talvez esteja ansioso, por isso revelo alguns fatos: o senhor do mercado se alegrou tanto com as primeiras aulas que fez desse compromisso pontual um evento que se repetiria semanalmente!

Malda contou que o senhor explicou que, para seu filho, a arte foi um caminho muito útil para se conectar com alguns amigos e se sentir único, além de requisitado pela sociedade, já que o artista era tão improvável. Malda aceitou os serviços e disse que logo entraria em contato.

A nova-"nossa"-Malda, sentada à minha frente, disse com muita seriedade: "Acredito que esse possa ser o caminho". Ela pediu que fôssemos nós que trouxéssemos para Aldous a ideia das aulas do velhinho, para que não fosse atrelado à sugestão o valor ou atributo da loucura. Voltamos ao casarão com dificuldade; muitos no mercado queriam se despedir de alguma forma.

Agendamos, com prontidão, uma reunião com Aldous. Não o fizemos porque a ideia era evidentemente revolucionária ou inovadora, mas porque vimos um genuíno valor na sugestão. Aldous, que ainda estava lidando com o luto da própria imagem, passou para mim maior autonomia na tomada de decisões. Tentamos contratar o velho do mercado, mas ele insistiu que fosse uma relação tão somente voluntária.

Todo sábado ele vinha ao Instituto trazendo ferramentas e pedaços de madeira e argila. No início, apenas os pacientes mais corajosos participavam, mas lentamente, com a presença de Nina; quase todos queriam aprender a talhar em madeira e fazer belos vasos de cerâmica. Após mais alguns sábados, o velho não mais teria ferramentas para emprestar a todos que queriam participar; tamanha era a demanda. Thomas, todavia, teve uma ideia engenhosa: lembrou que tínhamos velhas ferramentas médicas — aquelas com passados horríveis, da lobotomia, entre outras operações — e poderíamos utilizá-las.

Uma imagem muito bonita se formou no dia das atividades com o maior número de pacientes. Os loucos produziam, com as ferramentas que causariam o fim da loucura, arte como se fossem mestres do ofício.

Este retrato foi o ponto de virada para a imagem do Instituto. Digo "retrato", posto que foram tiradas várias fotos. A imprensa — revelando sua faceta imparcial, benevolente ou simplesmente especulativa — foi ao Instituto Weingarten pela notícia do trabalho voluntário.

O cego, no pior estado em que eu o vi em todo o tempo que trabalhei aqui, mostrou-se vivo, com sua competência ímpar. A reconstrução da imagem de seu nome havia se iniciado, e "que bela reconstrução", alguém poderia dizer. Ele fez o retrato da atividade em madeira chegar a todo canto, e de forma completamente contraintuitiva. Isso com sua compreensão acerca das imagens, de seu próprio nome e da natureza humana.

Contraintuitiva, visto que ele não criou uma manchete limpa, bastante virtuosa, pois isso não alcança as pessoas, mas utilizou uma mensagem ainda mais poderosa, a do ressarcimento verdadeiro: "Lobotomia artística: a redenção do instituto assassino". Com essa manchete, fomos verdadeiros e lembramos o público de nosso passado horrendo, além de chamar atenção. Mas a imagem e o texto foram posicionados e escritos de modo tão notável, que faria qualquer um nos perdoar. Perdoariam principalmente pela imagem, pois ela é de mais fácil consumo: a paciente Olívia, com o martelo e a estaca de ferro característica do procedimento da lobotomia — antes utilizada para acabar com a dita loucura, tornar "loucos" em "sãos" — sendo empregada para produzir arte. Um fenômeno que, alguns diriam, é proveniente da mais clara sanidade ou profunda loucura. Eu corrijo: é fruto da lucidez, independentemente de sua origem.

A paciente foi pega de surpresa, seus olhos ignoraram a câmera. Ela, de forma idêntica — ou talvez fosse fruto da genialidade imagética de Aldous —, foi pega entalhando um rosto na madeira. No momento exato da foto, acabava de talhar uma parte do olho. Um retrato muito semelhante à original lobotomia médica. Nina estava logo atrás; observava a paciente com atenção, parecia querer aprender algo. A foto mostra a paciente com o martelo tomando distância para acertar a estaca e talhar o olho na face de madeira. As ferramentas do fim da loucura sendo utilizadas para um louco concretizar e externalizar seus desejos ao mundo terreno. Repito: simplesmente brilhante.

Não foi tão de imediato, mas, depois de a imagem ter sido publicada em diversos meios de comunicação, o nome do Instituto voltou à boca do povo. Dessa vez, por outro motivo.

Aldous, aproveitando-se do fetichismo que as pessoas têm pela loucura e do excedente absurdo de obras de arte feitas pelos pacientes, passou a permitir a visita do público aos domingos para "a feira da loucura", como Aldous chamou. Alertei sobre o termo utilizado e sugeri: "A feira da lucidez". O cego, depois de bufar um pouco, aceitou. A feira seria um dia em que a loucura era valorizada e, como não poderíamos negligenciar o seu potencial, comercializada. Qualquer lucro com a venda das obras era devolvido ao artista para que ele usasse quando saísse do Instituto, ficando em uma espécie de poupança. Com isso, foi criada nova premissa: mesmo que demorasse um mês ou vinte anos, a estadia dos pacientes não deveria ser para sempre. Nina, como sempre, uma personagem muito presente nesses acontecimentos.

Com o movimento crescente, o velhinho moveu sua barraca, permanentemente, para um canto do terreno utilizado para a visitação do público. Tudo isso foi muito lento, um processo que levou meses. Ele vendia muito mais dentro do Instituto, com o único dia da feira, e cuidava das finanças das vendas para os loucos. Tudo isso de graça; apenas queria ficar lá.

A história do suicídio, com o tempo, foi evaporando — sem ser esquecida, apenas ressignificada. Há mais ou menos dois meses, chegamos a um total de cinco atividades no Instituto. Três no grandioso jardim e duas do lado de dentro, em uma das salas que seria, há muitos anos, utilizada para conter um paciente em momentos de surtos. Do lado de fora: entalhavam em madeira, esculpiam em cerâmica e aprendiam sobre o mundo. Do lado de dentro: tínhamos aulas de línguas latinas — justifico, agora, o contato com a língua — e oficinas de poesia.

Esse movimento foi maravilhoso e tinha muitos efeitos. Os pacientes, alguns trancados por tantas décadas, tiveram o primeiro contato com o "mundo real" em um ambiente seguro e conhecido. Os médicos, porque poderiam participar, eram colocados na mesma posição que os "loucos" nas oficinas; anulando qualquer arrogância remanescente. Isso tudo trazia uma fonte de renda aos professores e dava algum sentido para a vida dos trancafiados.

Tudo parecia estar ocorrendo conforme os planos. Vez ou outra, forças de boicote vinham de institutos, e às vezes de Giuseppe, invejosos pela redenção, mas estas eram facilmente abaladas com algum belo fato virtuoso.

Malda participava pouco dessas atividades, por mais que quisesse muito, visto que estudava demasiadamente para sua reinserção no início e, depois de alguns meses, estava ocupada demais com os ofícios de professora para participar dos eventos. Isso foi fruto de um rigoroso e longo processo. Ela era uma mulher mudada, reestabeleceu-se de forma impressionante. Andava pelas ruas sempre bem-vestida e perfumada. No mercado popular, tinha sua caminhada interrompida por pessoas que queriam conversar; na sala de aula, recebia abraços dos alunos apaixonados; e, no Instituto, servia de inspiração para os pacientes que sabiam que o fim da internação era possível e poderia não estar distante.

Há pouco mais de dois meses, visto que ela já possui uma vida bastante autônoma, Malda aparece no Instituto apenas de vez em quando para visitar e cumprimentar os residentes. Nina havia iniciado o processo de reabilitação com outros dois pacientes, Olívia e Elias.

No último dia de Malda morando no Instituto, antes de se mudar para sua pequena habitação no centro da cidade, veio me visitar em meu escritório. Sim, agora eu tenho um escritório. Falei que não seria necessário, mas Aldous insistiu. Ela carregava consigo a sacola rosa que tinha comprado no primeiro dia em que fomos à cidade. Ela se sentou ao meu lado, em pé de igualdade, com roupas semelhantes — ouso dizer que as dela eram mais caras e arrumadas — e me disse algo como: "Doutor Dante Portofino, alguém muito sábio uma vez me disse: 'Oferecer um presente é uma boa maneira de se iniciar uma amizade'". Sorri porque entendi que agora, quando nenhuma força invisível nos separava, poderíamos ser amigos.

Tirei da sacola rosa, a mim presenteada, uma escultura de madeira muito bem embalada com aproximadamente o tamanho de uma maçã grande. Rasguei as diversas camadas de papel que envolviam o presente e se revelou um pardal com expressões sensatas e curiosas, e com um pequeno graveto em seu bico. Lágrimas me vieram aos olhos. Pela primeira vez — e me impressionei ao refletir que isso nunca havia acontecido antes —, abraçamo-nos.

Interrompendo o doce momento, entrou Aldous. Ele estava bastante calmo e cumprimentou a nós dois com um beijo na bochecha. O fato de Malda recebê-lo de forma tão natural me deixou alegre. Coloquei o pardal em minha mesa, como o primeiro dos prêmios que eu havia recebido pelo meu trabalho, e passamos a escutar o cego. Ele explicou que estava cansado e que tiraria férias. Disse que precisava de um tempo a sós, "em isolamento, longe de qualquer espelho", depois de tanto pensar em sua própria imagem. Ele passou a mim o poder executivo e disse que confiava em minha competência para utilizar sua riqueza de forma razoável. Não apenas fui premiado pelo meu trabalho, mas elogiado pela minha competência.

Antes que eu pudesse reagir, Malda interrompeu com uma fala que provocou silêncio completo: "Tem certeza, velho urso?". Aldous virou os olhos para ela como se enxergasse. Nada foi dito, apenas sorriu e entendeu a situação. Malda, agora, reconhecia Aldous como um dos *animais*, um velho *urso-pardo*. Foi um momento muito lindo. O velho se despediu e disse que voltaria em algum tempo, mas não especificou quando.

Malda e eu ficamos a sós novamente, e ela sugeriu que abríssemos uma taça de vinho. "Nada barato", exclamou. "Estamos comemorando!". Eu trouxe um vinho caríssimo e abrimos a garrafa. Fizemos um brinde maravilhoso aos nossos avanços e ela me fazia elogios como uma professora orgulhosa; eu aceitava-os com um sorriso bobo. Lembrando-me de meus recentes estudos linguísticos, a velha disse, levantando a taça: "*À votre santé!*". Eu retribuí e percebi a sutil beleza de meu próprio perfume. O vinho estava maravilhoso.

Carta para minha amiga
24ª ANOTAÇÃO

Caríssima Malda,

Minha grande amiga, é com grande alegria que comemoro, com esta carta, nosso décimo segundo ano de amizade. Não precisarei, como deve ser óbvio, enviá-la; seria impossível. Fui notificado antes de ontem, logo cedo, sobre seu falecimento. Uma morte que descreverei não porque acho que você é ignorante dos fatos, mas para meu próprio deleite, como um movimento final em comemoração à sua vida.

Não retorno às minhas anotações, como fiz por tanto tempo, por necessidade, mas porque tenho genuína vontade. Eu poderia ignorar este sentimento que me acompanha como um mosquito obstinado, mas decido oferecer a ele alguma carne para que se assente e eu possa apreciá-lo em suas delícias. "Permita a saudade e a dor, contemple o sofrimento com um sorriso e ele o deixará em paz, caro Dante!", você me disse uma vez.

Percebo você assim como — meu agora grande amigo — Liam percebia: como uma pessoa sábia, em um papel materno o qual nunca tivemos. Não no sentido de hierarquia ou inferioridade, ante sua grandeza, mas pelos seus olhos verdadeiramente interessados nas vitórias e fracassos de seus "filhos".

Em breve comparecerei ao seu túmulo e deixarei uma cópia desta mesma carta; a outra ficará comigo. Será presenteada em um envelope frágil e desprotegido para que o texto apodreça sobre a terra; para tentar tolamente ignorar a cisão entre a vida e a morte, para eu me perceber próximo de você, como se nos comunicássemos. Não se preocupe, Malda, a carta estará presa ao chão e ninguém jamais desrespeitaria seu túmulo; a carta não será removida antes que você a decomponha por completo. Mesmo que perturbem suas memórias e afetos, que seja. Repetirei para sempre àqueles que ousarem bisbilhotar por nossas pessoalidades: pelo menos que aprendam alguma coisa! Ademais, meu impacto em seu túmulo será decerto ignorado, visto que está adornado por muitas flores de pessoas saudosas que tinham por você grande admiração. Essas pessoas, neste momento, estão chorosas. O consciente, porque pensa que deve sofrer, por vontade de se parecer semelhante, produz lágrimas. O sábio inconsciente, todavia, apenas carrega um sorriso no rosto.

Malda, não me castigue por isso, mas se trata de uma morte que abala muito pouco meu ser; apenas provoca um sentimento de saudade, esse que aceito e me permito sentir. Não seria evitável, não tive papel nenhum em seu fim, tampouco os outros saudosos. Um fim causado apenas pela bela brevidade da vida, sem grandes dores. Verdadeiramente, não era esperado, portanto não causou danos pela antecipação da morte. Uma semana antes fui visitá-la, e, por mais que estivesse debilitada pela idade, estava vivaz e interessada como sempre. Durante a noite que descrevo, seu coração, preenchido de amores, com calor demasiado, decidiu esfriar-se para dividir as quenturas com os que sofrem, mas isso causou seu fim. Não percebeu o peito velho e cansado.

Malda, se você pudesse ver... Nem sei ao menos se tem olhos — há anos não me encontro diante de um cadáver. Não tenho certeza das datas de vencimento das partes do corpo após a morte, mas aposto que você ainda tem os olhos. E se você estivesse fora de seu belo caixão, poderia ver o pomposo enterro que foi preparado para comemorar sua vida.

Por mais que eu entenda que seu cadáver se encontra prisioneiro dentro de um caixão, seu espírito segue vivo. Basta andar pela cidade, principalmente pelo mercado popular, e ouvirá vez ou outra seu nome voando livremente como o vento do verão, esquentando a todos de modo indiscriminado com sua natureza. Não acredito que foi intencional, mas se alojou na mente dessas pessoas de tal maneira que as fez perpetuar sua vida, mesmo após a morte, em seus eventos cotidianos.

"Mas como poderíamos esquecer de Malda?", diria um cidadão, condenando meu questionamento do fenômeno. E ele estaria certo, todos conhecem o nome por um motivo. Mas apenas o primeiro nome, minha velha amiga e querida Malda, não o de família. Os esforços que perpetuaram sua existência são exclusivamente seus, não devem ser associados a um ganho coletivo, como se os familiares que a abandonaram fossem tão virtuosos!

Professora — e eu te chamo assim por achar pertinente —, sua carreira foi brilhante. Eu sei que não é conquistada por bajulações, mas a idade me ataca aos poucos — já vejo os cabelos brancos — e quero fazer amizade com os mortos para ter companhia quando for ao chão; começarei por perdurar a nossa.

Após um ano trabalhando na escola, passou a exercer seu cargo de forma completamente independente. Na posição de professora outra vez, atou todo seu ímpeto à trabalhosa tarefa de produzir mudanças na área da Pedagogia. Porém — pois foi inevitável —, ficou, ao menos no contexto de nossa cidade, conhecida. Eu sei que tomou para si o termo "Professora louca", mas me recuso. "Professora lúcida", que tal? Dificílimo não ficar orgulhoso tendo uma amiga que angariou tantos feitos incríveis, ainda mais tendo em vista a adversidade de seu universo interior.

Isto é a máxima das verdades; em todo caso, gosto de imaginar que, mesmo amando os alunos e sua posição, inconscientemente não se contentou com o cargo atribuído na data de libertação e ascendeu, outra vez, ao cargo de Diretora Pedagógica da sua escola. Um cargo tão importante que apresenta em todas as primeiras letras de suas palavras a letra maiúscula. Lá, suas influências foram notadas genuinamente pela primeira vez. Os projetos desenvolvidos com o corpo de diretores são deveras complexos para esta carta, mas os efeitos são visíveis, desde algumas estruturas físicas aos alunos que voltam, andando pelas ruas, apaixonados pelo ensino.

E a mais curiosa consequência da posição dessa importância: era conhecida e admirada por muito do que fazia, e não mais — salvo em raríssimos casos — fora condenada por suas obsessões; você não precisaria atuar. Lembro-me perfeitamente de uma entrevista que você concedeu à televisão — a senhora, direcionando-se ao âncora novato, disse "Jovem *jabuti*, não se confunda com uma *lebre*. Você não foi feito para viver tão rapidamente; respire", para que ele falasse mais devagar; ele estava nervoso.

Seu nome trouxe pessoas ao Instituto porque você falava, mesmo depois das décadas de "cárcere", coisas boas. Trouxe doadores que queriam ser virtuosos, mas não sabiam como. E, para não precisarem de esforços internos, filiavam-se às iniciativas alheias, como a nossa.

Você sabe disso, Malda, compreendo... Mas tenha paciência; explico para a carta, ela é curiosa. Foi criado, do lado de dentro do Instituto, logo na entrada, um poço com centenas — senão milhares — de moedas de bronze, todas com o nome de algum doador do Instituto.

Sua reação com a ideia do poço foi tão adversa que não pude explicar antes e tive que escutar você se revoltar. Respondi logo depois o seguinte: "Eu sei, Malda, parecem receber alguma fama, mas aguarde, velha! São apenas humanos, assim como eu e você, precisam desse calor. A parte virtuosa jaz na dissociação do investimento à moeda: independentemente da quantia doada, seja uma fortuna ou mísero trocado, o doador recebe a mesma moeda!".

Ainda assim, com o desincentivo do anonimato obrigatório, doações generosas ocorriam, de todas as partes do mundo, com alguma frequência. Outro fenômeno esperto: o doador poderia levar, caso desejasse se esbanjar pela benfeitoria, a moeda de bronze com seu nome, mas, porque compreendiam os sentidos, quase nunca o faziam. O poço estava sempre preenchido por algo, mas, quando ficava completo, tinha suas moedas fundidas para dar origem às novas. Mesmo que o metal fosse barato e comprar novos quilos fosse menos custoso, reciclávamos pelos valores metafóricos, e isso não causava dores aos doadores; sentiam-se bem ao se expurgarem de qualquer corrupção. Eles se contentavam com o bem causado.

A ascensão de nossa imagem ocorreu, depois de mais um truque imagético de Aldous, há alguns anos. Chamou a imprensa e todos que quisessem assistir, e o fez no dia da feira, agora já muito mais desenvolvida, para ter o máximo de movimento possível. Seria o dia da apresentação dos membros da oficina de teatro, composta por ex-pacientes, pacientes em tratamento e outros pagantes. A imagem do fim do espetáculo foi fruto da insistência de Aldous com o roteirista, e a imprensa capturou essa cena com perfeição: a peça se tratava de um instituto psiquiátrico e, no ato final, os "loucos", alguns uniformizados e outros removendo suas roupas, com cordas nas mãos, arrancavam com a força conjunta, das janelas, a última herança dos manicômios: as barras de ferro. A imagem capturada rodou todos os meios de comunicação. Aldous sempre foi um gênio das imagens!

Um triste efeito disso: alguns dos pacientes, aqueles que se autointitulavam loucos — sem aspas —, perguntaram: "Como vão nos deixar, nós loucos, soltos?", e se internaram em outros lugares. Tamanha era a convicção imposta.

E isso aconteceu com barras reais, não com falsas fabricadas, como objetos de palco para uso na peça. Tenho provas, já que consta em uma anotação:

> *"Chegamos ao salão de convivência e reparei em uma herança curiosa: era o único cômodo da casa que ainda tinha barras nas janelas. Não soube como reagir àquilo de imediato, apenas aceitei o fato e prossegui; tentei ignorar."*

O velho cego, como mostrado, exerceu em vários momentos o cargo de consultor. Demorou muito para voltar de suas férias e, quando voltou, ficou distante, mas se contentava com isso. Não foi necessária uma coroação ou evento oficial, mas eu recebi o poder que ele tinha há tantos anos. Quando questionei sobre sua distância, eu disse: "Estou certo de que você usará minha fortuna de forma razoável, confio cegamente em você [Riu]. E mesmo que não confiasse, não me importaria, pois estou velho demais para isso… Ah! Faça-me o favor de ter Nina como sua mão direita!".

Eu, ao lado de Nina, tendo a palavra final e mais dinheiro pelas doações, pude fazer algumas mudanças no Instituto. Comecei com a ampliação das atividades. Por alguns anos, a feira ficou reduzida a oficinas e produtos, mas, com o gigantesco esforço investido por Nina — uma mulher com grande ímpeto —, em um movimento natural, expandiu-se. Tínhamos oficinas de dança, instrumentos, pintura, atuação, línguas, escultura, poesia e argumentação e debate. Criamos grupos de apoio para os "loucos" não categorizados, agora dando valor à categorização e ao diagnóstico condizente. Não para segregá-los, como um dia foi feito, mas para sabermos como lidar com suas individualidades. "Diagnósticos gratuitos", um esforço para que os loucos se sentissem compreendidos, em uma primeira instância, pela categorização.

Uma das consequências mais marcantes dessas atividades está exposta na ex-paciente Penélope Moore — a que você chamava, de quando em quando, de "poeta". Ela aprendeu, na oficina de poesia, a controlar sua ansiedade e a reconhecer a beleza de obras trabalhadas. Desistiu das obras de descarte, mas não da sua característica escrita desregrada e profunda. Escreveu em algum momento e me presenteou em sua saída do Instituto:

Onívoro

Eleva-te com o que tens,
não clames pelo impossível!

Paute a felicidade no visível e se lembre:
a completude é tentadora, mas irreal.

*No que tange a realidade,
é melhor ficar calado...*

*Desfrutes do que vês,
não penses muito.*

*Desafiar a realidade e arriscar a completude
é doloroso demais.*

*Cheire as rosas,
brinque com as raposas
e seja animal.*

*Negue a humanidade;
os homens pensam demais.*

*Trate a completude como presa veloz
e o ser como predador faminto.
Perceba que a presa sai ilesa
e o predador exausto, frustrado...*

*Os onívoros são felizes:
têm a chance de escolher correr atrás da presa,
mas podem apenas desfrutar de uma deliciosa maçã
e deixá-la viver como um gosto inalcançável.*

*Aproveite da gula dual e megalomaníaca do humano
e pare para a desejar,
para perceber a ânsia pela impossível presa;
Observe-a pular de um lado para o outro, tentando-o.
       Resista à tentação, viva!*

Não escreverei interpretações para que você, minha velha amiga, possa pensar por si.

Alguns dos antigos internos, mesmo depois da libertação, escolheram ficar no Instituto. Não como pacientes — agora chamados de moradores —, mas trabalhando dentro dele.

Tinha pensado — pois eu era muito tolo na época — que bastaria dinheiro guardado e algum reconhecimento para que os "loucos" libertos pudessem viver uma vida confortável e tivessem a sensação de uma existência bem gasta, influente e completa, já que é isso que almejam os "sãos". Você, contudo, sabiamente me explicou que os "loucos" não querem ser como os "sãos".

Você disse, e está gravado: "Não dê dinheiro, tolo médico. Esses valores jamais seriam dos pacientes, são loucos demais para isso, Dante. Não percebem no papel do dinheiro sua influência terrena. Não os dê o fruto, Dante meu, mas a enxada para que cuidem da terra e se sintam poderosos, como 'saciadores' da fome alheia!".

Entendi que os "loucos", por tanto tempo segregados, deveriam, para tangenciar a completude, ter efeitos sérios na realidade, como se tivessem existência impactante e fossem necessitados. Não com prêmios ou dinheiro, mas com real importância.

Nina, e admiro-a por isso, tomou seu comentário como literal e deu ao "louco" uma enxada. Contratamos botânicos e iniciamos um plantio, após a compra de terras adjacentes. Plantamos todo tipo de coisa, desde maçãs a alface, e vendemos o excedente ao mercado, onde é comprado por pessoas de toda parte.

Os "loucos" têm agora função real, palpável; são "saciadores da fome alheia". A sociedade, que tanto os segregou, agora compra sua arte e se alimenta de seu plantio.

Você completou: "Dante, meu caro Dante, não adiantaria reinserir os loucos dando-os prêmios, fama e dinheiro, como almejam os homens sãos; os loucos jamais seriam passíveis de tamanha alienação. Eles, para se sentirem parte da sociedade, precisam de efeitos verdadeiros, tolo pardal!".

Além disso, os que não aproveitam o contato com o barro, ficam do lado de dentro, percebendo seus efeitos pela cultura. O grandioso acervo de obras de Aldous fica, agora, permanentemente exposto para visitação. As "catacumbas", o "cantinho do diretor", os corredores escuros do Instituto, antes estéreis de "loucos", recebem a todos. Apresentando as obras, o velho Elias.

Atingimos um teto, pois, por mais que ele tivesse estudado todas — foi seu objeto de terapia, estudar história da arte —, recusava-se a apresentar as obras de números pares, por sua *questão de força indomável*. No início, pensamos em enumerar as obras apenas com números ímpares — e esse seria o "charme" do nosso museu —, mas porventura apareceu, dentre os diagnósticos gratuitos, uma "louca" tal qual Elias, apenas complementar. Cultivava em si grande repulsão pelos números ímpares! Os dois passaram semanas estudando as obras juntos e apresentam hoje, às visitas, obras alternadas. Desse modo, nenhum deles se incomoda. Você deveria ver como discutem, Malda! Trazem argumentos verdadeiramente loucos para defenderem seus números... Muito engraçado!

Na pauta da arte, não podemos negligenciar seu brilhante aluno, Liam Fratucci. Ele sofre muito por sua perda, Malda. Ao receber esta carta — decompô-la, digo —, dê ajuda a ele. Faça-o perceber que está tudo bem e que você está feliz, por favor.

Sobre o artista, devo lhe dizer, o grande sofrimento dele é não ter revelado isto mais cedo: tinha esta obra pronta, mas queria esperar uma data importante para revelar, por fim, arrependeu-se. Pintou um quadro que é agora, mesmo com apenas um dia de instalação, o símbolo absoluto do Instituto.

Um quadro grandioso de nome "A professora": bem no centro, como uma figura quase angelical, sua imagem. Você está sentada no meio do jardim do Instituto, com o casarão ao fundo e vários animais à sua volta. No seu ombro esquerdo, descansando dos voos, um *pardal*. Rodeando sua cabeça, uma *borboleta azul*. No seu colo, deitada, com sua barriga para cima, clamando afagos, uma *raposa*. No chão, colorindo-o, rosas de todas as cores. Voando perto de uma janela do casarão, carregando um caderno, um pequeno *pássaro*, representando Penélope — a *poeta*. Ao pé de uma árvore, um *porco*, Elias, parece estar muito concentrado na quantidade de fungos proeminentes do tronco. Além de outros *animais* classificados por Malda. O único humano da figura é um homem com um jaleco branco sujo e uma taça de vinho, como representação de nosso passado, Allan Vorckel Strauss. O último membro notável dessa figura seria um grande *urso-pardo* que está de pé, pois ainda está se acostumando com a condição animal. Ele, com uma venda aos olhos, fitava o horizonte impossível e fumava um cachimbo. Aos seus pés, algumas maçãs.

Elogie seu aluno por sua arte, onde quer que você esteja. Ele precisa de seu reconhecimento...

Descrevi o quadro e percebi uma negligência, Malda. Esqueci-me de uma explicação importante da última década, sobre a *raposa*. Ela nunca foi esquecida, você sabe disso, mas eu explico por meio desta carta: ela é sedenta pelos contextos.

A *raposa* jamais foi esquecida, tal qual seu trágico fim. No museu, há uma linha do tempo. Nela, há um evento muito bem exposto, para que não passe despercebido, o fim de Estela. E está descrito com suficientes detalhes. Ademais, não poderíamos — como Estela jamais permitiria — deixar que sua memória seja exclusivamente triste e trágica.

Foi construído, para ressignificar sua morte e torná-la um fator importante para o que o Instituto é hoje: um monumento. Sua lápide, centralizada no jardim, foi substituída por uma estátua de uma raposa e um grandioso jardim de rosas. Tal jardim é regido por regras intransponíveis e tem em si metáforas lindas. O jardim — e isto é uma regra — não deve ser organizado de maneira alguma. Deve-se permitir que as rosas cresçam naturalmente. Ele não é forçado a emanar beleza falsa para agradar os que o admiram. Além disso, as únicas flores — principalmente rosas — que podem ficar em vasos dentro do Instituto são as mortas. É estritamente proibido que flores sejam cortadas para a decoração. Não tiraríamos uma vida pela vaidade alheia.

O Instituto é recheado de vasos com buquês mortos! Eles são, é claro, perfumados artificialmente: queremos trazer uma graça à morte. Muitos perguntam os motivos e nós explicamos: o vivo, ao ver o buquê seco, reconhece-se na morte e se alegra. Alegra-se não porque deseja morrer, mas porque passa — ao reconhecer seu fim — a apreciar a vida pelo que ela é: efêmera, triste e, em breve, apodrecida. E isso alegra o ser justamente por ser colocado diante de seu fim! A vida é preciosa e deve ser aproveitada. Alegra-se pela tristeza de imaginar o fim, sai da frente do vaso saltitante, sente seus batimentos cardíacos no corrimão frio e aprecia esse fato.

Eu devo reforçar que as flores são apreciadas como é apreciada a vida: em oposição à morte. Colocar uma flor morta em um vaso e vê-la apodrecer, para muitos, poderia lembrar a morte. Mas aqueles que aceitam a morte veem na flor — ou melhor, em oposição a ela — o belo jardim, vivo e independente. Compreendem a vida pela maneira como se apresenta para nós: triste, efêmera e estética. Conclui-se: olhar para a flor nos aproximaria do fim, mas isso nos lembraria da vida, algo que poderia alegrar quem observa.

Além disso, mesmo que fiquem evidentes os motivos da morte de Estela — porque há apenas o jardim e a escultura para representá-la —, sua imagem se tornou contente. É uma existência "esquizofrênica": representa-a exclusivamente esse jardim. Um jardim de elegantes e adoráveis rosas. Então, de certa forma, por mais que não tenha feito isso conscientemente, Estela conheceu como nunca os visitantes. Ela existe na mente de todos de forma bela, como a inspiração — por mais trágico que seja — para o que hoje é o Instituto Weingarten. Todos dirão: "Estela era mesmo virtuosa e bela. Não à toa dedicaram um jardim inteiro para ela!".

Com os contextos dos últimos anos explicados, falarei sobre os fatos dos últimos dias. Você não conhece esses fatos, Malda, por isso preste atenção! Primeiramente, Allan, depois de tanto trabalhar conosco, renunciou ao seu cargo. Dessa vez, todavia, permito-o. Ele disse ter cumprido sua missão, quer passar mais tempo com seus filhos, aproveitar a aposentadoria, mesmo que ainda seja um pouco cedo. Allan sente que Estela o perdoaria, que ele havia tangenciado a redenção. Reforçou que o perdão completo só pode ocorrer na presença dela, e isso não é possível. Ele produziu uma cena muito bonita como sua fala final. Disse que, se ele não tivesse atingido a redenção nesse plano de existência, eles deveriam se encontrar em algum momento após a vida; caso ele fosse abençoado com um pós-vida onde encontrasse Estela, faria o seguinte: andaria até o casal — a violinista e o amor dela —, que estaria de mãos dadas, cada um em seu corpo, e se apresentaria para o *alter*, formalmente. Ele, logo depois, perguntaria o nome desse, se ele algum possuísse. Allan disse que pediria perdão por todo o sofrimento causado e falaria que eles terão toda a eternidade para o perdoar — ou não, se isso for o que desejarem. Finalizou: "E, caso não haja céu ou inferno, que minha inútil morte, essa que inevitavelmente me alcançará, reduzida a pó, sirva de vingança e redenção ao casal".

Todos esses eventos são consequências dos esforços e erros coletivos de muitas pessoas, como Nina e o próprio Allan. Sua influência, todavia, merece destaque. Após sua reabilitação, e mesmo antes, você foi imprescindível para meu desenvolvimento e para o Instituto Weingarten agora mudado. Explicarei em breve, aquiete-se, Malda! Escrevo "agora mudado" porque, por uma decisão executiva que tomei hoje, e com a aprovação de Aldous, mudo o nome do Instituto. A partir de amanhã, não mais trabalharemos no Instituto Weingarten, mas no Instituto Malda. Malda, eu compreendo, mas não se aborreça comigo ainda. Não perca a paciência, velha! Você jamais aceitaria em vida uma nomeação como essa, justamente por isso que fazemos de forma póstuma. Como você está morta, não há pessoas com o poder de celebrar ao seu lado pela conquista ou uma imagem para se cultivar. Também compreendo que dar um prêmio desses em vida seria desvalorizar suas ações que foram evidentemente virtuosas. Agora, o Instituto existe em sua homenagem.

Falando sobre sua homenagem, penso em seu legado. Além da influência nos pensamentos alheios, seu papel como professora foi muito mais importante. Movimentei-me pelo casarão para escrever essa longa carta; quero descrever os objetos com verossimilhança.

Estou, agora, diante de um quadro de Liam, de uma fração do seu legado. E este quadro... Corrijo: sua compreensão dele é sua verdadeira lucidez. O estilo de Liam é uma mistura entre estilos abstratos e realistas, apresentando uma realidade nebulosa. Suas linhas, porque não são absolutamente retas, tornam duvidosas as fronteiras do real. Comparo isso à sua visão da realidade. Você é capaz — e eu admiro muito isso — de viver dentro dessa nebulosidade. Não clama pela retificação dos fatos ou pelo embaralhar das cores, para que não te incomode. O quadro de Liam, pelas pinceladas individuais, tornando o real, o representado, em algo menos nítido, traz uma margem de erro à realidade. E, nesse quadro, a realidade se apresenta de forma nebulosa. Para fazer surtir esse efeito, percebe-se alguns tipos de observadores: aqueles que nada percebem, são loucos; aqueles que precisam retificar as linhas, pois seria necessidade intrínseca, são arrogantes; e aqueles que conseguem compreender pelas linhas expostas, que aceitam a nebulosidade, são lúcidos. E, Malda, eu lhe digo isto: interpreto a lucidez como um fardo. Os cegos, arrogantes, invejam os lúcidos e os prendem, pois estão em maioria. Mas, quando uma pessoa lúcida ensina um cego a enxergar, tudo se conserta.

Conviver com você, minha grande amiga, foi o alpiste para meu pássaro! De fato, a vida como descrita por Malda é mais bela...

Descanse em paz, minha querida!

Do seu amigo, pequeno *pardal*,
Dante Portofino

Alexandre Z. Angulo, como eu lhe devo, irmão querido... Eu queria, antes de te expor o que tinha, sepultar o livro e seus efeitos. Muito obrigado pela sua postura importuna e insistente, por sua presença genuinamente fraterna.

Um agradecimento especial,
também, à Casa 3.

Dedicatórias

1ª anotação: Vida como descrita por Malda — à Patrícia Aquino; que o mundo dos loucos te sirva de inspiração para se elucidar.

2ª anotação: Aos enxeridos — à Roberta G. Gil; caso outros tenham a audácia de procurar por suas privacidades, que aprendam com sua admirável honestidade e vulnerabilidade.

3ª anotação: A reunião dos "loucos" — à Marina Z. Angulo; que sua percepção analítica do mundo sirva de guia para os cegos.

4ª anotação: A internação — à Adriana Scaff; que suas palavras sejam compreendidas por todos.

5ª anotação: Autoconhecimento — à Majoí S. Costa; que você jamais permita que tirem de você o que te faz única, mesmo que você seja tida como louca.

6ª anotação: Sobre a preparação para a sessão — à Letícia G. Cohn; que você jamais se permita completar-se apenas por forças externas ou clamas impossíveis.

7ª anotação: Um ensaio para a Morte — à Liz O. Fratucci; que você receba em dobro o amor que lhe é merecido e que você aprenda, e não apenas te atinja, mesmo que de improviso, a felicidade que você tanto me ensinou.

8ª anotação: Minha humanização e o fracasso — a Daniel Grynberg; que você trate o fracasso como passos fundamentais para a bela dança do futuro e não o condene.

9ª anotação: Perguntas pela humanização — a Sidney Angulo; que você compreenda sua própria mente como um mestre relojoeiro, ciente de todas as engrenagens e simpático às enferrujadas.

10ª anotação: As borboletas e a pergunta que resta — a Fabio Simonini; que o mundo saiba do valor dos loucos que apenas vestem azul.

11ª anotação: A reunião — a Natan K. Lewi; que seus momentos de impotência se transformem em virtudes inexoráveis.

12ª anotação: As cegas ambições — à Mirla Z. Angulo; que sua paciência sirva de punição e inspiração para os egoístas e ansiosos.

13ª anotação: O velho amigo do cego — à Julia Z. Angulo; que sua arte seja valorizada, sobretudo pelos cegos.

14ª anotação: O jantar — à Juliane Garcia; que esta anotação a conquiste como a mais fundamentada discussão.

15ª anotação: O despertar dos objetos — a Simão L. Zalcberg e à Anna K. Zalcberg; quando este mundo não mais for de vocês, peço que conversem comigo pelas paredes, pelo inanimado; eu estarei lá para escutá-los.

16ª anotação: O discurso de um *pavão* — à Gilda Pompeia; que você lembre que eu posso ser louco, mas não me confunda com um pavão! Eu jamais seria passível de tamanho egoísmo instintivo.

17ª anotação: O primeiro ato do *espetáculo* — à Helena B. Ferreira; que esta anotação a hipnotize como o doce soar de um violino.

18ª anotação: Intervalo — à Barbara B. Duarte; que você jamais se permita tornar-se um *vão ser*.

19ª anotação: Sobre os fatos da reabilitação — a João Leandro; para que algum dia sejamos amigos, verdadeiramente.

20ª anotação: O último ato do *espetáculo* — a Gabriel F. Coelho; que você, ao se enxergar no espelho, grite por reconhecer o próprio reflexo.

21ª anotação: A constância do quarto — a Dante M. Malavazzi; que você jamais permaneça quieto ao presenciar injustiças.

22ª anotação: O pranto egoísta — a Max J. Schiller; para que você seja um ponto destoante desta nojenta lógica estabelecida.

23ª anotação: A reparação — a Daniel Epelbaum e à Isabela Saad; para que todos percebam que, dos erros, só se pode ter reparação, caso expostos para todos verem. Se não, condenará a si mesmo a uma vida de culpa.

24ª anotação: Carta para minha amiga — à Fabiana Z. Corrêa; que não fiquem claros os muros entre a loucura e a sanidade.

Esta obra foi composta em Adobe Garamond Pro 12 pt e impressa em
papel Pólen bold 70g/m² pela gráfica Paym.